Dauqsaw Canghyw Bozsw Dap Gij Vwndiz Ndangcangq

医博士健康问答丛书

GIJ DANYW DAEGBIED YWFAP GIUJ

奇方妙术

Liz Ningz
黎宁 主编 Cawjbien

Lij Binz Cinz Haijlen Dwngz Mingzsinh
李贫 覃海恋 滕明新

Lanz Yilanz Lij Lungzfangh
蓝玉兰 李龙芳 译 Hoiz

Minzcuz Sawcih Okbanj Cienhangh Swhginh Bangfuz Hanghmoeg
民族文字出版专项资金资助项目

广西科学技术出版社
Gvangjsih Gohyoz Gisuz Cuzbanjse

图书在版编目（CIP）数据

奇方妙术：汉文、壮文／黎宁主编；李贫等译. —
南宁：广西科学技术出版社，2020.11（2024.1重印）
（医博士健康问答丛书）
ISBN 978-7-5551-1492-5

Ⅰ. ①奇… Ⅱ. ①黎… ②李… Ⅲ. ①中医疗法—
问题解答—壮、汉 Ⅳ. ①R242-44

中国版本图书馆CIP数据核字（2020）第228787号

奇方妙术
QIFANG MIAOSHU

黎　宁　主编

李　贫　覃海恋　滕明新　蓝玉兰　李龙芳　译

策　　　划：罗煜涛　　　　　　　　　　责任编辑：李　媛　李宝娟　韦文印
助理编辑：梁佳艳　　　　　　　　　　责任校对：陈剑平
特约编辑：苏加快　　　　　　　　　　壮文审读：覃祥周
装帧设计：韦娇林　　　　　　　　　　责任印制：陆　弟

出 版 人：卢培钊　　　　　　　　　　出版发行：广西科学技术出版社
社　　　址：广西南宁市东葛路66号　　邮政编码：530023
网　　　址：http://www.gxkjs.com
印　　　刷：北京虎彩文化传播有限公司

开　　　本：787 mm×1092 mm　　1/16
字　　　数：505千字　　　　　　　　　印　　张：21
版　　　次：2020年11月第1版　　　　印　　次：2024年1月第2次印刷
书　　　号：ISBN 978-7-5551-1492-5
定　　　价：100.00元

前言
Vahbaihnaj

当今世界，什么最宝贵？人生的问题中，什么最重要？答案都是两个字——健康。

有了健康，就有了幸福，就有了未来；没有健康，就没有一切。

健康是人全面发展的基础，关系到千家万户的幸福。健康是身体、心理、社会人际和精神道德上的良好完满状态。百姓常说："有啥别有病，没啥别没钱；不怕挣得少，就怕走得早。"

世界卫生组织指出，健康有四大影响因素：父母遗传占15%，环境因素占17%，医疗条件占8%，生活方式占60%。

良好的生活方式有四大基石：合理膳食、适量运动、戒烟限酒、心理平衡。其中合理膳食占13%，心理平衡占30%，其余占57%。由此可以看出，健康的关键在于自己的生活方式，健康的金钥匙在自己手中，最好的医生就是自己。研究表明，健康的生活方式可以使高血压患病率下降55%，糖尿病患病率下降50%，肿瘤患病率下降33%，各种慢性病患病率总体上减少一半。不但使健康寿命延长10年，而且生活质量大大提高。

正是基于这样的理念，广西壮族自治区科学技术协会十分重视在人民群众中普及医药、卫生、保健、养生知识，他们从所主管的医药科普报纸《医药星期三》上，精选出许多由医学专家编写、深受广大读者欢迎、能正确解答群众防病治病疑惑的医学科普文章，汇编成《医博士健康问答丛书》，内容涵盖名医经验、奇方妙术、药物食疗、健康百科等诸多方面的保健知识，用问答的形式，专业且通俗易懂地解答广大人民群众在医疗保健、防病养生方面的常见问题，并且尽量做到"贴近百姓、贴近生活、贴近实践"，使普通百姓"一看就懂、一懂就用、一用就灵"。《医博士健康问答丛书》的出版发行，旨在向广大人民群众普及医药、卫生、保健、养生知识，使读者学会自我保健、防病养生的方法，帮助人们真正保持健康。希望本丛书能成为广大读者生活中的健康指南、良师益友。

由于每个人存在个体差异，患病后所表现的症状轻重不同，因此读者在使用本丛书的中医药验方之前，请先咨询中医师的意见，在医师指导下用药，以便达到少花钱治好病的效果。

Gwnzbiengz ngoenzneix, gijmaz ceiq dijbauj? Gij vwndiz ciuhvunz, gijmaz ceiq youqgaenj? Dapanq cungj dwg song cih saw——Ndangcangq.

Ndangcangq, couh miz vuenyungz, couh miz daengzcog; ndang mbouj cangq, gijmaz cungj mbouj miz.

Ndangcangq dwg aen giekdaej bouxvunz ndaej cienzmienh fazcanj, nangq daengz cien gya fanh hoh ndaej mbouj ndaej vuenyungz. Ndangcangq dwg cungj yienghndei caezcienz bau daengz ndangdaej、simleix、gij gvanhaeh vunz caeuq vunz youq gwnzbiengz nem gwnz cingsaenz daudwz fuengmienh. Beksingq ciengz gangj："Miz maz gaej miz bingh, mbouj miz maz gaej mbouj miz cienz, mbouj lau ngaenz ra ndaej noix, caenh lau vunz bae ndaej caeux."

Seiqgyaiq Veiswngh Cujciz gangj daengz, miz seiq daih yienzsuq yingjyangj daengz ndangcangq: Bohmeh cienzhawj ciemq 15％, vanzging yinhsu ciemq 17％, yihliuz diuzgen ciemq 8％, swnghhoz fuengsik ciemq 60％.

Swnghhoz fuengsik ndei miz seiq aen goekdaej: Hableix gwnndoet、habdangq yindung、gaiq ien hanh laeuj、simleix doxdaengh. Ndawde gwnndoet hableix ciemq 13％, simleix doxdaengh ciemq 30％, gizyawz ciemq 57％. Daj neix yawj ndaej ok, yaek aeu ndangcangq ceiq youqgaenj dwg swnghhoz fuengsik bonjfaenh, fagseiz gim ndangcangq dawz youq gwnz fwngz bonjfaenh, boux canghyw ceiq ndei hix dwg bonjfaenh.

Yenzgiu biujmingz, gij swnghhoz fuengsik bauj ndangcangq ndaej hawj gij bingh hezyaz sang doekdaemq 55％, baenz cungj binghnyouhdangz doekdaemq 50％, gij bingh baenz foeg doekdaemq 33％, baenz gij binghmenhsingq cungjdaej gemjnoix dingz ndeu. Mboujdanh hawj vunz lai souh lai ndangcangq 10 bi, caemhcaiq swnghhoz caetliengh ndaej daezsang lailai.

Cingq aenvih miz yiengh leixniemh neix, Gvangjsih Bouxcuengh Swcigih Gohyoz Gisuz Hezvei haemq yawjnaek youq ndaw yinzminz ginzcung bujgiz gij cihsiz yihyoz、veiswngh、bauj ndangcangq、ciengxndang haenx, gyoengqde daj faenh bauqceij yihyoz gohbuj 《Yihyoz Singhgizsam》 gag guenj haenx, genj ok haujlai faenzcieng yihyoz gohbuj youz doengh boux lauxhangz yihyoz biensij、ndaej daengz gyoengq bouxdoeg haengjheiq、ndaej cingqdeng daeuj gejdap gij ngeizvaeg cungqvunz baenzlawz fuengzbingh ywbingh, gyoebbien baenz 《Dauqsaw Canghyw Bozsw Dap Gij Vwndiz Ndangcangq》, ndaw saw neiyungz baudaengz gij gingniemh canghyw mizmingz、gij danyw daegbied ywfap giuj、gwn doxgaiq ndaej ywbingh、bak goh gangj ndangcangq daengj haujlai fuengmienh gij cihsiz baujgen, yungh cungj hingzsik camdap，conhyez caemhcaiq doengsug heih rox daeuj gejdap gyoengq yinzminz ginzcung youq yihliuz baujgen、fuengzbingh ciengxndang fuengmienh gij vwndiz ciengz raen haenx，caemhcaiq caenhliengh guh daengz "depgaenh beksingq、depgaenh swnghhoz、depgaenh sizcen"，hawj bujdungh beksingq "baez yawj couh rox、baez rox couh yungh、baez yungh couh lingz".《Dauqsaw Canghyw Bozsw Dap Gij Vwndiz Ndangcangq》oksaw fathengz，muzdiz dwg hawj gyoengq yinzminz ginzcung bujgiz yihyoz、veiswngh、bauj ndangcangq、ciengxndang，hawj bouxdoeg hag rox gij fuengfap gag bauj bonjfaenh、fuengz bingh ciengxndang haenx，bang gyoengqvunz caencingq baujciz ndangcangq. Maqmuengh dauq saw neix ndaej dazyinx gyoengq bouxdoeg ndangcangq、baenz boux lauxsae ndei baengzyoux ndei ndaw swnghhoz.

Aenvih ndangdaej gak boux gak mbouj doxdoengz，baenzbingh le gij binghyiengh de biujyienh okdaeuj haenx naekmbaeu mbouj doxdoengz，ndigah bouxdoeg youq mwh caengz yungh gij danyw Ywdoj bonj saw neix gaxgonq，cingj cam gij cawjeiq bouxcanghyw Ywdoj，youq canghyw cijdauj baihlaj yungh yw，yawhbienh ndaej aen yaugoj noix yungh cienz yw ndei bingh.

目录
Moegloeg

民间临床奇方总汇
Gyoebcomz Danndei Ndawbiengz

单方验方集锦
Gyoebcomz Danndei

民间医生治疗经验

Gij Gingniemh Ywbingh Canghyw Ndawbiengz

民间临床奇方总汇
Gyoebcomz Danndei Ndawbiengz

一、消化内科
It、Siuhvaq Gohndawndang

如何推拿合谷穴快速止呃逆？

Baenzlawz naenxnu gebfwngz vaiq dingz saekwk？

运用合谷穴按摩手法治疗呃逆患者 413 例，效果满意，现介绍如下。

【临床资料】

本组 413 例均为住院患者，其中颅脑外伤 196 例（手术后 56 例），腹部手术 120 例，神经内科疾病 97 例。

【治疗方法】

术者以中指、无名指、小指三指，环握患者食指近端，稍牵引，使患者食指伸直，拇指相应握住患者食指掌侧，食指稍屈自然搭在患者合谷穴上，向患者指尖方向按摩合谷穴。对意识清晰患者可依据得气感（即患者感到的酸麻重胀感觉）调整按压点。

【治疗效果】

经本法治疗，1 分钟内呃逆停止者 300 例；3 分钟内呃逆停止者 92 例；3 分钟内无效 21 例，其中 9 例查明有膈下感染，10 例经胃肠减压症状缓解，2 例原因不明。3 分钟内止呃总有效率为 95%。

【体会】

合谷穴按摩手法治疗呃逆时，向患者指尖方向做穴位按摩是本法的关键。本手法简单易学，操作方便，无副作用，患者容易接受，临床应用效果好，值得临床推广应用。

Naenxnu gebfwngz yw boux deng saekwk 413 vunz，yw ndaej ndei，seizneix gangj hawj sou rox.

【Gij swhliu ywbingh】

413 boux neix cungj dwg bouxbingh youq yihyen ywbingh，ndaw neix gyaeuj deng sieng 196 boux（soujsuz gvaq 56 boux），dungx guh gvaq soujsuz 120 boux，gij bingh sinzgingh neigoh 97 boux.

【Yienghlawz ywbingh】

Bouxywbingh yungh lwgfwngzgyang、lwgfwngzcaemj、lwgfwngzcod gaem dawz byai lwgfwngzvix bouxbingh，beng di fwngz，hawj lwgfwngzvix iet soh bae，fwngzmeh gaem henznden lwgfwngzvix，lwgfwngzvix gaeuz di dap gebfwngz bouxbingh，yiengq byai fwngz bouxbingh naenxnu gebfwngz. Danghnaeuz bouxbingh uksingj，ndaej ciuq bouxbingh roxdingh naet maz naek raeng yawz yiengh bae naenx.

【Ywbingh yaugoj】

Yungh cungj fap neix yw le, ndaw faencung ndeu ndaej dingz saekwk 300 vunz; ndaw 3 faencung dingz saekwk 92 boux; ndaw 3 faencung yw mbouj ndei miz 21 vunz, ndaw neix caz ok miz 9 boux dangjfung deng lah, miz 10 boux cap guenj sup heiqraeng ndaw dungx gvaq, miz 2 boux yienzaen gauj mbouj cingcuj. 3 faencung ndaw neix doiq yw ndei saekwk 95%.

【Dijvei】

Anq gebfwngz yw saekwk seiz, ceiq gangj yiengq byai fwngz bouxbingh anq hezvei. Fap neix vei hag, vei guh, mbouj haih ndang, bouxbingh maij yungh, caen yw ndaej ndei, vunzlai goj ndaej lai yungh.

怎样用中药治功能性胃肠病？
Baenzlawz aeu Ywdoj yw goengnaengzsingq baenz binghdungxsaej?

【临床资料】

治疗患者 20 例，均为门诊病人，其中男性 4 例，女性 16 例；年龄 25～45 岁；病程长者 10 年，短者 1 年。全部病例均有不同程度的食欲不振、腹痛、腹泻、泻后痛不止或便秘与腹泻交替，舌淡苔白，脉弦。西医诊断为功能性胃肠病，中医诊断为泄泻，辨证为肝脾不和型。

【治疗方法】

处方：白芍 20 克，白术、陈皮各 12 克，防风 9 克。

加减：食欲不振者，加鸡内金、山楂各 9 克；便秘者，加枳壳、蜂蜜（冲服）各 9 克；泄泻、泻后痛不止者，加黄连 5 克、葛根 9 克。

用法：每日 1 剂，水煎分 3 次服，7 日为 1 个疗程。治疗 2 个疗程后评定疗效。

【治疗效果】

疗效标准：治愈，症状消失；好转，症状减轻；未愈，服药后无任何变化。

疗效：治愈 17 例，好转 2 例，无效 1 例，总有效率为 95%，治愈率为 85%。治疗过程中一般用药 3 剂即见明显好转。

【典型病例】

患者，女，45 岁。腹痛即泻，泻后痛不止，反复发作近 10 年，服诸药无效。就诊体征：发育正常，体格较瘦，心肺正常，左下腹轻度压疼，无反跳痛，实验室检查无异常。西医诊断：功能性胃肠病。中医诊断：泄泻，肝脾不和型。治以补脾抑肝。处方：白芍 30 克，陈皮、白术各 15 克，防风、葛根各 9 克，黄连 6 克。按要求服药 2 个疗程后痊愈，随访 1 年未再复发。

【体会】

功能性胃肠病又称胃肠功能性紊乱，是一种常见的胃肠疾病，因其反复发作，但又缺乏典型的实验室诊断标准，治疗颇为棘手。本方以痛泻要方为基本方，重用白芍柔肝止疼痛，白术健脾渗湿，防风祛风止泻，陈皮理气健脾。用于胃肠病屡试不爽，疗效显著。

【Gij swhliu ywbingh】

Miz 20 boux yw cungj bingh neix, cungj dwg youq mwnzcinj yawj bingh, ndaw neix bouxsai miz 4 boux, bouxmbwk 16 boux; nienzgeij 25～45 bi; boux baenz gij bingh neix ceiq nanz deng 10 bi, ceiq dinj deng bi ndeu. Doengh boux neix cungj miz dungxraeng、dungxin、oksiq、oksiq gvaqlaeng in mbouj dingz roxnaeuz mwh haexgaz seiz deng oksiq, bak cit linx hau, maeg soh youh raez. Sihyih duenh guh binghdungxsaej, Ywdoj duenh guh dungxsiq, dwg daep mamx song neix hab mbouj ndei.

【Yienghlawz ywbingh】

Hai yw: Gobwzsoz 20 gwz, begsaed、naeng makgam gak aeu 12 gwz, gofuengzfung 9 gwz.

Gyagemj: Boux deng dungxraeng, gya dawgaeq、sanhcah gak 9 gwz; boux deng haexgaz, gya byak lwggengndo、dangzrwi (cung raemx gwn) gak 9 gwz; boux deng haexconh、siq le in mbouj dingz, gya vuengzlienz 5 gwz、gaeugat 9 gwz.

Yunghfap: Ngoenz gwn fuk ndeu, raemx baek faen sam baez gwn, 7 ngoenz guh aen liuzcwngz ndeu. Gwn 2 aen liuzcwngz caiq dingh miz yungh mbouj.

【Ywbingh yaugoj】

Baenzlawz dingh ndeirwix: Bingh ndei liux, bingh goem; bingh raen ndei, bingh lai ndei; bingh mbouj ndei, gwn yw le mbouj ndei saekdi.

Yw ndaej baenzlawz yiengh: Yw ndei 17 boux, cienj ndei 2 boux, fouz yungh boux ndeu, mizyungh 95%, yw ndei liux 85%. Yw cungj bingh neix itbuen gwn 3 fuk bingh couh raen ndei haujlai.

【Binghlaeh denjhingz】

Bouxbingh, bouxmbwk, 45 bi, dungxin couh oksiq, siq le cix in mbouj dingz, seiz ndei seiz deng ca mbouj lai 10 bi, gwn yw maz cungj fouzyungh. Yawj bingh seiz: Fatmaj cwngcangz, vunz haemq byom, sim bwt mbouj miz gijmaz, naenx lajdungx baihswix in di, cuengq fwngz mbouj raen in, sizyensiz genjcaz mbouj miz gijmaz. Sihyih duenh dwg: Binghdungxsaej. Ywdoj duenh guh: Dungxsiq, dwg daep mamx song neix hab mbouj ndei. Yienghneix gwn yw: Gobwzsoz 30 gwz, byakgam、begsaed gak aeu 15 gwz, gofuengzfung、gaeugat gak aeu 9 gwz, vuengzlienz 6 gwz. Dingq vah canghyw gwn 2 aen liuzcwngz le bingh ndei, gvaq bi ndeu bae yawj mbouj caiq fat gvaq.

【Roxnyinh】

Binghdungxsaej youh heuh dungxsaej cienj mbouj cwngcangz, dwg cungj bingh lai raen ndeu, cungj bingh neix ndei ndei youh deng, sizyensiz hix mbouj miz gij biucinj denjhingz daeuj duenh, nanz yw cungj bingh neix lai. Aen dan neix lai aeu yw dungxsiq in guh daeuz, lai yungh gobwzsoz unq daep dingz in, yungh begsaed cangq mamx, ndang youh noix hwnj raemx, gofuengzfung cawz fung dingz siq, yungh byakgam leix heiq cangq mamx. Danyw neix yw binghdungxsaej byawz yungh byawz ndei.

为什么说中药治慢性肾小球肾炎疗效好？

Vihmaz gangj Ywdoj yw gij binghmak menhnumq ndei?

应用中药治疗慢性肾小球肾炎中医辨证属脾肾两虚挟湿瘀型患者，取得了良好的疗效，现介绍如下。

【临床资料】

治疗患者 60 例，其中门诊 32 例，住院 28 例；男性 33 例，女性 27 例；年龄 12～65 岁，平均 51.5 岁；合并贫血 27 例，蛋白尿 45 例，血尿 42 例，水肿 20 例，高血压 24 例，肾功能不全 18 例，24 小时尿蛋白总量超过正常者 17 例。

【诊断标准】

起病缓慢，病程迁延，病程 1 年以上；有实验室检查异常（蛋白尿、血尿、管型尿）、水肿、高血压，可伴有缓慢进行性肾功能损害，未达透析指征，排除继发性及遗传性肾小球肾炎；病程中常因感染、劳累或受冷后诱发急性发作。

【治疗方法】

处方：黄芪、益母草各 30 克，熟地、赤芍、丹参、党参各 15 克，山药、车前子（包煎）各 12 克，当归、川芎各 6 克。

加减：血尿重者，加白茅根 30 克、小蓟 15 克；蛋白尿经久不消者，加芡实 30 克、金樱子 15 克。

用法：每日 1 剂，取清水 300 毫升，煎至 150 毫升，药渣再煎 1 次后混匀药液，分 3 次服。30 日为 1 个疗程，观察 2～4 个疗程。

【治疗效果】

疗效标准：显效，相关症状（水肿、乏力）基本消失，血压基本正常，蛋白尿减少超过 50%，血尿症状明显好转，肾功能接近正常；有效，相关症状（水肿、乏力）缓解，血压较原来下降，蛋白尿、血尿减少，肾功能好转；无效，相关症状（水肿、乏力）、血压、蛋白尿、肾功能无明显变化。

疗效：显效 34 例，有效 22 例，无效 4 例，总有效率为 93.3%。

【体会】

中医认为，正虚邪实、虚实并存是慢性肾小球肾炎的主要病机，其虚者以脾肾为主，其实者多见湿瘀。因此，扶正祛邪为治疗本病的原则，益气健脾、补肾利水，配合活血化瘀为本病的主要治法。本方中以山药、黄芪、熟地、党参、车前子益气健脾、补肾利水，赤芍、当归、川芎、丹参活血化瘀，益母草活血化瘀且有利水的功效。本组病例观察显示，应用中药治疗慢性肾小球肾炎具有显著的疗效，值得进一步研究和推广。

Boux deng gij binghmak menhnumq, mamx mak nyieg youh hwnj raemx, yungh Ywdoj yw doiq bingh ndei, lajneix gangj hawj sou rox.

【Gij swhliu ywbingh】

Boux deng cungj bingh neix 60 vunz, ndaw neix youq mwnzcinj yawj 32 boux, daeuj yihyen youq ywbingh 28 boux; bouxsai 33 boux, bouxmbwk 27 boux; nienzgeij 12～65 bi, bingzyaenz 51.5 bi; hozbing binzhez 27 boux, ok nyouh miz fugfauz 45 boux, ok nyouh miz lwed 42 boux, deng foeg 20 boux, hezyaz sang 24 boux, gij goengnaengz mak mbouj cienz 18 boux, daengxngoenz gij cungjsoq niudanbwz mauhgvaq bouxcwngcangz 17 boux.

【Gij biucinj duenhbingh】

Deng gij bingh neix doek yaeng, menh dak bi ndeu doxhwnj cij baenz; sizyensiz genjcaz raen miz mbouj doiq（nyouh miz fugfauz、nyouh miz lwed、gvanjhingzniu）、deng foegraemx、hezyaz sang, aiq deng nanz le haih mak, caengz daengz deng dousiz、baizcawz binghmak dwg yiengh'wnq yinxhwnj caeuq yizconz yinxhwnj; cungj bingh neix ciengzseiz dwg deng lah、dwgrengz roxnaeuz deng nit le cix fwt fat.

【Ywfap】

Hai yw: Vangzgiz、ngaihmwnj gak 30 gwz, caemcij cug、cizsoz、ragbyalwed、dangjcaem gak 15 gwz, vaizsanh、cehmaxdaez（aeu baengz suek baek）gak aeu 12 gwz, danghgveih、conhgyungz gak aeu 6 gwz.

Gyagemj: Boux oknyouh lwed lai, gya raghaz 30 gwz、nyienghvamaeq 15 gwz; boux oknyouh miz fugfauz mbouj siu, gya raggovengj 30 gwz、makvengj 15 gwz.

Yunghfap: Ngoenz gwn fuk, gya 300 hauzswngh raemxheu, baek hawj raemx sied daengz 150 hauzswngh bae, yw nyaq caiq baek baez ndeu gyaux yw raemx, faen 3 baez gwn. 30 ngoenz guh aen liuzcwngz ndeu, gvanhcaz 2～4 aen liuzcwngz.

【Ywbingh yauqgoj】

Baenzlawz dingh ndeirwix: Raen lai ndei, yiengh bingh foegraemx、naet ca mbouj lai goem liux, hezyaz gihbwnj cwngcangz, oknyouh foegfoeg gemjnoix mauhgvaq 50%; oknyouh miz lwed caen raen ndei, gij goengnaengz mak yaek daengz cwngcangz; mizyungh, yiengh bingh foegraemx、naet lai ndei di, hezyaz beij yienzlaiz doekdaemq, yiengh oknyouh miz fugfauz、miz lwed gemjnoix, gij goengnaengz mak lai ndei; mbouj mizyungh, yiengh bingh foegraemx、naet、hezyaz、fug nyouh、gij goengnaengz mak mbouj raen bienq gijmaz.

Yw ndaej baenzlawz yiengh: Yw ndaej ndei 34 boux, mizyungh 22 boux, mbouj mizyungh 4 boux, cungj daeuj gangj, miz yaugoj daengz 93.3%.

【Roxnyinh】

Ywdoj naeuz, heiqcingq naiq heiqsez naek、song neix caez youq dwg aen goek baenz cungj bingh neix, boux heiqhaw lai deng bingh mak bingh mamx, boux heiqsez lai deng hwnj raemx, giz saek de saek. Yienghneix, fuz cingq cawz sez dwg aen yenzcwz yw cungj bingh neix, cujyau yungh bouj heiq ndei mamx, bouj mak ndei baiz raemx, caiq gya hawj lwed byaij swnh dem yw cungj bingh neix. Ndaw yw yungh vaizsanh、vangzgiz、caemcij cug、dangjcaem、cehmaxdaez bouj heiq ndei mamx, cizsoz、danghgveih、conhgyungz、ragbyalwed ndei lwed byaij siu saek, lij ndeileih baiz raemx dem. Daj gvanhcaz cuj neix yawj daeuj, yungh Ywdoj yw gij binghmak caen raen ndei, baihlaeng raeuz goj ndaej caiq yenzgiu, lai caeuq vunzlai gangj.

为什么说中药治中风便秘疗效好?
Vihmaz gangj Ywdoj yw mauhfung baenz haexgaz ndei?

【临床资料】

住院的中风便秘患者78例,其中男性38例,女性40例。46例突发中风住院后即出现大便不通,32例在住院后3～5日内大便1次后出现大便不通。病程5～15日,平均9日。

【治疗方法】

处方:黄芪、何首乌各20克,肉苁蓉15克,当归、杏仁各12克,火麻仁、白术、枳壳各10克,陈皮9克。

加减:心烦、失眠者,加柏子仁、酸枣仁各15克,炒栀子10克;食少、腹胀明显者,加炒莱菔子15克、厚朴12克、佛手10克。

用法:每日1剂,水煎分3次服。5日为1个疗程,可连用2～3个疗程。

【治疗效果】

疗效标准:痊愈,大便通畅,伴发症状消失,排便间隔正常;显效,大便易于排出,伴发症状消失或基本消失,排便间隔基本正常;好转,大便较易排出,伴发症状改善,排便间隔明显缩短;无效,治疗后大便仍未排出或排出困难,伴发症状无明显变化。

疗效:痊愈48例(占61.5%),显效18例(占23.1%),好转9例(占11.5%),无效3例(占3.8%)。48例治愈者中,1个疗程治愈者28例,2个疗程治愈者13例,3个疗程治愈者7例。总有效率为96.2%。

【体会】

中风便秘多与肺脾气虚有关。肺气虚则大肠传送无力,脾气虚则健运无权,化源不足;血虚津少,不能下润大肠,故大便秘结。又因病后患者多卧床休息,肠蠕动减弱,使大便容易干结,甚则腹胀,数日大便不行。本方中黄芪补脾肺之气,为补气要药,配白术能补气健脾,配当归能补气生血;何首乌补益精血,润肠通便;火麻仁润下通腑;杏仁宣肃肺气,润燥通肠;枳壳疏肝理气,开胸宽肠,助大肠传导;肉苁蓉补肾助阳,润肠通便;陈皮理气开胃,消胀止呕,同时可避免使用补益药产生的胸闷、胀满、食欲不振等副作用,充分发挥补药的补益作用。诸药合用,重在补气健脾,兼调肝肾,润肠通便,同时可促进胃肠蠕动,从而使大便顺利排出。临床上针对不同兼症,酌情加减用药,更能切合病机,收效显著。

【Gij swhliu ywbingh】

Boux deng mauhfung baenz haexgaz daeuj yihyen youq ywbingh 78 vunz, ndaw neix bouxsai 38 boux, bouxmbwk 40 vunz. 46 boux fwt baenz mauhfung daeuj yihyen youq ywbingh le couh haexgaz, 32 boux daeuj yihyen youq ywbingh 3~5 ngoenz ndaw neix ok baez ndeu le couh haexgaz. Deng 5~15 ngoenz, bingzyaenz 9 ngoenz yienghneix.

【Yienghlawz ywbingh】

Hai yw: Vangzgiz、maenzgya gak aeu 20 gwz, yuzcungzyungz 15 gwz, danghgveih、ngveih makgingq gak aeu 12 gwz, lwgrazbag、begsaed、makdoengjhamz gak 10 gwz, naengmakgam 9 gwz.

Gyagemj: Simfanz、ninz mbouj ndaek, gya cehfaexbeg、ngveihcaujsoemj gak 15 gwz, gij vuengzgae cauj haenx 10 gwz; boux gwn noix, dungxraeng lai ne, gya ceh lauxbaeg cauj haenx 15 gwz、houbuz 12 gwz、fuzsouj 10 gwz.

Yunghfap: Ngoenz gwn fuk ndeu, raemx baek faen sam baez gwn. 5 ngoenz guh liuzcwngz ndeu, ndaej lienz yungh 2~3 aen liuzcwngz.

【Ywbingh yaugoj】

Baenzlawz dingh ndeirwix: Ndei liux, okhaex soengswt, gij bingh riengz daeuj haenx goem liux, okhaex gek ndaej cwngcangz; raen lai ndei, vei ok, gij bingh riengz daeuj haenx goem liux roxnaeuz ca mbouj lai goem, okhaex gek ndaej ca mbouj lai cwngcangz; loq ndei, haemq vei ok, gij bingh riengz daeuj lai ndei, okhaex gek dinj; mbouj mizyungh, yw gvaqlaeng lij gaz roxnaeuz nanz ok, gij bingh riengz daeuj mbouj miz maz bienq.

Yw ndaej baenzlawz yiengh: Ndei liux 48 boux (ciemq 61.5%), lai ndei 18 boux (ciemq 23.1%), loq ndei 9 boux (ciemq 11.5%), mbouj mizyungh 3 boux (ciemq 3.8%). 48 boux neix, gwn aen liuzcwngz ndeu cix ndei liux miz 28 vunz, gwn song aen liuzcwngz ndei liux miz 13 vunz, gwn sam aen liuzcwngz ndei liux 7 boux. Gij beijlwd mizyungh cungj dwg 96.2%.

【Roxnyinh】

Cungfungh haexgaz lai dwg vih bwt mamx haw. Bwt heiqhaw saejlaux cienzsoengq cix mbouj miz rengz, mamx heiqhaw cix yinh mbouj ak, lig mbouj gaeuq; lwed naiq raemx siuj, nyinh mbouj ndaej saejlaux, yienghneix cix haexgaz. Boux deng bingh neix le lai ninz gwnz congz, saej ning siuj lo, yienghneix haex cix ndongj, haenq seiz cix dungxraeng、lai ngoenz ok mbouj ndaej. Aen dan neix vangzgiz bouj mamx bwt, vih bouj heiq aeu yw, boiq begsaed bouj heiq cangq mamx, boiq danghgveih bouj heiq caux lwed; maenzgya bouj lwed, nyinh saej vei ok; lwgrazbag doeng dungxndaw; ngveih makgingq ndei bwt, hawj saej doeng; naeng makdoengj sanq cwk leix heiq, hai aek doeng saej, coengh saejlaux guh soengq; yuzcungzyungz bouj mak, okhaex soeng; naeng makgam gwn van, siu raeng dingz rueg, doengzseiz ndaej mienx deng gij yiengh mbouj ndei ndangvunz lumj gwn ywbouj deng aek mwnh、dungxraeng、gwn mbouj diemz, yienghneix hawj ywbouj lailai ndei ndangvunz. Doengh cungj yw neix gap yungh, cujyau dwg bouj heiq cangq mamx, diuz daep mak, vei okhaex, doengzseiz coi dungxsaej ning, yienghneix ok ndaej soengswt. Linzcangz yawj gak cungj bingh, yawj cingzgvang cix gya yw gemj yw，yaugoj ndei lai.

怎样用中药巧治老年便秘型肠易激综合征？
Baenzlawz aeu Ywdoj yw bouxgeq haexgaz？

肠易激综合征是临床上最常见的一种胃肠道功能紊乱性疾患，其中老年便秘型发病率可达 50％以上。此类患者除了有严重顽固的大便秘结、大便困难外，更兼有轻重不一的焦虑症状，采用中医益气安神法治疗此类患者，取得了较满意的效果，现介绍如下。

【临床资料】

治疗患者 30 例，其中男性 17 例，女性 13 例；年龄最小 60 岁，最大 92 岁，平均 76.3 岁；病程最长为 40 年，最短为 3 年。

【诊断标准】

年龄大于 60 岁，在过去 12 个月内至少有 12 周（不必连续）出现腹部不适或疼痛症状；每周排便少于 3 次，大便硬或干结，大便有紧迫感；血、尿、大便常规检查正常，大便隐血阴性，肝胆脾胰功能及 B 超检查结果正常，甲状腺功能正常，肠镜检查无异常。

【治疗方法】

处方：白术 20 克，太子参、炙黄芪、当归、升麻、生地、酸枣仁、夜交藤、合欢皮、谷芽、麦芽各 10 克，甘草 6 克，大枣 5 克。

加减：肝郁化热、口苦咽干、两胁胀、脉弦者，加黄芩、桃仁各 10 克，菊花 5 克；大肠燥热、腹胀痛、口干苦、大便硬结、舌红苔黄、脉实者，去炙黄芪，加枳实、玄参各 10 克，大黄 4 克。

用法：每日 1 剂，水煎分 3 次服。治疗期间忌食辛辣食物及戒烟酒，多吃富含纤维素食物，适当运动，保持精神愉快，定时排便。

【治疗效果】

疗效标准：治愈，症状全部消失，肠道功能正常，舌脉象正常；好转，症状好转，便秘减轻；无效，症状无减轻。

疗效：治愈 22 例，显效 6 例，无效 2 例，总有效率为 93.3％。

【体会】

西医认为，肠易激综合征是一种长期或反复发作，以腹痛腹胀，伴排便习惯和大便性状异常为临床表现的肠功能障碍性综合征，目前尚缺乏形态学、细菌学和生化学指标异常。其中以老年便秘尤为常见，症状的出现或加重常与精神心理因素或应激状态有关。近年来，该疾病已被公认为是一类具有特殊病理生理基础的心身疾病。在临床诊治中首先要针对肠道功能的治疗，更要兼顾精神心理的调养，老年患者引起便秘腹痛主要为排空迟缓，并有失眠、忧愁等症状。中医认为，老年患者便秘大多数是气血亏虚引起。老年患者大多气血亏虚，命门火衰，心肾不交，心神失养。气虚则肠道传导无力，阴血虚不能下润大肠，心神失养则虚火内生，更加重了阴血的亏耗。治疗应以益气安神为本，兼用润肠通便为次。本方中太子参、炙黄芪、白术补气；升麻协同黄芪益气升阳；当归、生地补血养阴，气血恢复则肠道传导正常；谷芽、麦芽、甘草、大枣，取甘麦大枣汤之意，配合以酸枣仁、合欢皮、夜交藤，疏肝理气，宁心安神，使心神安泰，以防焦虑抑郁而引起虚火暗生亏耗阴血。

Cangzyigiz cunghhozcwng linzcangz gangj dwg cungj bingh lai raen ndeu, neix dwg gij goengnaengz dungxsaej luenh le cix deng, ndaw neix bouxgeq haexgaz deng daengz 50% doxhwnj. Doengh boux deng cungj bingh neix cawz le haexgaz, nanz ok, lij simfanz naek mbaeu mbouj doengz dem, yungh Ywdoj bouj heiq dingh sim yw doengh bouxbingh neix, yaugoj hawj vunz haemq habhoz, seizneix gangj hawj sou rox.

【Gij swhliu ywbingh】

Miz 30 boux yw bingh, ndaw neix bouxsai 17 vunz, bouxmbwk 13 boux; nienzgeij ceiq iq 60 bi, ceiq laux 92 bi, bingzyaenz 76.3 bi; deng bingh ceiq nanz 40 bi, ceiq dinj 3 bi.

【Gij biucinj duenhbingh】

Nienzgeij geq gvaq 60 bi, 12 ndwen gonq neix, ceiq noix miz 12 cou（mbouj yungh doxlienz）miz dungx mbouj ndei youq roxnaeuz dungxin; it cou okhaex siuj gvaq 3 baez, haex ndongj roxnaeuz rauj, haex ndaenq; nyouh haex genjcaz cwngcangz, haex miz lwed baenz yinhsing, daep mbei lumj mamx caeuq B cauh genjcaz cungj cwngcangz, hozai cwngcangz, cangzging gvaq le mbouj miz gijmaz.

【Yienghlawz ywbingh】

Hai yw: Begsaed 20 gwz, daiswjsinh、vangzgiz cauj gvaq、danghgveih、swnghmaz、swnghdi、lwgcaujsoemj、maenzgya、naenggogangz、ngazhaeux、megngaz gak aeu 10 gwz, gamcauj 6 gwz, makcanghcij 5 gwz.

Gyagemj: Ndaw remj、bak haemz hoz hat、ndoksej song baih raeng、maeg unq, gya vangzgiz、ceh makdauz gak 10 gwz, vagut 5 gwz; saejlaux remj、dungxraeng、bak haemz、haex ndongj、linx hoengz ailinx henj、maeg ndongj, dawz vangzgiz cauj gvaq okbae, gya vangzgiz、naeng makdoengj、caemmbaemx gak 10 gwz, davangz 4 gwz.

Yunghfap: Ngoenz yungh fuk ndeu, oem raemx faen 3 baez gwn. Mboengq gwn yw gaej gwn manh、gaej cit ien, gwn gij doxgaiq miz senhveizsu de lai di, ning ndang lai byaij, sim sangj naj riu, okhaex cwngcangz.

【Ywbingh yaugoj】

Baenzlawz dingh ndeirwix: Ndei liux, bingh cungj goem liux, saej dauq cwngcangz, maeg linx cwngcangz; lai ndei, bingh lai ndei, haexgaz lai siuj; fouzyungh, bingh gaeuq lij youq.

Yw ndaej baenzlawz yiengh: Yw ndei 22 boux, lai ndei 6 boux, mbouj ndei 2 boux, bingh raen ndei daengz 93.3%.

【Roxnyinh】

Sihyih naeuz, cangzyigiz cunghhozcwng dwg cungj bingh deng nanz roxnaeuz seiz ndei seiz deng, youh dungx in dungx raeng, okhaex mbouj cwngcangz、haexgaz haex ndongj, seizneix noix gij cijbyauh hingzdaiyoz, siginyoz caeuq swnghvayoz. Ndaw neix bouxgeq haexgaz raen ceiq lai, deng cungj bingh neix roxnaeuz bingh naek, lai vih simcingz mbouj ndei roxnaeuz deng gig lai. Geij bi neix daeuj, gyoengqvunz naeuz cungj bingh neix dwg cungj simbingh ndangbingh binglij swnghlij daegbied ndeu. Linzcangz yw le sien aeu yw saej gonq, engq aeu diuz simcingz dem, bouxgeq haexgaz dungxin lai dwg baiz menh, youh ninz mbouj ndaek, simfanz daengj. Ywdoj naeuz, bouxgeq haexgaz lai dwg lwed naiq heiq naiq. Bouxgeq lai dwg heiq naiq lwed naiq, mak yiengzhaw, simfanz, ninz mbouj ndaek. Heiq naiq saej cix rengz mbouj gaeuq dajsoengq, lwed naiq saejlaux cix mbouj raeuz, simfanz ndaw cix remj, neix lwed engq noix. Yw cungj bingh neix aeu bouj heiq sim dingh guh goek, caiq naemj saej raeuz vei ok. Aen dan neix daiswjsinh, vangzgiz cauj gvaq, begsaed bouj heiq; swnghmaz caeuq vangzgiz bouj heiq; danghgveih, swnghdi bouj lwed, heiq lwed gaeuq le saej cix miz rengz; ngazhaeux, ngazmeg, gamcauj, makcanghcij sam yiengh neix caez cawj gwn raemxdang, lij gya lwgcaujsoemj, maenzgya, gogangz dem, ndei daep, simdingh simcaem, yienghneix cix mbouj simfanz mbouj simyou.

中医治腹泻型肠易激综合征有什么妙方？
Ywdoj yw dungxsiq miz maz yw ndei？

肠易激综合征是一种以腹痛或腹部不适伴排便习惯改变为特征的功能型肠病。采用中药治疗腹泻型肠易激综合征患者 31 例，疗效满意，现介绍如下。

【临床资料】

病例选择要点为过去 12 个月内至少累计有 12 周（不必连续）腹痛或腹部不适，并伴有下列排便异常中的任意两项：①排便后腹痛缓解或减轻；②排便频率异常（即每日多于 3 次，或每周少于 3 次）；③大便性状异常（水样）。所有患者血、尿、大便常规检查，血沉、血生化检查均正常，并经 B 超、X 线钡剂灌肠或纤维结肠镜检查，排除有器质性肠病者。

治疗患者 31 例，其中男性 20 例，女性 11 例；年龄 18～65 岁，平均 33 岁；病程 5 个月至 8 年，平均 4.5 年。

排除标准：患便秘型肠易激综合征者，有乳糖不耐受病史者，有肝病史者，最近两周内用过治疗肠易激综合征的药物者，妊娠及哺乳期妇女。

【治疗方法】

处方：白芍、山药各 15 克，柴胡、陈皮、茯苓、炒白术、升麻各 10 克。

用法：每日 1 剂，水煎分 3 次服。4 周为 1 个疗程，共治疗 2 个疗程。

【治疗效果】

疗效标准：治愈，主要症状消失，大便成形，黏液消失；显效，主要症状基本消失，大便近似成形，黏液明显减少；有效，主要症状好转，大便溏，黏液减少；无效，临床症状无改善。

疗效：治疗 8 周后，治愈 3 例，显效 19 例，有效 6 例，无效 3 例，总有效率为 90.3%，愈显率为 71%。治疗期间未发现副作用。

【典型病例】

患者，女，65 岁。主诉间断腹痛、腹泻 5 个月，加重 1 天。患者 5 个月前空腹食香蕉后出现腹痛，尤以下腹部为甚，呈绞痛，予以热敷等处理后疼痛持续，不能缓解，后间断排黄稀便 3 次，量共约 100 克；排便后腹痛可减轻，伴上腹部胀满感，偶有反酸、嗳气及烧灼感，服用培菲康（双歧杆菌三联活菌散）后症状可改善，5 个月内可因受凉、生气等诱因反复出现上述症状。于就诊前一天，患者腹痛加剧，排黄稀便 2 次后自觉头晕。就诊时患者面色苍白，情绪低落，精神紧张，时欲如厕，舌淡苔白，脉象左弦右滑。腹部检查：腹平软，下腹部压痛，未扪及包块，肠鸣音活跃。血常规检查未见异常，大便常规检查及培养均显阴性，肠镜检查未见异常。西医诊断：肠易激综合征。中医诊断：泄泻（肝郁脾虚）。治法：抑肝扶脾。处方：白芍、山药各 15 克，柴胡、陈皮、茯苓、炒白术、升麻各 10 克，甘草 6 克。每日 1 剂，水煎分 3 次服，连服 1 周。二诊：上述症状好转，每日腹痛、腹泻次数减少，食欲欠佳，时有打屁，舌淡苔白，脉弦细，于原方加砂仁 6 克、焦山楂 10 克，嘱继服 1 周。三诊：诉饮食、夜寐可，已无腹痛、腹泻，大便日行 1 次或 2 次，大便成形，面色红润，舌质淡、苔白，脉象和缓，嘱患者调和心态，适量活动以巩固疗效，必要时随诊。

Cangzyigiz cunghhozcwng dwg cungj bingh dungxin roxnaeuz dungx mbouj cwxcaih cix ok mbouj cwngcangz. Yungh Ywdoj yw boux deng dungxsiq 31 boux, yaugoj ndei, seizneix gangj hawj sou rox.

【Gij swhliu ywbingh】

Cujyau senj boux deng miz 12 ndwen gvaq, ceiq noix deng 12 cou (mbouj yungh doxlienz), caemhcaiq miz gij yiengh lajneix song hangh doxhwnj: ①Ok liux dungx noix in di roxnaeuz lai ndei youq; ②Okhaex mbatsoq mbouj doengz gonq (couh dwg ngoenz ok lai gvaq 3 baez, roxnaeuz moix aen lijbai noix gvaq 3 baez); ③Haex mbouj baenz gyaengh. Sojmiz boux deng cungj bingh neix cangzgveih genjcaz lwed、nyouh、haex、hezcinz、hezswnghva genjcaz cungj cwngcangz, guh B cauh、raemxbei guenq saej guh X sienq roxnaeuz guh senhveiz gezcangzging genjcaz gvaq le, baizcawz doengh boux saej bingh dwg dungxndaw yinxhwnj.

Gungh miz 31 boux yw bingh, ndaw neix bouxsai 20 boux, bouxmbwk 11 boux; nienzgeij 18～65, bingzyaenz 33 bi; deng bingh 5 ndwen daengz 8 bi, bingzyaenz 4.5 bi.

Gij biucinj baizcawz：Boux haexgaz, boux gwn yujdangz couh dungxsiq, boux miz daep dingh gvaq, mboengq gyawj song singgeiz yungh gij yw cangzyigiz cunghhozcwng gvaq, bouxdaiqndang caeuq bouxcijlwg.

【Yienghlawz ywbingh】

Hai yw：Gobwzdoz、vaizsanh gak 15 gwz, caekcae、byakgam、gaeulangjhauh、begsaed cauj、swnghmaz gak 10 gwz.

Yunghfap: Ngoenz yungh fuk ndeu, raemx oem faen sam baez gwn. 4 aen lijbai guh aen liuzcwngz ndeu, gwn 2 aen liuzcwngz.

【Ywbingh yaugoj】

Baenzlawz dingh ndeirwix: Ndei liux, bingh goem liux, haex baenz gyaengh, gij niunet hix mbouj miz; lai ndei, bingh ca mbouj lai goem liux, haex loq baenz gyaengh, gij niunet noix haujlai; ndei di, bingh raen ndei, haex niu, gij niunet gemjnoix; mbouj miz yungh, lij caeuq gonq ityiengh.

Yw ndaej baenzlawz yiengh: Yw 8 aen lijbai gvaq le, yw ndei 3 boux, lai ndei 19 boux, ndei di 6 boux, mbouj ndei 3 boux, 90.3% miz yaugoj. 71% lai ndei. Yw bingh seiz mbouj raen miz maz doiq ndang mbouj ndei.

【Bouxbingh denjhingz】

Bouxdeng, mbwk, 65 bi. De naeuz bingh de seiz deng dungxin、siq miz 5 ndwen, miz ngoenz ndeu ceiq haenq. Haj ndwen gonq de dungxiek gwn gyoijhom le cix dungxin, lajdungx in dai bae, lumj cax heh, raemxndat baeng le lij in mbouj dingz, mbouj ndei saekdi, doeklaeng seiz mbouj seiz haexconh 3 baez, gungh miz 100 gwz; ok liux dungx couh noix in, dungx gwnz gwq raeng, mizseiz myaizmbwnq、saekwk、aekremj, gwn beizfeihgangh (sanghgizganjgin sanhlenz hozginsanj) le, bingh lai ndei, 5 ndwen neix deng liengz、fatheiq ne youh caiq deng gij yiengh bingh gwnzneix. Yaek bae yawjbingh ngoenzgonq, boux neix dungx engq in, ok haexhenj sawsik 2 baez le gyaeuj ngunh. Yawj bingh seiz bouxbingh neix saeknaj mbouj miz lwed, naiqniek sim mbouj dingh, gwq ndwnq haex, bak cit ailinx hau, maeg swix diuq unq, maeg gvaz diuq swnh. Genjcaz dungx: Dungx bingz unq, at lajdungx dingh in, lumh le mbouj miz gaiq, saej yiengjngongo. Genj lwed mbouj miz gijmaz, genj haex cangzging cungj mbouj miz saeh. Sihyih duenh guh: Cangzyigiz cunghhozcwng. Ywdoj duenh guh: Dungxsiq (heiq raeng heiq naiq). Ywfap: Yw daep bouj heiq. Hai yw: Gobwzsoz、vaizsanh gak aeu 15 gwz, caekcae、byakgam、fuzlingz、begsaed cauj、swnghmaz gak aeu 10 gwz, gamcauj 6 gwz. Ngoenz yungh fuk ndeu, raemx oem faen 3 baez gwn, lienz gwn aen lijbai ndeu. Mbat ngeih yawjbingh: Gij bingh gwnzneix lai ndei, dungxin、dungxsiq mbatsoq ngoenz gemjnoix, gwn mbouj van, seiz ok roet, bak cit ailinx hau, maeg diuq unqnem, cix youq danyw gonq gya sahyinz 6 gwz、sanhcah byaeu 10 gwz, caiq gwn aen lijbai ndeu. Mbat sam bae yawj: Gwn ndaej ninz ndaej, dungx mbouj in mbouj siq gvaq, ngoenz okhaex baez daengz song baez, haex baenz gyaengh, najhoengz, linx hau ailinx hau, maeg diuq swnh, nai bouxbingh gaej luenh fatheiq, lai ning ndang, caen miz mbouj doengz le caiq daeuj.

为什么说葛根粉调蜂蜜水治急性腹泻疗效好？

Vihmaz gangj mba gaeugat diuz raemxdiengzrwi yw dungxsiq singqgip yaugoj ndei?

乡村群众遇到急性腹泻时，用葛根粉加蜂蜜调水服下，轻者可立即见效不再腹泻，较重者多服几次症状减轻。

【临床资料】

治疗患者 32 例，其中男性 13 例，女性 19 例；年龄 5～67 岁，平均 36 岁。临床表现为大便次数增多，腹痛，粪质稀薄或解稀水样便等。

【治疗方法】

取一汤匙葛根粉倒入杯中，加入一汤匙蜂蜜，再加适量的温开水（用温开水时不能把葛根粉烫熟）或冷开水搅拌均匀服下。

【治疗效果】

经服 1 次未再腹泻者 22 例，服 2 次或 3 次未再腹泻者 10 例，总有效率达 100%。严重脱水或休克者必须到医疗单位诊治。

【典型病例】

患者，女，48 岁，因中午喝喜酒回来后出现腹痛、腹泻，1 小时内解稀便 4 次。遂取家中葛根粉一汤匙和蜂蜜一汤匙倒入碗中，加适量冷开水搅拌均匀服下，未再出现腹痛、腹泻。

【体会】

葛根性凉、味甘、微辛，气清香，主入脾胃经，有清热泻火、开胃下食、利尿解酒的作用。葛根粉治腹泻的作用主要是根据中医"利小便实大肠"的理论，达到止泻的目的。

蜂蜜可抗菌消炎，促进组织再生。实验证实，蜂蜜对链球菌、葡萄球菌、白喉等革兰阳性菌有较强的抑制作用。研究证明，蜂蜜对胃肠功能有调节作用，可使胃酸分泌正常。蜂蜜中含有的多种酶和矿物质，发生协同作用后，可提高人体免疫力。

葛根粉和蜂蜜取材方便，经济实用，口感甚好，值得推广。

Gyoengq vunz gwnz mbanj raeuz deng gij dungxsiq singqgip seiz, aeu mba gaeugat diuz raemxdiengzrwi gwn roengz dungx, boux mbaeu sikhaek couh dingz siq, boux haenq lai gwn geij baez hix lai ndei.

【Gij swhliu ywbingh】

Miz 32 boux yw bingh, ndaw neix bouxsai 13 boux, bouxmbwk 19 boux; nienzgeij 5～67, bingzyaenz 36 bi. Linzcangz lai dwg okhaex mbatsoq lai, dungxin, haex saw roxnaeuz haexconh daengj.

【Ywfap】

Daek beuzgeng mba gaeugat ndeu haeuj ndaw boi bae, gya beuzgeng diengzrwi ndeu，caiq gya di raemxgoenj raeuj（mba gaeugat raix raemxgoenj raeuj cix mbouj deng dangq cug）roxnaeuz raemxgoenj gyoet gyaux yinz cix gwn.

【Ywbingh yaugoj】

Gwn baez ndeu cix dingz siq 22 boux，gwn song baez daengz 3 baez lij caiq siq 10 boux，boux gwn boux ndei. Boux sied raemx lai roxnaeuz boux ngunhngveiz itdingh aeu bae yihyen yawj.

【Binghlaeh denjhingz】

Bouxdeng，mbwk，48 bi，aenvih banngaiz bae gwn cingjlaeuj maranz le cix deng dungxin、dungxsiq，siujseiz ndeu ok haex saw 4 baez. Couh youq ranz daek geng mba gaeugat caeuq geng diengzrwi ndeu haeuj ndaw vanj bae，gya di raemxgoenj gyoet doxgyaux gwn，mbouj caiq deng dungxin、dungxsiq.

【Roxnyinh】

Gatnoeng，van loq manh，heiq rang，singq liengz，ndeileih meglumj、megdungx，ndeileih cawz ndaw remj、gwn van、leih nyouh gej laeuj. Gij yw neix yw dungxsiq dwg ciuq gij vah Ywdoj "leih oknyouh leih okhaex" bae yw dungxsiq.

Diengzrwi ganggin siuhyenz、coi cujciz caiqseng. Sizyen cwngmingz okdaeuj，diengzrwi naenx ndaej roengz doenghgij gwzlanz yangzsinggin haemq ak lumj lengiuzgin、buzdauzgiuzgin、bwzhouz daengj. Yenzgiu cwngmingz，diengzrwi ndeileih dungx saej，ndaej hawj veisonh fwnhmiz cwngcangz bae. Ndaw diengzrwi miz haujlai cungj meiz caeuq gvangvuzciz，gyoengq neix caez dox cozyung le，menjyizliz ndang vunz couh lai sang.

Mba gaeugat caeuq diengzrwi vei ra，mbouj yungh maz cienz，youh ndei gwn，cigndaej lai gangj hawj vunzlai rox.

二、神经内科
Ngeih、Sinzgingh Gohndawndang

为什么说中药治老年脑血管性痴呆疗效好？
Vihmaz gangj Ywdoj yw sailwed ndaw uk bouxgeq baenz hukngawz yaugoj ndei?

脑血管性痴呆是老年痴呆病的常见类型。中医认为本病多为本虚标实，病位在脑，病机复杂，以虚为本，以实为标。虚者以肾虚、气血虚为主。因肾主骨，生髓充脑，肾虚则脑髓不充，脑失所养；气血虚则使肾精无所化，心亦失养，故发为本病。

以补肾益气活血法治疗本病，疗效较好，介绍如下。

【诊断依据】

（1）具有反复发作的脑卒中病史。

（2）有典型的痴呆症状，有记忆、计算障碍。

（3）或兼有语言表达及书写能力差，个性改变，静而少言或烦乱多语，思维能力下降，或有人格障碍，不知羞耻。

具备主症或兼症 1 项即可诊断。

【治疗方法】

处方：黄芪、山药、葛根、丹参、山楂各 20 克，枸杞子、山萸肉各 15 克，当归、天麻各 10 克。

加减：心烦易怒、舌红苔黄者，加栀子、黄芩各 9 克；潮热盗汗、腰膝酸软者，加沙参、太子参各 9 克；痰多、舌淡胖、苔腻者，加半夏、橘红、茯苓、甘草各 6 克；头晕头痛、舌暗有瘀斑者，加党参、川芎各 9 克，全蝎 6 克。

用法：每日 1 剂，水煎 600 毫升，分 3 次温服。25 日为 1 个疗程，一般治疗 2 个疗程。治疗期间停用扩血管及改善脑代谢的药物。

【治疗效果】

疗效标准：治愈，主要症状基本消失，神志清楚，定向健全，回答问题正确，反应灵敏，生活能自理，能进行一般社会活动；有效，主要症状有所减弱或部分消失，生活基本能自理，回答问题基本正确，但反应迟钝，智力与人格有部分障碍；无效，主要症状无改变或病情有进展，回答问题不正确，神志痴呆。

疗效：共治疗患者 50 例，其中治愈 26 例，有效 18 例，无效 6 例，治愈率为 52%，总有效率为 88%。

【体会】

针对脑血管性痴呆本虚标实的特点，取黄芪兴奋中枢神经系统，提高脑的兴奋性，改善脑的兴奋功能；枸杞子、山萸肉补肾填精，生髓充脑，健脑益智；葛根、丹参、山楂活血化瘀通络，扩张脑血管，促进血液循环；天麻平肝潜阳，祛风除痰。

Sailwed ndaw uk bouxgeq baenz hukngawz dwg gij bingh cihdaih bouxgeq lai raen ndeu. Ywdoj naeuz baenz cungj lawz gij goek lai dwg gizhaenx naiq deng, bingh neix baenz youq gyaeuj, nanz gangj ndaej baenzlawz baenz, ndangnaiq cix baenzbingh. Boux deng cungj bingh neix cujyau dwg vih mak、heiq、lwed haw. Mak dawz ndok, maj uk ciengx gyaeuj, mak haw uk mbouj gaeuq yungh, mbouj ciengx ndaej gyaeuj; heiq naiq lwed naiq, sincingh vaq mbouj ndaej, sim hix mbouj miz ciengx, yienghneix fat cungj bingh neix.

Bouj mak bouj heiq hawj lwed byaij bae yw cungj bingh neix, yw ndaej yaugoj ndei, yienghneix guh.

【Yienghlawz duenh bingh】

(1) Fanfoek deng gij binghmauhfung.

(2) Gij binghyiengh hukngawz denjhingz, geiq mbouj ndaej、nanz geq soq.

(3) Gangj caeuq sij cungj nanz, singq vunz bienq, caemcwt vah noix roxnaeuz vah raeb lai, lai huk, roxnaeuz vunz ngvanz maij doxceng, mbouj aeunaj.

Miz yiengh ndeu roxnaeuz geij yiengh caez miz couh duenh ndaej.

【Ywfap】

Hai yw：Vangzgiz、maenzbya、gaeugat、ragbyalwed、sanhcah gak aeu 20 gwz, ceh goujgij、cazlad bya gak aeu 15 gwz, danghgveih、denhmaz gak aeu 10 gwz.

Gyagemj：Simfanz fatheiq lai、linx hoengz ailinx henj ne, gya vuengzgae、vangzcwnz gak aeu 9 gwz; daeujhoengz hanh lai、hwet in gyaeujhoq naetunq ne, gya sahsinh、daiswjsinh gak 9 gwz; myaiz lai、linx na loq hoengz、ailinx nwk, gya goban'ya、bugnaengbwn、fuzlingz、gamcauj gak 6 gwz, gyaeuj ngunh gyaeuj in、linx saek geq miz diemj ndaem ne, gya dangjcaem、ciengoeng gak 9 gwz, sipgimz 6 gwz.

Yunghfap：Ngoenz yungh fuk ndeu, raemx oem 600 hauzswngh, faen 3 baez gwn, 25 ngoenz guh aen liuzcwngz ndeu, itbuen gwn 2 aen liuzcwngz. Mboengq gwn yw dingz yungh gij yw cengj sailwed caeuq gaijndei daise ndaw、uk de.

【Ywbingh yaugoj】

Baenzlawz dingh ndeirwix：Ndei liux, gij yiengh bingh cujyau de ca mbouj lai goem liux, uk singj, yeix yiengq doiq, dap gij cam deng, fanjying vaiq, gag ganq ndaej swhgeij, guh ndaej gij hongsaeh bingzciengz; ndei di, gij yiengh bingh cujyau de lai ndei roxnaeuz mbangj di ndei liux, ca mbouj lai gag ganq ndaej, dap gij cam ca mbouj lai deng, hoeng fanjying menh, uk gaen mbouj hwnj guhsaeh; mbouj ndei, bingh gaeuq lij youq roxnaeuz bingh gya'naek dem, dap gij cam mbouj deng, uk ngawzngwt.

Yw ndaej baenzlawz yiengh：Gungh yw bouxbingh 50 boux, ndaw neix yw ndei 26 boux, mizyungh 18 boux, mbouj mizyungh 6 boux, yw ndei daengz 52%, yw mizyungh daengz 88%.

【Roxnyinh】

Cimdoiq yiengh sailwed ndaw uk cauhbaenz hukngawz haenx, gwn vangzgiz coi cunghsuh sinzgingh hidungj, hawj uk singj uk lingz; ceh goujgij、cazlad bya bouj mak bouj uk, uk lai lingz; gya gaeugat、ragbyalwed、sanhcah hawj lwed doeng, cengj sailwed ndaw uk, lwed byaij swnh; denhmaz bingz daep yoyiengz, cawz fung siu myaiz.

怎样用川芎茶调散治偏头痛？
Baenzlawz aeu ciengoeng diuz mbiengjgyaeujdot?

采用川芎茶调散加减治疗偏头痛患者 50 例，取得较好的疗效，现介绍如下。

【临床资料】

所有病例均为门诊患者和住院患者，治疗 50 例，其中男性 30 例，女性 20 例；年龄 15～66 岁；病程 1 个月至 12 年。表现为周期性发作的一侧前额、颞部、眼眶上或眼眶后疼痛，而后扩展到半侧头部甚至全头部及颈部，多为钝痛或针刺样疼痛，逐渐加重，最终发展为持久性剧痛，常伴恶心呕吐、乏力、怕风、舌淡苔白、脉弦，间歇期间一切如常。中医辨证为风寒阻络型。排除发作性紧张性头痛、慢性紧张性头痛、颈椎病等引起的头痛。

【治疗方法】

处方：川芎 20 克，当归 12 克，荆芥、白芷、白芍各 10 克，防风、羌活、僵蚕、全蝎、甘草各 6 克，细辛 3 克。

加减：乏力气短者，加黄芪 30 克、党参 10 克；面红目赤者，加柴胡、黄芩、菊花各 10 克；胁痛口苦者，加栀子 10 克、龙胆草 5 克；舌紫暗有瘀斑者，加丹参 15 克，赤芍、红花各 10 克。

用法：每日 1 剂，水煎分 3 次服。2 周为 1 个疗程。

【治疗效果】

疗效标准：治愈，头痛及伴随症状消失，6 个月以上无复发；显效，头痛减轻，发作时间缩短或间歇周期延长；无效，头痛症状无改善或加重。

疗效：治愈 11 例，显效 38 例，无效 1 例，总有效率为 98%。

【典型病例】

患者，女，42 岁。自诉右侧头痛 3 年，呈阵发性发作，发病初期曾服止痛的西药，症状可缓解。近来服止痛的西药，疗效不明显。1 个月前病情加剧，已发病数次。经颈椎 X 线片、颅脑 CT 及 TCD 等检查，均未见异常。于 2 日前，病情加剧，遂来门诊就诊。患者右侧头痛，发作频繁，伴颈部及后背疼痛，恶风畏寒，喜裹头，面色淡白，口不渴，舌苔薄白，脉弦滑。诊断：偏头痛。治则：疏风散寒，通络止痛。予原方加黄芪 30 克、党参 10 克，水煎服。3 剂后头痛明显减轻，偶感乏力，党参改为 15 克，继服 14 剂后痊愈。

【体会】

偏头痛属中医学头痛、头风等范畴。方中的川芎、当归活血化瘀，通络止痛；防风、细辛、白芷疏风散寒，祛风止痛，其中细辛乃风药，其性升，气清而不浊，善降浊气而升清气，故而头目清爽；羌活、荆芥祛风止痛，其中羌活祛风胜湿，善治太阳经头痛；全蝎、僵蚕祛风通络止痛；白芍养血平肝；白芍配川芎，养血而不凝滞经脉，川芎伍白芍，活血而不香燥耗血；当归补血活血；甘草调和诸药。诸药合用，共奏疏风散寒、活血化瘀、通络止痛之功。

Yungh ciengoeng diuz boux mbiengj gyaeujdotmbiengq 50 boux, yw ndaej haemq ndei, seizneix gangj hawj sou rox.

【Gij swhliu ywbingh】

Doengh boux yungh gij yw neix cungj dwg youq mwnzcinj yawj gvaq roxnaeuz youq yihyen youq gvaq, miz 50 boux, ndaw neix bouxsai 30 boux, bouxmbwk 20 boux; nienzgeij 15~66 bi; deng bingh dinj miz ndwen ndeu, raez miz daengz 12 bi. Najbyak、goekrumz、gvaengzda gwnz roxnaeuz laeng mbiengj ndeu seiz mbouj seiz in, caiq in daengz mbiengj gyaeuj ndeu vanzlij in daengz daengx aen gyaeuj caeuq hoz bae, gij in neix lumj cax heh roxnaeuz cim caengq, ngoenz doek ngoenz gya'naek, doeklaeng cix dot nanznanz bae, in seiz mizseiz youh siengj rueg、rengz naiq、lau rumz、linxhau ngawzhau、meg ndongjsoh youh raez, mbouj in seiz mbouj miz saeh. Ywdoj naeuz neix dwg deng rumz deng liengz cix baenz. Baizcawz gij gyaeujin vih gaenjcieng cix fat、gij gyaeujin menhnumq gaenjcieng cix deng、binghlaenghoz cauxbaenz.

【Ywfap】

Hai yw: Ciengoeng 20 gwz, danghgveih 12 gwz, goheiqvaiz、gobwzcij、gobwzsoz gak 10 gwz, gofuengzfung、gyanghhoz、nengznuengx dai geng、duzsipgimz、gamcauj gak 6 gwz, rieng gaeqdon 3 gwz.

Gyagemj: Boux ndang unq heiqdinj, gya vangzgiz 30 gwz、dangjcaem 10 gwz; najhoengz da'nding, gya caekcae、vangzcwnz、vagut gak 10 gwz; boux sej in bak haemz, gya vuengzgae 10 gwz、mbeilungzgeng 5 gwz; boux linx hoengz aeujgeq miz diemj ndaem, gya ragbyalwed 15 gwz, cizsoz、vahoengz gak 10 gwz.

Yunghfap: Ngoenz fuk yw, oem raemx faen 3 baez gwn. 2 aen lijbai guh aen liuzcwngz ndeu.

【Ywbingh yaugoj】

Baenzlawz dingh ndeirwix: Ndei liux, gyaeujdot caeuq gij yiengh bingh caez daeuj de goem liux, gvaq 6 ndwen doxhwnj mbouj raen byawz deng caiq fat; lai ndei, gyaeuj noix in, gek nanz cix deng; di mbouj miz yungh, caeuq binghgaeuq ityiengh roxnaeuz gya'naek dem.

Yw ndaej baenzlawz yiengh: Yw ndei 11 boux, lai ndei 38 boux, mbouj ndei boux ndeu, yw ndei dengz 98%.

【Binghlaeh denjhingz】

Bouxbingh, mbwk, 42 bi. De naeuz de mbiengj gyaeuj gvaz in miz 3 bi, raq youh deng，caeux fat bingh ne gwn sihyoz gvaq，gij in lai noix di. Mboengqneix daeuj caiq gwn sihyoz，mbouj miz yungh geijlai. Ndwen gonq bingh naek hwnjdaeuj，gaenq fat lai baez gvaq. Ginggvaq X sienq genj laenghoz、CT genj gyaeuj guh TCD，cungj mbouj miz gijmaz mbouj doengz. Song ngoenz doek gonq，bingh gya'naek，cix daeuj ra canghyw yawjbingh. Gyaeuj gvaz de in，seiz youh deng，in le gwnz hoz dem baihlaeng hix in，lau rumz lau liengz，maij suek gyaeuj，saeknaj hauyauj，bak mbouj hat，ailinx mbang youh hau，meg ndongjsoh youh raez youh raeuz. Duenh guh：Mbiengjgyaeujdot. Yienghneix yw：Gek rumz sanq nit，doeng megloh dingz in. Youq fueng yw gonq gya vangzgiz 30 gwz、dangjcaem 10 gwz，oem yw gwn. Gwn 3 fuk gvaq le couh ndei haujlai gvaq，saekseiz roxdingh rengz naiq，dangjcaem gaij baenz 15 gwz，lienz gwn 14 fuk le couh ndei liux.

【Roxnyinh】

Mbiengjgyaeujdot youq ndaw Ywdoj gvi gyaeujin、gyaeuj haeuj rumz. Aen dan neix ciengoeng、danghgveih doeng lwed sanq cwk，doeng megloh dingz in；gofuengzfung、rieng gaeqdon、gobwzcij sanq rumz sanq liengz，cawz rumz dingz in，ndaw neix rieng gaeqdon cawz rumz，singq guh hwnj，heiq sangj mbouj noengz，leih gyangq heiqnoengz cix gya lai heiq sangj，yienghneix gyaeujvunz da vunz cix singjsangj；gyanghhoz、goheiqvaiz cawz rumz dingz in，ndaw neix gyanghhoz cawz rumz cawz cumx，leih daiyangzgingh gyaeujin；duzsipgimz、nengznuengx daigeng doeng megloh dingz in；gobwzsoz ciengx lwed ciengz daep；gobwzsoz dap ciengoeng，ciengx lwed cix mbouj saek gingmeg，ciengoeng dap gobwzsoz，lwed ak byaij le ndaw cix mbouj remj hauq lwed；danghgveih bouj lwed doeng lwed；gamcauj diuz doenghgij yw neix. Doenghgij yw neix caez yungh，caez daeuj sanq rumz sanq nit、doeng lwed sanq cwk、doeng megloh dingz inget.

如何用仙鹤草妙治梅尼埃病眩晕？

Baenzlawz aeu nyacaijmaj yw daraiz yiengh meiznizaih？

对 50 例梅尼埃病患者用单味仙鹤草治疗，取得满意的效果，现介绍如下。

【临床资料】

本组患者 50 例，其中男性 17 例，女性 33 例；年龄 20～40 岁 12 例，41～60 岁 38 例；农民 8 例，工人 13 例，教师 3 例，干部 15 例，护士 4 例，个体户 7 例；病程 1 个月至 5 年 38 例，5～10 年 12 例。

临床症状：50 例中均有不同程度发作性眩晕，耳鸣，耳聋，恶心，呕吐，自发性眼球震颤，发病突然，发作时自觉周围物体或自身在旋转，不敢睁眼，心悸，出汗，面色苍白，躺卧不敢变换体位，否则症状加重。电测听检查均有不同程度感音性耳聋。每次发作时间数分钟，少部分数小时，发作后均有头晕。50 例患者按梅尼埃病诊断标准确诊，化验室检查均未发现异常。本组病例有 39 例在院外经治疗无明显效果或症状复发而转诊，11 例为首诊患者。

【治疗方法】

取仙鹤草 60 克，加水 500 毫升，小火慢煎至 300 毫升。每次服 100 毫升，每日 3 次。连服 5 日为 1 个疗程，连续治疗 1～3 个疗程。

【治疗效果】

治愈（用药后眩晕、耳鸣、眼球震颤等全身自觉症状及局部症状消失，电测听检查听力有不同程度提高）42 例，有效（用药后症状基本消失，但仍有轻度头晕、耳鸣）8 例。其中 23 例用药 1 个疗程，20 例用药 2 个疗程，7 例用药 3 个疗程。随访 1～16 年，39 例无复发症状，11 例症状复发再行上述方法治疗有效。复发病例，病史均在 5 年以上。

【体会】

梅尼埃病是一种内耳膜迷路积水性疾病，具有发作性旋转性眩晕、耳鸣和耳聋 3 个主要症状，男女均可发病，但以女性为多。本组病例的特点是突然发病，发作持续时间不等，大部分为数分钟，随后出现头晕。病因仍不十分清楚，一般认为是内耳膜迷路积水膨胀，耳蜗管膨大，前庭伸展并膨入前庭阶中，致蜗孔疝形成压迫前庭引起前庭功能紊乱，出现一系列症候群。

仙鹤草性平，味苦涩。主要成分为仙鹤草素、仙鹤草甲素、仙鹤草乙素、仙鹤草丙素，另含鞣酸、维生素 K 等。功能为止血、强心、消肿、抗菌、驱虫。本药用于治疗梅尼埃病是取其消肿强心功效，可消除内耳淋巴积水以达到治疗目的。本疗法具有药源丰富、价廉、服用简单、无不良反应的特点，值得临床应用。

Yungh nyacaijmaj yw deng cungj bingh daraiz yiengh meiznizaih 50 boux, gyoengqvunz habhoz lai, seizneix gangj hawj sou rox.

【Gij swhliu ywbingh】

50 boux neix, bouxsai 17 boux, bouxmbwk 33 boux; nienzgeij 20～40 bi miz 12 boux, 41～60 bi miz 38 boux; vunzhongnaz 8 boux, gunghyinz 13 boux, lauxsae 3 boux, ganbu 15 boux, husw 4 boux, godijhu 7 boux; deng bingh ndwen ndeu daengz 5 bi miz 38 boux, deng 5～10 bi miz 12 boux.

Gij bingh cingzgvang: 50 vunz ndaw neix deng daraiz naek mbaeu cungj mbouj doengz, rwzokrumz, rwznuk, siengj rueg, rueg, lwgdabaed gag gwq diuz, fwt fat bingh, fat bingh seiz roxdingh mbwn fan deih boek roxnaeuz swhgeij cuenq, mbouj gamj hai da, simdaeuz diuq, okhanh, saeknaj hauyauj, ninz gwnz congz mbouj gamj vuenh ndang, mboujne bingh cix gya'naek. Dencwzdingh dingq sing, dingq le cungj lainoix deng nuk. Baez fat couh deng geij faencung, mbangj geij aen siujseiz, fat bingh le cungj gyaeuj ngunh. 50 vunz neix ciuq biucinj binghmeiznizaih daeuj duenh, vanensiz genjcaz cungj mbouj miz gijmaz mbouj doengz. 50 vunz neix miz 39 boux youq baihrog yw le mbouj raen ndei geijlai roxnaeuz dauq fat bingh cix lingh bae ra giz yw, 11 boux vunz dwg baeznduj daeuj yw.

【Ywfap】

Nyacaijmaj 60 gwz, gya raemx 500 hauzswngh, feiz saeq menh goenj daengz 300 hauzswngh, ngoenz 3 baez, lienzdienz 5 ngoenz guh aen liuzcwngz ndeu. Lienzdaemh yw 1～3 aen liuzcwngz.

【Ywbingh yaugoj】

Ndei liux (yungh yw gvaqlaeng daraiz、rwzokrumz、lwgdabaed gag gwq deuz daengj gij bingh neix caeuq mbangj di bingh goem bae, dencwzdingh dingq sing lai dingq ok sing) 42 boux, lai ndei (yungh yw gvaqlaeng ca mbouj lai ndei, hoeng gojleix gyaeuj ngunh、rwzokrumz) 8 boux. Ndaw neix 23 boux gwn aen liuzcwngz ndeu, 20 boux gwn 2 aen liuzcwngz, 7 boux gwn 3 aen liuzcwngz. Cunz doengh boux neix 1～16 bi, 39 boux mbouj caiq deng, 11 boux fat bingh gwn gij yw gwnzneix mizyungh. Boux dauq fat bingh, cungj dwg boux deng gij bingh neix 5 bi doxhwnj.

【Roxnyinh】

Binghmeiznizaih dwg ndaw rwz raemx lai cix deng, lai raen dwg daraiz、rwzokrumz caeuq rwznuk, saimbwk cungj miz, bouxmbwk lai deng. Gij daegdiemj cungj bingh neix dwg fwt fat bingh, deng nanz deng dinj mbouj doengz, laisoq deng geij faencung, riengzlaeng cix gyaeuj ngunh. Vihmaz deng bingh caengz cingcuj geijlai, itbuen gangj dwg ndaw rwz neimoz raemx lai, diuz guenjwjvah raeng hwnjdaeuj, cenzdingz iet raez caemhcaiq raeng haeuj cenzdingz bae, cauhbaenz conghrwz haeuj rumz deng ep yinxhwnj cenzdingz luenh bae, cix baenz bingh neix bingh de okdaeuj.

Nyacaijmaj singq bingz, haemz saep. Cujyau cwngzfwn dwg nyacaijmajsu、nyacaijmaj gyazsu、nyacaijmaj yizsu、nyacaijmaj bingjsu, lij miz youzsonh、veizswnghsu K daengj. Gij yw neix leih lwed dingz、sim miz rengz、siu foeg、dingj sigin、gyaep non deuz. Yungh cungj yw neix yw binghmeiznizaih dwg de coengh sim miz rengz、siu foeg、siu ndaej gij raemx linzbah ndaw rwz. Cungj fap neix vei ra yw、bienzngeiz、vei gwn、mbouj vaih ndang, raeuz goj ndaej aeu daeuj yw bingh.

怎样用中药解痉方治颈性眩晕病?
Baenzlawz aeu Ywdoj yw hoziu in daraiz?

采用中药补肾益气解痉法治疗颈性眩晕, 疗效满意, 现介绍如下。

【临床资料】

共观察患者 50 例, 均为眩晕专病门诊患者, 其中男性 20 例, 女性 30 例; 年龄 34～55 岁; 首次发病 27 例, 第二次发病 20 例, 第三次发病 3 例。所有病例均以眩晕 (旋转, 多为左右摇晃性) 为主要症状, 随颈部活动加重, 伴有不同程度的头痛, 偶有上肢单侧或双侧麻木等, 伴神疲乏力, 腰膝酸软, 舌暗有瘀斑, 苔薄白, 脉细弱而涩, 中医辨证为肾虚血瘀型。排除: ①脑梗死、脑出血、肿瘤以及眼源性眩晕、耳源性眩晕、位置性眩晕、中枢性眩晕、药源性眩晕; ②颈椎先天性畸形眩晕; ③严重的内脏疾病性眩晕等。

【治疗方法】

处方：熟地、骨碎补、葛根、黄芪、茯苓、山药各 15 克，仙鹤草 12 克，白术、当归、陈皮、川芎、赤芍各 9 克，水蛭 3 克。

用法：每日 1 剂，水煎，分 3 次服用。随症加减，治疗 1 个月为 1 个疗程。

【治疗效果】

疗效标准：显效，眩晕症状和伴随症状基本消失，脑血流图示椎-基底动脉供血情况较治疗前有所改善；有效，眩晕症状和伴随症状减轻，发作次数较治疗前减少 50%，脑血流图示椎－基底动脉供血情况无变化；无效，未达到有效标准者。

疗效：显效 42 例，有效 7 例，无效 1 例，总有效率为 98%。随访 2 个月无复发。

【体会】

中年以后，人的气血亏虚，痰浊瘀血痹阻，机体平衡功能失调，头脑脉道不通发为眩晕。故以补肾益气化瘀解痉为法。本方中熟地、骨碎补益肾填髓；黄芪、白术、茯苓、山药、陈皮健脾益气，补脾土实肝木；当归、川芎、赤芍、水蛭活血通脉；仙鹤草收敛止血，为本方治疗眩晕的要药，与活血药物相伍，如同寒热并用之法；葛根入脾胃，主升降，故为治疗眩晕解痉的主药。诸药合用，补脾肾，通经络，治疗眩晕不仅能解除症状，且不易复发。

Yungh Ywdoj bouj mak bouj heiq yw hoziu in daraiz, gyoengqvunz roxdingh ndei, seizneix gangj hawj sou rox.

【Gij swhliu ywbingh】

Gvanhcaz bouxbingh itgungh 50 vunz, cungj dwg boux daraiz daengz mwnzcinj yawj bingh, ndaw neix bouxsai 20 boux, bouxmbwk 30 boux; nienzgeij 34～55 bi, baeznduj it deng bingh 27 boux, deng song baez 20 boux, deng sam baez 3 boux. Doengh boux neix cungj daraiz（baenqcienq, lai dwg vunz baihswix baihgvaz bi'buengq）, danghnaeuz hoziu haenq, gyaeuj hix in haenq, mizseiz baih gen roxnaeuz song baih gen mazmwnh daengj, bouxvunz cingsaenz mbouj gaeuq, vunz unq, hwet, gyaeujhoq naet, linx hoengzgeq miz diemj ndaem, ngawz mbang hau, meg ndongjsoh saeq raez, byaij ndaej mbouj swnh, Ywdoj duenh guh yiengh bingh mak haw lwed cwk. Baizcawz：①Ndaw uk deng saek、ndaw uk ok lwed、ndaw uk miz foeg caeuq lwgda cauhbaenz daraiz、varwz cauhbaenz daraiz、soh hwnq soh naengh daraiz、cenzdingz baenz bingh daraiz、gwn yw deng daraiz；②Hoziu dienseng mbouj cingq daraiz；③Dungxndaw bingh naek daraiz daengj.

【Ywfap】

Hai yw：Caemcij cug、hingbwn、gaeugat、vangzgiz、fuzlingz、vaizsanh gak aeu 15 gwz, nyacaijmaj 12 gwz, begsaed、danghgveih、byakgam、ciengoeng、cizsoz gak aeu 9 gwz, duzbing 3 gwz.

Yunghfap：Ngoenz gwn fuk, raemx oem, faen 3 baez gwn. Bingh naek bingh mbaeu gag gya gemj yw, yw ndwen ndeu guh aen liuzcwngz ndeu.

【Ywbingh yaugoj】

Baenzlawz dingh ndeirwix: Lai ndei, daraiz caeuq gij yiengh bingh buenx daeuj de ca mbouj geijlai ndei liux, guh naujhezliuzduz raen cuih—gihdij dungmwz gung lwed beij mwh caengz yw lai ndei di; ndei di, daraiz caeuq gij yiengh bingh buenx daeuj de gemjmbaeu, fat bingh mbatsoq beij mwh caengz yw bingh noix dingz ndeu, guh naujhezliuzduz raen cuih—gihdij dungmwz gung lwed caeuq gonq ityiengh; mbouj ndei, mbouj daengz gij biucinj ndei di.

Yw ndaej baenzlawz yiengh: Lai ndei 42 boux, ndei di 7 boux, mbouj ndei boux ndeu, boux ndei daengz 98%. Riengzlaeng gyaep cunz 2 ndwen mbouj dauq fat bingh.

【Roxnyinh】

Gvaq 40 le, vunzraeuz heiq lwed haw, byaiz noengz lwed cwk mbouj doeng, ndang vunz gizneix gizhaenx saetdiuz, lohmeg gyaeujuk mbouj doeng cix daraiz. Yienghhneix bouj mak bouj heiq sanq cwk gej geuj. Ndaw yw neix caemcij cug, hingbwn bouj mak bouj uk; vangzgiz, begsaed, fuzlingz, vaizsanh, byakgam bouj mamx bouj heiq bouj daep; danghgveih, ciengoeng, cizsoz, duzbing doeng lwed doeng meg; nyacaijmaj dingz lwed, dwg gij yw youqgaenj yw daraiz, caeuq gij yw doeng lwed caez gwn, couh lumj nit hwngq caez yungh; yw gaeugat ndei mamx dungx, hwnj ndaej roengz ndaej, yienghhneix dwg aen yw yw daraiz hwnjgeuj. Doengh cungj caez yungh, bouj mamx bouj mak, doeng ginghloz, yw daraiz mboujdanh yw ndei, vanzlij mbouj yungzheih dauq fat.

为什么说中药安神汤治失眠疗效好?

Vihmaz gangj raemxyw Ywdoj dinghsaenzdang yw ninz mbouj ndaek yaugoj ndei?

在临床中运用中药安神汤治疗失眠, 取得满意效果, 现介绍如下。

【临床资料】

100 例均系门诊患者, 其中男性 43 例, 女性 57 例; 年龄最大 78 岁, 最小 25 岁, 平均 51.5 岁; 病程最长 7 年, 最短 2 个月, 平均 1.7 年。

【治疗方法】

处方: 生龙骨、生牡蛎、夜交藤、炒酸枣仁、珍珠母各 30 克, 何首乌、菟丝子各 15 克, 枸杞子、五味子、远志、桑叶、菊花各 10 克。

用法: 每日 1 剂, 水煎 2 次, 每次煎汤 200～300 毫升, 早、晚各服 1 次。7 日为 1 个疗程, 治疗 1～3 个疗程。

【治疗效果】

疗效标准: 痊愈, 睡眠时间恢复正常或夜间睡眠时间在 6 小时以上, 睡眠深沉, 醒后精力充沛; 显效, 睡眠明显好转, 睡眠时间增加 3 小时以上, 睡眠深度增加; 有效, 临床症状减轻, 睡眠时间较前增加不足 3 小时; 无效, 治疗后失眠无明显改善。

疗效：痊愈 35 例（占 35%），显效 34 例（占 34%），有效 29 例（占 29%），无效 2 例（占 2%），总有效率为 98%，且未发生明显不良反应。

【体会】

失眠属中医学不寐范畴，其病机为气血阴阳失调，脏腑功能紊乱。何首乌补肝肾，益精血，用于治疗眩晕耳鸣、腰膝酸软、神经衰弱等症；菟丝子性柔润，平补肝肾而不燥；枸杞子能补肾益髓，安神；五味子能益气生津，敛肺滋肾，安神，可治久咳虚喘、津少口干、健忘失眠等症；远志可安神，益智，用于治疗惊悸健忘、多梦失眠；桑叶性平、寒，味甘，可清肝明目、镇静安神；菊花性寒，味甘，具有散风热、平肝明目的功效；酸枣仁性平，味甘、酸，能养心、安神、敛汗，用于治疗神经衰弱、失眠、多梦等；夜交藤镇静作用明显；生龙骨能镇静安神；生牡蛎具有平肝潜阳、重镇安神的功效，有镇静作用；珍珠母具有平肝潜阳、明目安神的功效。全方共奏培下清上、宁心安神之功，能明显促进入睡，改善睡眠质量，稳定心神，疗效确切，值得推广应用。

Ywbingh yungh raemxyw Ywdoj dinghsaenzdang yw ninz mbouj ndaek, gyoengqvunz haenh ndei, seizneix gangj hawj sou rox.

【Gij swhliu ywbingh】

Bak boux vunzbingh neix youq mwnzcinj yawj bingh, ndaw neix bouxsai 43 boux, bouxmbwk 57 boux; nienzgeij ceiq laux 78 bi, ceiq iq 25 bi, bingzyaenz 51.5 bi; deng bingh ceiq nanz 7 bi, ceiq dinj 2 ndwen, bingzyaenz 1.7 bi.

【Ywfap】

Hai yw：Ndoklungz seng、gyapsae ak、maenzgya、ngveihcaujcwx cauj、caw gak aeu 30 gwz, maenzgya、faenzsenjfa gak aeu 15 gwz, ceh goujgij、vujveiswj、maexyuh、mbaw nengznuengx、vagut gak aeu 10 gwz.

Yunghfap：Ngoenz gwn fuk, raemx oem 2 baez, moix baez oem raemx-yw 200~300 hauzswngh, haethaemh gwn mbat, 7 ngoenz guh aen liuzcwngz ndeu, yw 1~3 aen liuzcwngz.

【Ywbingh yaugoj】

Baenzlawz dingh ndeirwix：Ndei liux, ninz ndaej dauq cwngcangz roxnaeuz haemh ninz 6 aen siujseiz doxbae, ninz ndaek, ninz ndiu le cingsaen gvaekgvaek; lai ndei, seiz ninz lai nanz, lai 3 aen cungdaeuz doxbae, ninzcaem haujlai; ndei di, gij bingh haenx gemjmbaeu, seiz ninz beij gonq mbouj daengz 3 aen cungdaeuz; mbouj ndei, gwn yw gvaqlaeng caeuq doenghbaez ityiengh.

Yaugoj：Ndei liux 35 boux (ciemq 35%), lai ndei 34 boux (ciemq 34%), ndei di 29 boux (ciemq 29%), mbouj ndei 2 boux (ciemq 2%), mizyungh ciemq daengz 98%, caiqlix ndang hix mbouj miz maz mbouj ndeiyouq.

【Roxnyinh】

Ninz mbouj ndaek ndaw Ywdoj gangj dwg nanz haeuj ninz, dwg vih heiq lwed saetdiuz, goengnaengz dungxndaw luenh cauhbaenz. Maenzgya bouj daep bouj mak bouj lwed、yungh daeuj yw daraiz rwzokrumz、hwet hoq naet、sinzgingh nyiegunq daengj；faenzsenjfa singq swnh，bingzbouj daep mak cix mbouj remj；ceh goujgij bouj mak bouj uk，leih vunz caem；vujveiswj bouj heiq lai hwnj myaiz，ndei mbwt ndei mak，hawj vunz sim'an，ae nanz heiq baeg、myaiz noix bak rauj、lumz saeh ninz mbouj ndaek；maexyuh hawj vunz sim'an simdingh，uk lingz，yw simvueng doeklumz、loengmoengz lai ninz mbouj ndaek；mbaw nengznuengx gam，singq bingz、hanz，ndei daep ndei da、dinghsim vunz an；vagut feihdauh gam，singq hanz，sanq hwngq，ndei daep ndei lwgda；ceh caujsoemj singq bingz、feihdauh gam、soemj，ciengx sim、vunz caem、sup hanh，yungh daeuj yw sinzgingh nyiegunq、ninz mbouj ndaek、loengmoengz lai daengj；maenzgya hawj vunz simdingh lai；ndoklungz seng hawj vunz simdingh siman；gyapsae ak ndei daep dinghsim，hawj vunz sim'an；caw ndei daep ndei lwgda. Aen dan neix cungj hawj vunz simcaem simdingh，lai vei haeuj ninz，simdingh ninz lai ndaek，caen hab gangj hawj vunzlai rox.

怎样用中药治不安腿综合征？
Baenzlawz aeu Ywdoj yw ga mbouj ndei youq?

不安腿综合征是指在静息状态下，特别是在夜间睡眠时出现的小腿部难以形容的不适感，必须活动才能缓解的一种病症。因病因及发病机理未明确，且医患双方对本病都不太重视，故临床报道较少。应用中药治疗本病28例，收到满意疗效，现介绍如下。

【临床资料】
所有病例均来自门诊和住院患者，治疗28例，其中男性20例，女性8例；年龄32～67岁，平均52岁；病程2～12年，平均4年。

【诊断标准】
因感觉异常、感觉减退不由自主地活动患肢；运动不宁；休息后发病或加重，活动后缓解；入睡后症状加重。

【治疗方法】
处方：鸡血藤30克，宣木瓜20克，白芍18克，当归、川芎、熟地、天麻各12克，酸枣仁10克，炙甘草6克。

加减：以痒痛为主者，减鸡血藤至20克、天麻至8克，加制乳香、没药各10克。

用法：每日1剂，水煎分3次服。1周为1个疗程，治疗2～6个疗程，平均3个疗程。

【治疗效果】
疗效标准：治愈，症状完全消失，随访半年无复发；好转，不适感明显减轻，睡眠时间接近正常；无效，症状无任何好转。

疗效：治愈20例，有效5例，无效3例，总有效率为89.3%。

【体会】
不安腿综合征的主要症状为小腿深部难以名状的不适感，或为虫爬，或为蚁行，或为针刺，或以疼痛为主，但查体无阳性体征，发作时影响休息，需拍打按摩腿部或行走活动后才能减轻痛苦。本病任何年龄都可发生，但多见于中老年人，以男性居多，部分患者有家族史。病因目前尚未明确。中医文献对本病类似症状无确切详细的描述，一般认为本病之标在筋，而病在肝。本方中以四物汤养血柔肝，宣木瓜、酸枣仁、炙甘草酸甘化阴，天麻、鸡血藤活血舒筋，痛者以制乳香、没药活血化瘀止痛。诸药合用，养血柔肝舒筋，故能取得较好的疗效。

Ga mbouj ndei youq dwg gangj haeuj ninz seiz, daegbied dwg gyanghwnz gahengh couh rwix youq lai, deng ning cij ndei youq. Vihmaz deng caeuq vihmaz fat bingh caengz cingcuj, canghyw caeuq bouxbingh caemh mbouj dawz haeujsim geijlai, yienghneix linzcangz gangj haemq noix. Yungh Ywdoj yw cungj bingh neix 28 boux, cungj haenh ndei, seizneix gangj hawj sou rox.

【Gij swhliu ywbingh】

Doengh bouxbingh neix youq mwnzcinj yawj bingh caeuq daeuj yihyen youq ywbingh gvaq, yw 28 boux, ndaw neix bouxsai 20 boux, bouxmbwk 8 boux; nienzgeij 32～67 bi, bingzyaenz 52 bi; deng bingh 2～12 bi, bingzyaenz 4 bi.

【Gij biucinj duenhbingh】

Aenvih roxdingh diuzga mbouj doxdoengz、gwq siengj ning ga; gwq ning mbouj an; y-ietnaiq gvaqlaeng fat bingh roxnaeuz bingh haenq, ning le lai ndei di; haeuj ninz le bingh haenq dem.

【Ywfap】

Hai yw：Gaeulwed 30 gwz, senhmuzgvah 20 gwz, gobwzcoz 18 gwz, danghgveih、ciengoeng、caemcij cug、denhmaz gak aeu 12 gwz, ngveihcaujcwx 10 gwz, ganhcauj cik 6 gwz.

Gyagemj：Boux humz in ne, gemj gaeulwed daengz 20 gwz、denhmaz 8 gwz, gya ciyujyangh、mozyoz gak 10 gwz.

Yunghfap：Ngoenz gwn fuk, raemx cienq faen 3 baez gwn. Gwn aen lijbai he guh aen liuzcwngz ndeu, yw 2～6 aen liuzcwngz, bingzyaenz 3 aen liuzcwngz.

【Ywbingh yaugoj】

Baenzlawz dingh ndeirwix：Ndei liux, bingh cungj ndei, gaenlaeng buenqbi mbouj caiq fat bingh; lai ndei, gij mbouj ndei youq de noix haujlai, ninz seiz yaek cwngcangz; mbouj ndei, bingh gonq lij youq.

Yw ndaej baenzlawz yiengh：Ndei liux 20 boux, lai ndei 5 boux, mbouj ndei 3 boux, mizyungh ndei daengz 89.3%.

【Roxnyinh】

Ga mbouj ndei youq cujyau dwg gahengh giz ndaw ndawde nanz youq lai, lumj non raih, lumj moed raih, lumj cim caengq roxnaeuz in guh daeuz, genjcaz youh caz mbouj miz gijmaz, fat bingh le cix nanz ninz, deng bek ga naenxnu ga roxnaeuz byaijloh le cij soeng. Cungj bingh neix gijmaz nienzgeij cungj deng ndaej, hoeng bouxgeq bouxcunghnenz lai deng, bouxsai haemq lai, mbangj di dwg ndaw gyog cienz hawj. Seizneix caengz rox cingcuj cungj bingh neix vihmaz baenz. Gij saw Ywdoj doiq cungj bingh doxlumj neix mbouj geiq miz, itbuen gangj cungj bingh neix goek youq nyinz, bingh youq daep. Aen dan neix aeu seiq cungj yw ciengx lwed ciengx daep, senhmuzgvah、ceh caujsoemj、ciganhcauj soemj diemz ciengx ndang, denhmaz、gaeulwedgaeq doeng lwed soeng nyinz, bouxin yungh ciyujyangh、mozyoz doeng lwed vaq cwk dingz in. Geij cungj yw neix caez yungh, ciengx lwed ndei daep soeng nyinz, yienghneix aeu ndaej yaugoj haemq ndei.

为什么说中药治面神经麻痹疗效好？
Vihmaz gangj Ywdoj yw najmbit yaugoj ndei?

中药治疗面神经麻痹患者 20 例，疗效满意，现介绍如下。

【临床资料】

本组 20 例，均为门诊患者，其中男性 12 例，女性 8 例；发病年龄最大 65 岁，最小 8 岁；病程最长 3 年，最短 5 天；发病在春季 7 例、夏季 4 例、秋季 3 例、冬季 6 例。

【治疗方法】

处方：川芎、白芷、全蝎、僵蚕各 20 克，蜈蚣 20 条。

用法：共研细粉，每次 5 克，日服 2 次，以少许热酒送下，小儿酌减。10 日为 1 个疗程。

加减：起病初期，另取羌活、防风各 10 克，煎水分次送服药粉，每日 1 剂；久病者，另取黄芪 15 克，当归、地龙、赤芍各 10 克，煎水分次送服药粉，每日 1 剂。

【治疗效果】

疗效标准：痊愈，口眼㖞斜及面部表情恢复正常，患侧麻木消失，言语清楚；有效，口眼㖞斜基本转为正常，言语基本清楚，患侧轻度发紧及麻木感；无效，症状无明显改善。

疗效：本组病例分别服药 1～3 个疗程，痊愈 18 例，有效 2 例，总有效率为 100%。

【典型病例】

患者，男，55 岁。自诉：10 天前晨起自觉右侧颜面表情麻木，鼻唇沟平坦，眉毛、口角下垂，进食时残渣滞留齿颊间，某医院诊断为面神经麻痹，经针灸和服中药治疗无明显好转。症见：右侧额纹消失，不能抬眉，眼睑闭合无力，鼻唇沟变浅，口角歪向左侧，脉浮缓。证属表虚不固，风邪中络。治以上方中药，服用 10 天后病愈。为巩固治疗效，继服 10 天，随访至今未复发。

【体会】

面神经麻痹是由于表虚不固，风邪乘虚侵入头面经络，气血瘀阻，运行不畅，筋脉失养所致。治宜发散风邪，通经祛瘀。方中用全蝎、僵蚕、蜈蚣熄风止痉通络，为治面部痉挛的要药；白芷祛风解表，燥湿升清，能振动阳明之气，助他药以达病所；治风先治血，血行风自灭，故以川芎行气祛风，活血化瘀；更用热酒调服，酒性善走，宣通血脉，助药势直达病所。诸药协同，力专效宏，可使风祛瘀消，经络通畅，共奏良效。

本方药性温燥，高血压及阴虚火旺、内热炽盛者忌服。

Yungh Ywdoj yw bouxnajmbit 20 boux, yw gvaq cix gangj ndei, seizneix gangj hawj sou rox.

【Gij swhliu ywbingh】

Cuj neix miz 20 boux vunzbingh, cungj dwg youq mwnzcinj yawjbingh. Ndaw neix bouxsai 12 boux, bouxmbwk 8 boux; fat bingh nienzgeij ceiq laux 65 bi, ceiq iq 8 bi; deng bingh ceiq nanz 3 bi, ceiq dinj 5 ngoenz; seizcin fat bingh 7 boux、seizhah 4 boux、seizcou 3 boux, seizdoeng 6 boux.

【Ywfap】

Hai yw: Ciengoeng、gobwzcij、duzsipgimz、nengznuengx daigeng gak aeu 20 gwz, sipndangj 20 duz.

Yunghfap: Caez muz baenz mba, mbat 5 gwz, ngoenz gwn 2 baez, gwn di laeujraeuj soengq, nyeziq aeu noix di, 10 ngoenz guh aen liuzcwngz ndeu.

Gyagemj: Ngamq deng bingh seiz, lingh aeu gyanghhoz、gofuengzfung gak 10 gwz, cienq raemx faen baez soengq mbayw, ngoenz fuk; bingh nanz ne, lingh aeu vangzgiz 15 gwz, danghgveih、duzndwen、cizsoz gak 10 gwz, cienq raemx faen baez soengq mbayw, ngoenz yungh fuk ndeu.

【Ywbingh yaugoj】

Baenzlawz dingh ndeirwix: Ndei liux, bak mbeuj da ngeng naj mbeuj ndei dauq, mbiengj deng raihmoed de ndei liux, vah gangj ndaej seuq; ndei di, bak mbeuj da ngeng naj mbeuj ca mbouj lai ndei caez, gangjvah ca mbouj lai gangj ndaej seuq, mbiengj deng de loq miz di beng、miz di raihmoed; mbouj ndei, caeuq binghgaeuh ityiengh.

Yw ndaej baenzlawz yiengh: Gyoengq neix gwn miz 1~3 aen liuzcwngz, ndei liux 18 boux, ndei di 2 boux, cungj mizyungh liux.

【Binghlaeh denjhingz】

Bouxbingh, bouxsai, 55 bi. De gangj: 10 ngoenz gonq haetromh hwnq le, cix roxdingh najgvaz mazmwnh, ndaengmbwnj bingzbwd, bwnda、gokbak duengq roengzlaj, nyaqgwn lij lw youq geh heuj, yihyen duenh guh najmbit, ginggvaq cim caengq caeuq gwn Ywdoj mbouj raen ndei geijlai. Bingh dwg yienghneix: Naj gvaz mbouj raen najbyak nyaeuq gvaq, nyeng bwnda mbouj ndaej, mbouj miz rengz laepda, saek ndaengmbwnj, gokbak mbit baihswix bae, meg fouz youh menh. Cungj bingh neix dwg vunz haw, deng rumz cix deng. Gwn gij yw gwnzneix 10 ngoenz le, bingh ndei. Vih hawj bingh goenq liux, caiq gwn 10 ngoenz, riengzlaeng bae cunz, daengz seizneix ndi fat gvaq.

【Roxnyinh】

Najmbit dwg ndang unq, rumz liengz cix haeuj uk, heiq lwed deng cwk, byaij mbouj swnh、nyinz meg mbouj miz ciengx cix deng. Wngdang sanq gij rumz, doeng megloh cawz gij cwk. Aen dan neix duz sipgimz、nengznuengx daigeng、duz sipndangj dingz rumz dingz raihmoed、doeng megloh, dwg gij yw ndei yw naj deuz maeg; go bwzcij cawz rumz cawz cumx, vunz lai ak hwnjdaeuj, coengh yw wnq yw bingh; yw rumz sien yw lwed, lwed byaij le rumz cix siu, yienghneix yungh ciengoeng doeng lwed cawz cwk hawj heiq byaij; engq gwn laeujraeuj soengq, laeuj coengh ndang raeuj, lwed cix doeng, coengh yw neix yw daengz dieg bingh bae. Geij cungj yw neix caez yungh, yaugoj ak dangqmaz, cawz rumz cawz cwk, megloh doengrat, bingh cix ndei hwnjdaeuj.

Fueng yw neix hawj vunz ndang raeuj、mbouj cumx, boux hezyaz sang ndaw haw ndaw ndat、boux ndaw ndat lai gaej gwn.

怎样用中药治三叉神经痛？
Baenzlawz aeu Ywdoj yw yiengh bingh sanhcah sinzgingh in?

采用中药辨证治疗面部三叉神经痛 52 例，疗效满意，现介绍如下。

【临床资料】

52 例患者中，男性 30 例，女性 22 例；年龄最大 63 岁，最小 26 岁；病程最长 12 年，最短半年。

【治疗方法】

处方：白芍 30 克，川芎 15 克，桃仁 9 克，全蝎、甘草各 6 克，细辛 3 克，蜈蚣 1 条。

加减：壮热烦渴、便干尿黄者，加生石膏 30 克、生地 10 克、黄连 6 克、大黄（后下）5 克；面红目赤、胁肋胀痛者，加钩藤（后下）、丹皮各 12 克，龙胆草 6 克；遇风痛重者，加白芷、荆芥穗各 12 克，僵蚕 10 克；面色晦暗、舌暗有瘀斑者，加丹参、延胡索各 15 克，当归 12 克。

用法：每日 1 剂，水煎分 3 次服，连服 10 日为 1 个疗程，停药 2～3 日开始下一个疗程。治疗期间避风寒，忌食生冷及辛辣刺激食物，避免情绪激动。

【治疗效果】

疗效标准：治愈，治疗 1 个或 2 个疗程，疼痛停止，其他伴随症状消失或大部分好转，随访 1 年未再复发；显效，治疗 1 个或 2 个疗程，疼痛基本停止，伴随症状也有好转，随访半年未再复发；有效，治疗 2 个疗程，疼痛明显减轻，伴随症状也有改善；无效，治疗 2 个疗程，疼痛不减，伴随症状无改善。

疗效：治愈 35 例，显效 13 例，有效 3 例，无效 1 例，总有效率为 98.1%。

【典型病例】

患者，男，47 岁。两年前因生气引起右侧三叉神经痛，近一年呈持续性发作，每遇情绪急躁而阵发性加剧，痛如锥刺，遇热痛甚，不可触碰，同时伴有右侧面部肌肉抽搐，右眼流泪，嘴角流涎，每日靠服卡马西平止痛。伴有胸胁胀痛，口苦，大便干，舌尖红，苔黄略厚，脉弦。辨证：肝郁化火，肝阴不足，胃火炽盛。治宜养血柔肝通络，佐以解郁清热。处方：白芍、生石膏（先煎）、川芎各30克，生地15克，全蝎、桃仁、甘草各10克，黄连8克，大黄（后下）、穿山甲各6克，细辛3克，蜈蚣3条。服用3剂药后，停服卡马西平能正常饮食、睡眠，剧痛消失；再服用3剂后，疼痛消失，1年后随访未再复发。

【体会】

三叉神经痛属中医学偏头风范畴，多因情绪急躁或情感内伤发病。一般发病多是暴发，痛势甚剧，或左或右，痛止如常人。本病病机为本虚标实，以养血柔肝、熄风止痛为治疗大法。方中白芍养血荣筋，缓急止痛柔肝；全蝎、蜈蚣熄风通络止痛；川芎入肝胆二经，为治疗偏头痛的引经药，可载药上行；桃仁有通络活血的功效。诸药合用，共奏柔肝熄风、通络止痛之功，使病痛获愈。

Yungh Ywdoj yw yiengh bingh sanhcah sinzgingh in gwnznaj 52 boux，yaugoj ndei lai，seizneix gangj hawj sou dingq.

【Gij swhliu ywbingh】

52 boux neix，bouxsai 30 boux，bouxmbwk 22 boux；nienzgeij ceiq laux 63 bi，ceiq iq 26 bi；deng bingh ceiq nanz 12 bi，ceiq dinj buenq bi.

【Ywfap】

Hai yw：Gobwzsoz 30 gwz，ciengoeng 15 gwz，ceh hmakdauz 9 gwz，duz sipgimz、gamcauj gak aeu 6 gwz，rieng gaeqdon 3 gwz，sipndangj duz ndeu.

Gyagemj：Boux bangq hwngq fanz hat、haex rauj nyouh henj，gya siggau 30 gwz、swnghdi 10 gwz、vuengzlienz 6、davangz（doeklaeng roengz yw）5 gwz；boux naj hoengz da hoengz、ndoksej raeng in，gya gaeu gvaqngaeu（doeklaeng roengz yw）、naeng mauxdan gak 12 gwz，mbeilungzggeng 6 gwz；danghnaeuz dwg boux funghdung，gya gobwzcij、ceh ginghgai gak 12 gwz，nengznuengx daigeng 10 gwz；boux saeknaj amq、linx amq miz caek ndaem，gya rag byalwed、yenzhuzsoz gak 15 gwz，danghgveih 12 gwz.

Yunghfap：Ngoenz yungh fuk ndeu，raemx cienq faen 3 baez gwn，lienzd gwn 10 ngoenz guh aen liuzcwngz ndeu，dingz yw 2～3 ngoenz caiq gwn aen liuzcwngz laeng. Yw bingh seiz gaej deng rumz deng nit，gaej gwn gij doxgaiq ndip、gyoet、manh，gaej gikdoengh.

【Ywbingh yaugoj】

Baenzlawz ndeirwix：Ndei liux，gwn aen liuzcwngz ndeu roxnaeuz 2 aen liuzcwngz，in dingz，gizyawz gij bingh riengz daeuj de goem liux roxnaeuz lai mbangj cienj ndei，gaenlaeng bi ndeu mbouj caiq fat；ndei di，gwn 2 aen liuzcwngz，in'get caen noix haujlai，gij bingh riengz daeuj de hix raen ndei；mbouj ndei，gwn 2 aen liuzcwngz，leix gwq in，gij bingh riengz daeuj de mbouj bienq saekdi.

Yw ndaej baenzlawz yiengh：Ndei liux 35 boux，lai ndei 13 boux，ndei di 3 boux，mbouj ndei boux ndeu，miz yaugoj daengz 98.1%.

【Binghlaeh denjhingz】

Bouxbingh, bouxsai, 47 bi. Song bi gonq vih fatheiq sanhcah sinzgingh baihgvaz cix in, ca mbouj lai bi ndeu seiz youh fat bingh, baez heiqgaenj cix raq doek raq in hwnjdaeuj, in lumj cim caengq, bungq doiq hwngq engq in, bungq mbouj ndaej, doengzseiz noh naj gvaz hwnjgeuq, raemxda doekbywg, myaiz rih gokbak, ngoenz deng gwn gajmajsihbingz dingz in. Aeksej youh raeng youh in dem, bak haemz, haex rauj, byai linx hoengz, ngawz henj loq na, meg ndongjsoh youh raez. Duenh naeuz: Heiqndaet daep haw, ndawdungx hwngq lai. Yw cungj bingh neix hab ciengx lwed bouj daep doeng megloh, caiq gej gij heiq ndaet ndaw hwngq.

Hai yw: Bwzsoz、siggau（sien cienq）、ciengoeng gak aeu 30 gwz, swnghdi 15 gwz, sipgimz、ceh makdauz、gamcauj gak aeu 10 gwz, vuengzlienz 8 gwz, davangz（doeklaeng gya）、gyaep duzlinh gak aeu 6 gwz, sisinh 3 gwz, sipndangj 3 duz. Gwn 3 fuk gvaq le, dingz gajmajsihbingz gwn ndaej ninz ndaej cwngcangz, mbouj caiq deng in haenq, gvaq bi ndeu caiq bae cunz bouxbingh, gangj de mbouj caiq fat bingh.

【Roxnyinh】

Yiengh bingh sanhcah sinzgingh in ndaw Ywdoj raeuz gangj dwg mbiengjgyaeujin, lai dwg vih fatheiq lai、heiqgaenj roxnaeuz cauzsim gvaqdoh daengj fat bingh. Itbuen fwt fat, roxnaeuz baihgvaz roxnaeuz baihswix, in raixcaix, mbouj in seiz lumj bingzciengz. Cungj bingh neix vih ndaw haw rog deng nit, ciengx lwed bouj daep, ndaep rumz dingz in cix yw ndaej. Aen dan neix bwzsoz bouj lwed soeng nyinz, lai vaiq dingz in roengzdaeuj; Sipgimz、sipndangj ndaep rumz doeng megloh dingz in; ciengoeng haeuj gij megloh daep damj bae, aeu neix daeuj yw mbiengjgyaeujin, gij yw neix dangq ywyinx daiq gij yw wnq haeuj megloh; ceh makdauz doeng lwed. Geij cungj yw neix caez yungh, ndei daep ndaep rumz、doeng ginghlozfuj dingz in'get, gwn le bingh ndei.

怎样用中药内服加熏蒸治带状疱疹后遗神经痛？

Baenzlawz gwn Ywdoj caeuq roemz raemxyw bae yw baenz baezlangh gvaqlaeng deng sinzgingh in?

运用中药内服联合熏蒸疗法治疗带状疱疹后遗神经痛患者31例，取得较好疗效，现介绍如下。

【临床资料】

所有病例均来自门诊和住院患者，有带状疱疹病史，皮损经治疗消失4周后仍遗留原皮疹分布区域的针刺、烧灼样疼痛，通过相应检查排除引起疼痛的其他相关疾病，无严重心、肺、肾疾病。治疗患者31例，其中男性14例，女性17例；年龄最大72岁，最小31岁，平均56.2岁；病程最长13个月，最短3个月，平均6.5个月。

【治疗方法】

内服处方：郁金、薏苡仁各20克，鸡血藤、川楝子、丹参各15克，桃仁、红花、延胡索、柴胡、当归、白芍各 10 克。

加减：疼痛在头部者，加川芎 10 克；疼痛在腰部以下者，加川牛膝 10 克；气虚乏力者，加黄芪 15 克；失眠者，加柏子仁、远志各 10 克。

用法：每日 1 剂，水煎分 3 次服。10 日为 1 个疗程。

熏蒸处方：伸筋草、透骨草各 20 克，当归、川牛膝各 15 克，乳香、没药、红花、延胡索各 10 克。

用法：诸药煎水熏蒸患处，温度控制在 45～55 ℃，每次治疗 30～45 分钟，每日 1 次。10 次为 1 个疗程。

【治疗效果】

疗效标准：治愈，临床体征消失，无疼痛后遗症；好转，疼痛明显减轻；无效，疼痛无缓解。

疗效：经 1 个或 2 个疗程后，治愈 16 例，好转 12 例，无效 3 例，总有效率为 90.3%。

【体会】

带状疱疹后遗神经痛是一种较剧烈的顽固性疼痛症，多见于中老年人，一般西药治疗效果不佳，严重影响了患者的生活质量。中医学认为，本病多由肝经郁热、脾虚湿热、气滞血瘀、不通则痛所致。应用中药汤剂内服以疏肝解郁，理气活血，祛瘀止痛；中药熏蒸渗透性好，可以促进血液及淋巴液循环，改善局部组织营养，同时刺激皮肤的末梢感受器，形成新的反射，抑制或消除原有的病理反射，更好地发挥药物活血祛瘀止痛的功效。二者结合使用，为治疗带状疱疹后遗神经痛提供了一个有效方法。

Gwn Ywdoj caeuq roemz raemxyw bae yw baenz baezlangh gvaqlaeng deng sinzgingh in 31 boux，yw ndaej yaugoj ndei，seizneix gangj hawj sou rox.

【Gij swhliu ywbingh】

Doengh boux neix daeuj yihyen youq ywbingh gvaq roxnaeuz bae mwnzcinj yawj gvaq，cungj baenz baezlangh gvaq，gij bingh neix yw ndei gvaq 4 aen lijbai le，gij giz baenz de lumj oen caengq，deng byaeu yienghhaenx in'get，guh genjcaz baizcawz dwg bingh wnq yinxhwnj cungj in neix，sim，bwt，mak cungj mbouj miz bingh haenq. 31 boux neix，bouxsai 14 boux，bouxmbwk 17 boux；nienzgeij ceiq laux 72 bi，ceiq iq 31 bi，bingzyaenz 56.2 bi；deng bingh ceiq nanz 13 ndwen，ceiq dinj 3 ndwen，bingzyaenz 6.5 ndwen.

【Ywfap】

Yw gwn：Goyiginh、haeuxroeg gak aeu 20 gwz，gaeulwedgaeq、ceh maexrenh、ragbyalwed gak aeu 15 gwz，ceh makdauz、vahoengz、yenzhuzsoz、caekcae、danghgveih、bwzsoz gak aeu 10 gwz.

Gyagemj：In youq gyaeuj，gya ciengoeng 10 gwz；in youq hwet doxlaj，gya conhniuzciz 10 gwz；boux ndang naiq，gya vangzgiz 15 gwz；boux nanz ninz ndaek，gya ceh bwzswj、maexyuh gak 10 gwz.

Yunghfap：Ngoenz yungh fuk ndeu，raemx cienq faen 3 baez gwn，10 ngoenz guh aen liuzcwngz ndeu.

Ywroemz：Goyietnyinz、dizfwngj gak aeu 20 gwz，danghgveih、conhniuzciz gak aeu 15 gwz，yujyangh、mozyoz、vahoengz、yenzhuzsoz gak aeu 10 gwz.

Yunghfap：Geij cungj yw neix cienq baenz ywraemx，roemz coq giz deng，hwngq 45～55℃，baez yw 30～45 faencung，ngoenz mbat，10 baez guh aen liuzcwngz ndeu.

【Ywbingh yaugoj】

Baenzlawz ndeirwix：Ndei liux，bingh neix goem liux，mbouj caiq in；lai ndei，gij in mbaeu haujlai；mbouj ndei，lij in mbouj ndei saekdi.

Yw ndaej baenzlawz yiengh：Ginggvaq aen liuzcwngz ndeu roxnaeuz 2 aen liuzcwngz le，yw ndei 16 boux，lai ndei 12 boux，mbouj ndei 3 boux. Gij ndei daengz 90.3%.

【Roxnyinh】

Yiengh bingh baenz baezlangh gvaqlaeng deng sinzgingh in dwg cungj bingh in ngvanz in haenq，bouxgeq deng lai lai，gwn sihyoz mbouj raen ndei geijlai，bouxdeng nanz gvaq ngoenz lai. Ywdojyoz naeuz，cungj bingh neix dwg vih daep hwngq、mamx haw、heiq mbouj swnh lwed byaij mbouj swnh，mbouj doeng couh in. Gwn raemxyw siu cwk、heiq swnh lwed ak byaij，in cix dingz；yungh Ywdoj roemz，yienghneix coengh lwed caeuq linzbahyiz byaij ndaej ndei，yienghneix gaijndei gij yingzyangj mbangj cujciz，doengzseiz hawj naengvunz lai roxdingh，yienghneix noix in roxnaeuz siu in，engq ndei vaiq hawj lwed byaij swnh、in vaiq dingz. Song neix caez yungh，dwg cungj fap ndei yw cungj bingh neix.

三、皮肤科
Sam、Gohnaengnoh

治丘疹状荨麻疹有哪四种疗法？
Yw yiengh bingh sinzmazcinj ok cimj miz seiq cungj ywfap lawz?

丘疹状荨麻疹是由于被昆虫叮咬或食物过敏，突发的以红色丘疹或水疱为主要皮损的病症，自觉剧痒，常因搔抓皮肤破伤。中医认为，此病乃风、湿、热、虫为患，一般以外治为主。治疗方法如下。

处方一：取地榆 250 克、冰片 6 克。以白酒 500 克浸泡后，取药酒外搽患处，感痒即搽。皮破糜烂或继发感染禁用。

处方二：取茵陈、苦参、荆芥、紫草、金银花、鹤虱各 30 克。煎水外洗患处，每日 2 次。

处方三：取薄荷、炉甘石、白鲜皮、蛇床子、地肤子各 50 克，冰片 30 克。共研成粉，加凉开水 1000 毫升，充分摇匀，装瓶备用。用时以药棉蘸药水搽患处，感痒即搽，至皮疹消退，痒感消失。治疗期间忌食鱼虾等发物。

处方四：取山奈、白芷、炉甘石各 30 克，冰片 10 克。共研成粉，以棉球蘸药粉扑撒患处或温开水调糊外搽患处，感痒即搽。

Yiengh bingh sinzmazcinj ok cimj dwg duzdinz ndat、duznon rad le roxnaeuz gwn doxgaiq cix deng, naengnoh hwnj gij diemj hoengz roxnaeuz aen bopraemx, humz raixcaix, gaeu lai le naengnoh cix deng sieng. Ywdoj naeuz, cungj bingh neix vih rumz、cumx、hwngq、non cix deng, itbuen cat yw couh ndaej. Yienghneix yw:

Danyw it：Aeu gomaxlienzan 250 gwz、binghben 6 gwz. Aeu laeujhau 500 gwz ciemq le, giz deng cat ywlaeuj, humz couh cat. Naeng lot naeng naeuh roxnaeuz deng lah ne gimqyungh.

Danyw ngeih：Aeu ngaihyinhcinz、gocaemhaemz、goheiqvaiz、go'nywjaeuj、vagimngaenz、gohaeu'heiq gak 30 gwz. Cienq raemx cat giz deng, ngoenz cat 2 baez.

Danyw sam：Aeu yiengcimz、rin'daepyiengz、naengbwzsenh、go'ngaizleg、go'nyangjbaet gak 50 gwz, binghben 30 gwz. Caez gyoeb ngenz baenz mba, gya raemxgyoet（goenj gvaq）1000 hauzswngh, ngauz yinz bae, cang haeuj bingz. Baez yungh cix aeu faiq cat ywraemx coq giz deng, humz couh cat, caj cimj doiq le, couh mbouj humz gvaq. Mboengq cat yw geizgan bya nyauh daengj gaej gwn.

Danyw seiq：Sagieng、gobwzcij、rin'daepyiengz gak aeu 30 gwz, binghben 10 gwz. Caez ngenz baenz mba, aeu faiq coemj mbayw saj youq giz deng roxnaeuz aeu raemxraeuj hoed cat coq giz deng, humz couh cat.

怎样用中药泡醋治扁平疣？
Baenzlawz aeu Ywdoj cimq meiq yw rengqbenjbingz?

采用中药治疗面部扁平疣，现将治疗方法及治疗效果介绍如下。

【临床资料】

68 例患者，其中男性 40 例，女性 28 例；年龄 12～40 岁；疣体分布于面颊、额部，为黑褐色突起样的扁平丘疹，压之无痛感。

【治疗方法】

处方：鲜鸡内金 5～7 个，乌梅 5 枚，酢浆草 3 克。

用法：诸药浸泡在 200～300 毫升食醋中，7～10 日后方可使用。用时取出鸡内金在面部扁平疣分布区反复涂搽 5 分钟左右，涂搽范围应大于扁平疣分布区，每日 2 次或 3 次，7～10 日为 1 个疗程，用过的鸡内金再放回原醋液中浸泡备用。所有患者随访 2 年以上。

【治疗效果】

疗效标准：痊愈，1 个疗程后，患者在 2 个月左右扁平疣逐渐消失，面部皮肤恢复正常；未愈，涂搽后面部皮肤发红，刺痛而中断治疗。

疗效：经 1 个疗程治愈 62 例，治愈率为 91.2%。治愈后随访无复发。

治疗失败原因探讨：6 例治疗失败。其中 3 例由于冬季气候寒冷，皮肤冻裂，酸冷性刺激加重了面部冻裂伤和疼痛，使患者无法坚持治疗，改在春季治疗后痊愈；3 例因扁平疣分布广泛、密集，症状较重，间隔 2 个月后再用 1 个疗程，3 个月后随访痊愈。

【体会】

中草药治疗面部扁平疣具有疗程短、疗效快、费用低、无痛苦、效果好等优点，治愈后不复发，面部不留疤痕，不损伤皮肤，患者容易接受。失败病例改换季节治疗、重症患者增加疗程仍可获得满意效果。治疗面部扁平疣不能在冬季和夏季进行，因天气过冷易产生冻裂伤，炎热曝晒会使正常皮肤色素沉积，均不利于局部用药和治疗。

Yungh Ywdoj cimq meiq yw rengqbenjbingz gwnznaj, seizneix gangj baenzlawz yw caeuq yw ndaej baenzlawz lwnh hawj sou rox.

【Gij swhliu ywbingh】

68 boux vunzbingh, bouxsai 40 boux, bouxmbwk 28 boux; nienzgeij 12～40 bi; rengqbenjbingz baenz youq gwnz naj、najbyak, saek loq ndaem du di, naenx mbouj in.

【Ywfap】

Hai yw: Dawgaeq singjsien 5～7 aen, vameizvah 5 duj, gosoemjmeiq 3 gwz.

Yunghfap: Aeu meiq 200～300 hauzswngh cimq geij cungj yw neix, gvaq 7～10 ngoenz cix yungh ndaej. Yungh gij dawgaeq cimq gvaq haenx cat gizdieg baenz, fanfuk cat 5 faencung baedauq, nden henz bien deng hiz aeu cat, ngoenz cat 2 daengz 3 baez,

7～10 ngoenz guh aen liuzcwngz ndeu, gij dawgaeq yungh gvaq haenx dauq cuengq haeuj meiqgwn bae caiq cimq bwhyungh. Doengh boux neix riengzlaeng cunz 2 bi doxhwnj.

【Ywbingh yaugoj】

Baenzlawz dingh ndeirwix: Ndei liux, yw aen liuzcwngz ndeu le, gvaq 2 ndwen rengqbenjbingz baihswix baihgvaz boux baenz menh goem, saeknaj dauq cwngcangz; caengz ndei, cat le saeknoh hoengz, in lumj oen caengq cix dingz yw.

Yw ndaej baenzlawz yiengh: Ginggvaq yungh aen liuzcwngz ndeu, yw ndei 62 boux, yw ndei daengz 91.2%. Yw ndei le gaenlaeng cunz mbouj caiq fat.

Mbouj ndei vih gijmaz: Miz 6 boux yw mbouj ndei. Ndaw neix miz 3 boux aenvih seizdoeng nitnat, naengnoh dek, yienghneix naj dek youh in lai, bouxbingh dingj mbouj ndaej, gaij daengz seizcin yw le ndei liux; 3 boux aenvih rengqbenjbingz lai youh deih, deng lai haenq, gek 2 ndwen le caiq yungh aen liuzcwngz ndeu, 3 ndwen gvaq le riengzlaeng cunz cam cungj ndei liux.

【Roxnyinh】

Yungh Ywdoj yw rengqbenjbingz gwnznaj, yungh seiz dinj、raen ndei vaiq、yungh cienz noix、mbouj in'get、yaugoj ndei, yw ndei le mbouj caiq fat, gwnznaj mbouj mbangq mbouj duj, mbouj sieng naengnoh, boux deng maij yw. Doengh boux yw mbouj ndei de vuenh geiqciet yw、boux deng haenq lai yw geij baez couh raen ndei. Boux yw rengqbenjbingz gaej youq seizdoeng seizhah yw, aenvih mbwn nit lai naj dek, mbwn hwngq ndit dak naengnoh bienq ndaem, cungj mbouj hab yw.

如何用绵白糖外敷治体表溃疡？
Baenzlawz aeu dangzhaumba oep rognaeng yw naengnoh siengnaeuh?

体表溃疡，以褥疮、臁疮、创伤性溃疡、结核性溃疡、恶性溃疡为常见，且缠绵难愈。采用绵白糖治疗，疗效满意，现介绍如下。

【临床资料】

62 例患者，其中男性 34 例，女性 28 例；年龄 10～89 岁。褥疮 27 例，臁疮 11 例，结核性溃疡 8 例，恶性溃疡 2 例，创伤后及皮肤性疾病引起溃疡 14 例。疮面 2 处以上者 19 例，多者达到 9 处。创面范围最小为 3.0 厘米×3.5 厘米，最大为 31 厘米×18 厘米。病程 1 周至 3 个月。

【治疗方法】

先期进行创面处理（过氧化氢、生理盐水冲洗，碘仿消毒，清除黑痂及坏死组织等），再取绵白糖填敷，每日换药 1 次或 2 次。后期创面每日换药 1 次，及时清除点状坏死组织，形成袋状创面者，用药后以棉垫加压包扎。

【治疗效果】

疗程为 3 周至 4 个月，治愈（溃疡全部消失）47 例，好转（溃疡部分消失）15 例，总有效率为 100%。

【体会】

绵白糖绵软、细腻，结晶颗粒细小，可以直接被局部细胞及周围组织摄入转化成葡萄糖和糖原，增加蛋白质和脂肪的合成以及局部达到抗炎抑菌效果，并有较大黏性，有利于创口黏合，使用方便。

Naengnoh siengnaeuh, vunzraeuz lai raen baeznaenglot, naenggalaih, deng sieng baenz baez, yiengh baez gezhwzsing, baeznaeuh, cungj bingh neix nanz yw ndei. Yungh dangzhaumba yw, yaugoj ndei, seizneix gangj hawj sou rox.

【Gij swhliu ywbingh】

Miz 62 bouxbingh, bouxsai 34 boux, bouxmbwk 28 boux; nienzgeij 10～89 bi. Baeznaenglot 27 boux, naenggalaih 11 boux, yiengh baez gezhwzsing 8 boux, baeznaeuh 2 boux, deng sieng le caeuq naengnoh baenz nengz 14 boux. Baenz neng 2 giz doxhwnj 19 boux, deng ceiq lai daengz 9 giz bae. Giz deng ceiq iq 3.0 lizmij×3.5 lizmij, ceiq laux 31 lizmij×18 lizmij. Deng bingh aen lijbai ndei daengz 3 ndwen.

【Ywfap】

Baihgonq sien cawqleix giz deng (lumj aeu goyangjva'gingh, swnghlijyenzsuij swiq baksieng, denjfangj siudoeg, cawz bae gyaep ndaem, noh naeuh), caiq aeu dangzhaumba daeuj dienz oep, ngoenz vuenh yw baez daengz 2 baez. Baihlaeng giz deng ngoenz vuenh yw baez ndeu, gibseiz cawz bae giz naeuh, danghnaeuz giz deng bongz, yungh yw le caiq yungh baengzmienz daeuj suek.

【Ywbingh yaugoj】

Aeu yw 3 aen lijbai daengz 4 ndwen, ndei liux (nengz ndei liux) 47 boux, lai ndei (ndei mbangj) 15 boux, cungj yw ndei liux.

【Roxnyinh】

Dangzhaumba unq youh mwnh, yienghneix gij sibauh giz deng caeuq seiqhenz de soh sup aeu, cix vaq baenz buzdauzdangz caeuq dangzyenz, yienghneix lai habbaenz danbwzciz caeuq lauz, giz deng hix mbouj lau deng ganjyenj, fuengbienh youh ndei leih baksieng hob ndei.

怎样用中药湿敷辅治大疱性类天疱疮？
Baenzlawz aeu Ywdoj oepcumx bang yw bophung?

大疱性类天疱疮是一种慢性自身免疫性皮肤病，以老年患者为多。临床治疗以糖皮质激素为主，外加应用免疫抑制剂，疗程长，激素副作用大。对大疱性类天疱疮患者40例采用中药湿敷辅助治疗，取得良好效果，现介绍如下。

【临床表现】

本病好发于躯干及四肢内侧，常见于60岁以上老年人，女性略多于男性。早期表现为水肿性的红斑，自觉瘙痒。继而可在正常皮肤或红斑基础上发生水疱，呈圆形或椭圆形，直径大多在1厘米左右，也可大如鸽蛋，疱壁较厚，不易破溃，挤压水疱并不向周围扩展。水疱内容物大多清亮，少数为血性，继发感染则疱液呈脓性。水疱破溃后成为糜烂面，上附结痂，较易愈合。约半数患者有口腔上腭黏膜、颊黏膜等的水疱或糜烂面，但较之天疱疮的口腔损害要轻得多。全身健康状况在疾病早期一般不受影响。

【治疗方法】

药物治疗应用糖皮质激素、雷公藤多苷，给予高蛋白饮食，皮损处给予黄柏洗剂冷湿敷。

方法：黄柏、黄芩、苦参、甘草各30克，金银花20克，黄连6克。水煎，冷却后用无菌棉球蘸洗皮损处，动作应轻柔，避免损伤。然后用无菌纱布4～6层在中药液中浸泡后贴敷于皮损处，保持敷料湿润平整，敷治30～45分钟，每日2次。

【体会】

大疱性类天疱疮患者一般皮损面积广泛、糜烂面渗出多，治疗和护理难度大。黄柏洗剂具有清热解毒、消炎收敛的作用。中药湿敷辅助治疗对缩短疗程、降低费用、提高疗效、促进疾病康复起到了积极作用。

Bophung dwg vunzraeuzmenjyizliz daemq cix deng, bouxgeq deng lai lai. Yw cungj bingh neix aeu dangzbizciz gizsu guh daeuz, lij gya daj cimmenjyiz, yw nanz youh mbouj ndei ndang. Miz 40 boux deng cungj bingh neix yungh Ywdoj bang caez yw dem, yaugoj ndei, seizneix gangj hawj sou rox.

【Gij bingh cingzgvang】

Gwnz ndang caeuq gehgen gehga lai deng, 60 bi doxhwnj deng lai, bouxmbwk deng lai gvaq bouxsai. Ngamq hwnj raizhoengz, youh humz. Caiq laeng gwnz naengnoh roxnaeuz giz raizhoengz de ok bopraemx, yiengh nduenndi roxnaeuz lumj nduengyaeq, raez daengz lizmij ndeu baedauq, goj laux lumj gyaeq roegbeggap, naeng bop miz di na, mbouj yungzheih dek, naenx bop hix mbouj mej. Laisoq bopraemx ronghcang, siujsoq miz lwed, deng ganyenj raemx cix noengz. Bopraemx byoengq le cix baenz giz naeuh, hwnj gyaep, ndei lai vei. Dingz laisoq bouxdeng nenzmoz hwkgwnz、nenzmoz gemj ndawbak hwnj bopraemx roxnaeuz deng naeuh, hoeng neix beij ndawbak hwnj bop ndei haujlai. Ngamq hwnj cungj neix seiz ndangvunz mbouj ngaih saeh.

【Ywfap】

Wnggai yungh dangzbizciz gizsu、leizgunghdwngzdohganh, gwn gauhdanbwz doxgaiq, giz deng yungh raemx govuengzbeg gyoet baeng.

Fuengfap：Gogovuengzbeg、vangzcwnz、gocaemhaemz、gamcauj gak aeu 30 gwz, vagimngaenz 20 gwz, vuengzlienz 6 gwz. Raemx cienq, caj gyoet le yungh gij faiq mienz siudoeg gvaq de swiq giz deng, fwngz mbaeu gaej guh deng. Doeklaeng aeu gij baengz siudoeg gvaq haenx 4～6 caengz cimq youq ndaw yw caiq baeng coq giz deng, gij yw baeng neix nyinh youh bingz, baeng gaeuq 30～45 faencung, ngoenz 2 baez.

【Roxnyinh】

Boux hwnj bophung, itbuen giz deng gvangq、giz naeuh ok raemx lai, nanz yw dangqmaz. Raemx govuengzbeg siu huj gaijdoeg、siuhyenz youh ndei bak hab. Aeu Ywdoj daeuj yw cix liuzcwngz lai dinj、yungh cienz lai noix、yw ndaej lai ndei、ndang ndaej dauq ndei.

如何用马齿苋配合日光浴巧治白癜风?
Baenzlawz gwn byaekiemjsae gya dakndit yw baenz ndangqhau?

近年来，用马齿苋外涂配合日光浴治疗白癜风，效果显著，现介绍如下。

【治疗方法】

药品配制：取马齿苋20克（鲜品40克），红糖10克，食醋70毫升，混合后煮沸5分钟，过滤，装棕色瓶内备用。

涂药液法：以棉签蘸取药液少许，外涂患部，每天早晨及晚睡前各涂1次。

日光浴法：患部晒太阳，以每天10分钟开始，逐日增加，至每日2小时不再增加。注意防止晒伤皮肤及光感性皮炎的发生。

【治疗效果】

根据临床观察，用本方治疗白癜风，患部皮肤一般经历下列几个阶段的变化。①变色期：用药后（包括日光浴）白斑逐渐变红，此期持续5～30天；②云状色素期：在颜色变红的基础上，患部皮肤出现残缺不整的云状变化，在治疗1～2个月内出现；③云状变色期：患部皮肤逐渐变为黑褐色，在治疗1～4个月内出现；④大片云状色素消失期：患部肤色逐渐变为正常，在治疗3～6个月内或6个月以上出现。

【典型病例】

屠某，女，62岁，退休工人。右小腿前后患白癜风2处，已经3年，大小分别为5厘米×3厘米、6厘米×2厘米，经反复治疗无效，并不断扩大。采用本法治疗，并经常凉拌马齿苋当菜吃，3个月后痊愈，未见复发。

【体会】

马齿苋配合日光浴之所以能治疗白癜风，可能是因为马齿苋含有生物激素，能激活组织，使其渗透性增强，促进皮肤对日光中紫外线的吸收，使人体表皮组织中所含的黑色素原变为黑色素沉着在皮肤表面，从而使患部皮肤逐渐变黑，直至恢复或接近正常颜色。本方药源广，制备方便，无副作用，易于被患者接受，只要坚持治疗，一般都能收效，如能伴用马齿苋当菜吃，则收效更佳。反之，如不按时、按法坚持治疗，则难以收效。

Gaenh bi daeuj, yungh byaekbeiz gya dakndit yw baenz naenghau, yaugoj ndei, lajneix gangj sou rox.

【Ywfap】

Boiq yw：Byaekiemjsae 20 gwz（gobyaek 40 gwz）, dangznding 10 gwz, meiqgwn 70 hauzswngh, doxgyaux cawj goenj 5 faencung, daih le cix cang bingz yungh.

Cat yw：Faiq cimq di ywraemx, cat giz deng, haethaemh cat baez.

Dakndit：Giz baenz dakndit, ngoenz sien dak 10 faencung, caiq cug ngoenz gya, ngoenz dak daengz 2 aen cungdaeuz le cix mbouj caiq gya. Deng dawz haeujsim dwg gaej deng ndit dak sieng naengnoh caeuq deng bizyenz.

【Ywbingh yaugoj】

Daj ywbingh daeuj yawj, yungh cungj fap neix yw baenz naenghau, giz deng itbuen ginggvaq lajneix geij mboengq. ①Mboengq bienq saek：Yungh yw gvaqlaeng（gya nditdak dem）raizhau menh bienq hoengz, cungj yiengh neix deng 5～30 ngoenz; ② Mboengq yiengh fwj：Saek hoengz le bienq, giz deng cix ok gij yiengh lumj fwj, yienghneix yw 1～2 ndwen cix raen; ③Mboengq yiengh fwj bienq saek：Giz deng bienq ndaemgeq bae, yienghneix yw 1～4 ndwen dauqndaw bienq; ④Mboengq yiengh fwj laux goem：Giz deng ngoenz doek ngoenz dauq ndei, neix yw daengz 3～6 ndwen roxnaeuz 6 ndwen doxhwnj cij yienghneix.

【Binghlaeh denjhingz】

Miz boux singq Duz ndeu, mbwk, 62 bi, duiyouh gunghyinz. Gahengh gvaz baenz naenghau 2 giz, deng 3 bi, aen ndeu 5 lizmij×3 lizmij、6 lizmij×2 lizmij, yw lai baez mbouj ndei, lij deng lai dem. Yungh cungj fap neix yw, ciengzseiz gwn byaekiemjsae, 3 ndwen gvaq le ndei liux, mbouj caiq fat.

【Roxnyinh】

Gwn byaekiemjsae gya dakndit vihmaz yw ndaej baenz naenghau, lau dwg byaekiemjsae miz swnghvuz gizsu, gikak cujciz, ndeileih supsou, yienghneix naengnoh ndei supsou swjvaisen, gij hwzswzsu ndaw naeng vunz bienq baenz hwzswzsu youq gwnz naeng, yienghneix gij naeng giz deng menh bienq ndaem, cigdaengz saeknoh ndei dauq roxnaeuz ca mbouj lai. Aen dan neix vei ra, vei guh, mbouj miz rwix, bouxdeng lai nyienh yw, cijaeu yw roengzbae, itbuen cungj raen ndei, danghnaeuz lij gwn byaekiemjsae dem, engq ndei lai dem. Danghnaeuz mbouj ciuqseiz、fouzfap caiq yw roengzbae, cix nanz ndei.

中医怎样治黄褐斑？
Baenzlawz yw naj hwnjhuj?

采用中药治疗黄褐斑患者 46 例，疗效满意，现介绍如下。

【临床资料】

46 例患者中，男性 3 例，女性 43 例；年龄 19～44 岁，平均 37 岁；病程 2 个月至 17 年，平均 6 年；妊娠诱发者 20 例，日晒、内用黄体酮及精神紧张诱发者各 1 例，原因不明者 23 例。

【治疗方法】

处方：黄芪 15 克，柴胡、川芎、香附、白芍、丹皮、茯苓、当归、丹参各 10 克。

用法：上药水煎，分 3 次服用，每日 1 剂，分早晚服。服后无不适感者，可连服 40 日。

【治疗效果】

疗效标准：痊愈，皮损消失，颜色呈正常肤色；显效，皮损面积明显缩小，颜色明显减退；有效，皮损面积缩小，颜色减退；无效，皮损面积和颜色无改变或加重。

疗效：42 例完成疗程，4 例因出现副作用终止治疗而计为无效。痊愈 1 例（占 2.2%），显效 24 例（占 52.2%），有效 17 例（占 36.9%），无效 4 例（占 8.7%），总有效率为 91.3%。

【体会】

黄褐斑目前尚无特效的治疗方法，氢醌霜、维 A 酸霜、壬二酸霜虽有效果，但各有不足。如氢醌霜浓度越高效果越好，刺激性也越强，浓度不得超过 5%；3% 氢醌霜长期广泛外用可致不可逆的副作用，即外源性褐黄病。0.1% 维 A 酸霜起效慢，约 24 周才出现临床改善。壬二酸霜也需要数月时间才见效。

中药汤剂具有活血化瘀、清热渗湿、补气益血及消斑悦颜等作用，从而达到治疗黄褐斑的目的。

Miz 46 boux yungh Ywdoj yw naj hwnjhuj, yaugoj ndei, lajneix gangj sou rox.

【Gij swhliu ywbingh】

46 boux neix, bouxsai 3 boux, bouxmbwk 43 boux；nienzgeij 19 ～ 44 bi, bingzyaenz 37 bi；deng bingh ndwen daengz 17 bi, bingzyaenz 6 bi；daiqndang hwnjhuj miz 20 boux, nditdak、gwn vangzdijdungz caeuq cingsaenz gaenjcieng gak miz boux ndeu, yienzaen mbouj cingcuj 23 boux.

【Ywfap】

Hai yw：Vangzgiz 15 gwz, caekcae、ciengoeng、gocwdmou、bwzsoz、naeng mauxdan、fuzlingz、danghgveih、ragbyalwed gak 10 gwz.

Yunghfap：Raemx cienq gij yw gwnzneix, faen 3 baez gwn, ngoenz fuk ndeu, haet gwn haemh gwn. Gwn le mbouj miz gijmaz, ndaej lienz gwn 40 ngoenz.

【Ywbingh yaugoj】

Baenzlawz dingh ndeirwix：Ndei liux, naeng lot ndei liux, saeknoh ndei dauq；lai ndei, giz deng suk saeq, saek lai feuh；mbouj ndei, giz deng caeuq saeknoh mbouj bienq roxnaeuz gya'naek dem.

Yaugoj：42 boux yw liux liuzcwngz, 4 boux ndang mbouj ndei youq cix dingz yw, neix suenq mbouj mizyauq. Ndei liux boux ndeu（ciemq 2.2%）, lai ndei 24 boux（ciemq 52.2%）, ndei di 17 boux（ciemq 36.9%）, mbouj ndei 4 boux（ciemq 8.7%）, gij vunz yw ndei daengz 91.3%.

【Roxnyinh】

Seizneix naj hwnjhuj caengz miz gijmaz fap ndei, ginghgunhsangh、veiz A sonhsangh、yinzwsonhsangh gangj naeuz goj miz yaugoj, hoeng gag miz mbouj ndei. Beijlumj ginghgunhsangh yied noengz yw yied ndei, coq couh roxdingh, noengzdoh mbouj hawj mauhgvaq 5%；gij ginghgunhsangh 3% cat nanz le doiq ndang vunz mbouj ndei, noh bienq henj. 0.1% veiz A sonhsangh yaugoj menh, daihgaiq 24 aen lijbai cij ndei di. Yinzwsonhsangh hix deng gvaq geij ndwen cij raen ndei.

Raemxyw ndaej doeng lwed vaq cwk、siu huj cawz cumx, bouj heiq bouj lwed youh siu raiz, yienghneix cix yw ndei najhuj.

如何用鲜芦荟汁外治痤疮？
Baenzlawz aeu raemx goyouzcoeng yw caeuz？

痤疮是皮肤科常见病之一，多发于面部。采用鲜芦荟汁外涂治疗痤疮，疗效满意，现介绍如下。

【治疗方法】

过敏试验：使用鲜芦荟汁前，取拇指大小的芦荟叶肉敷于前臂内侧皮肤上，20分钟后观察皮肤是否出现红痒、荨麻疹等过敏症状，如有则不可使用此法。

如未发现过敏症状，则使用下法治疗：先将面部皮肤清洁，然后将鲜芦荟洗净，用小刀切开一段，取胶汁敷于面部痤疮部位，面积要大于患部皮肤，涂擦要均匀，每天早晚各涂1次。注意在涂擦鲜芦荟汁治疗痤疮期间勿涂擦其他化妆品，勿食用生冷、辛辣食品。

【典型病例】

患者，女，25岁。面部大面积呈红点状小红疙瘩，高于皮肤，诊断为痤疮，已有4年病史。2年前曾用内服、外敷药治疗均未见好转。经上述处理7～10日后，尖端白点状和红隆疱状萎缩，15～20日痤疮基本消失，彻底治愈时间在4～6周，不留瘢痕，随访无复发。

【注意事项】

平时应注意保护受损皮肤，防止损伤而导致感染。刚治愈后的面部皮肤，应间隔一段时间再擦其他化妆品。经常进行面部按摩、热敷，可促进面部血液循环，使面部汗毛孔扩张，排出皮肤内的废物。使用本法治愈后可继续使用鲜芦荟汁外涂2周巩固疗效。

【体会】

芦荟为百合科植物，性寒，味苦，具有清凉解毒、散瘀等作用。芦荟汁含有的有效成分，如芦荟酊、缓基态酶，具有较强的杀菌消炎、养颜作用；异柠檬酸具有促进血液循环、扩张毛细血管的功效。芦荟中的活性水、芦荟素能软化血管、恢复血管弹性，其芳香成分还有极好的镇痛作用。芦荟的乌鲁辛成分可以覆盖在炎症表面，促进受损的细胞组织再生。

芦荟汁治疗痤疮，其杀菌、消炎、清除痤疮疗效迅速，并有软化皮肤的作用。本品存活率高，药源丰富，全年皆可割取，且操作简便、安全、经济、实用，值得临床推广。

Bingh caeuz dwg binghnaengnoh lai raen ndeu, gwnznaj lai raen lai. Yungh raemx goyouzcoeng cat caeuz, yaugoj ndei, lajneix gangj sou rox.

【Ywfap】

Sawq gominj：Sien aeu mbaw youzcoeng laux lumj mehfwngz haenx baeng coq geh gen, gvaq 20 faen cung, yawj naengnoh hoengz mbouj hoengz humz mbouj humz、fat mbouj fat sinzmazcinj, danghnaeuz miz ne cix mbouj ndaej yungh cungj fap neix.

Danghnaeuz mbouj gominj, cix yienghneix yw：Sien swiq naj seuq, swiq youzcoeng seuq, yungh siujdauh daet duenh ndeu, naenj raemx baeng giz caeuz, cat gvangq di, aeu cat yinz, ngoenz haet cat baez haemh cat baez. Mboengq yungh raemx goyouzcoeng yw caeuz seiz, gaej cat gaej nyumx gij cangnaj wnq, gaej gwn gyoet、gwn maenh.

【Binghlaeh denjhingz】

Bouxbingh, mbwk, 25 bi. Gwnz naj hwnj diemj hoengz lailai bae, moj okdaeuj, duenh guh caeuz, gaenq deng 4 bi gvaq. 2 bi gonq gwn yw、cat yw cungj mbouj ndei. Yungh gij fap gwnz 7～10 ngoenz le, gij byai diemj hau caeuq diemj hoengz bienq iq, 15～20 ngoenz caeuz ca mbouj lai ndei gvaq, aeu 4～6 aen lijbai cix yw ndei liux bae, mbouj miz haenz, cungj ndei liux, riengzlaeng cunz cam mbouj caiq fat.

【Gij saeh louzsim】

Bingzseiz aeu louzsim gaej guh deng gij naengnoh baenz caeuz de, yienghneix fuengz ganjyenj. Giz hwnj yw ndei le, gek duenh ndeu caiq nyumx gij cangnaj wnq. Ciengzseiz naenxnu naj、aeu raemx hwngq oemq naj, yienghneix lwed naj byaij cix ndei, conghbwn gwnz naj hai le, cix baiz ok gij huqfeiq okdaeuj. Yungh cungj fap neix yw ndei le ndaej caiq yungh raemx goyouzcoeng cat 2 aen lijbai dem lai ndei.

【Roxnyinh】

Goyouzcoeng dwg doengh go bwzhozgoh, haemz, singq nit, liengzsi gejdoeg、sanq cwk daengj. Raemx youzcoeng miz gij ndei, lumj luzveidingh、vanjgihdaimeiz, gaj gin siuhyenz、naj bienq lengj; yiningzmungzsonh doeng lwed、aj lwedguenj. Hozsingsuij、luzveisu ndaw youzcoeng unq lwedguenj、lwedguenj dauq miz danzsing, gij yw rangh neix lij dingz hawj vunz noix in ndaej. Vuhlujsinh ndaw youzcoeng youq giz hwnj, ndaej coi gij sibauh cujciz deng sonj de caiqseng.

Raemx youzcoeng yw caeuz, gaj gin、siuhyenz、cawz caeuz vaiq, youh unq ndaej naengnoh. Cungj yw neix vei ciengx, yw lai, daengxbi seizlawz cungj miz, vei yungh、ancienz、cienz noix、ndei yungh, cigndaej vunzlai yungh.

怎样用药糊外敷治灰指甲？
Baenzlawz aeu gienghyw oep baihrog yw gyaepfwngz naeuh?

灰指甲病程较长，且缠绵难愈。采用自拟涂膜剂治疗，疗效佳，现介绍如下。

【临床资料】

患者 21 例，其中男性 9 例，女性 12 例；年龄最小 8 岁，最大 66 岁；病程最短半年，最长 8 年。

【治疗方法】

制法：取香蕉皮 50 克，百部、黄连、黄柏各 30 克。诸药粉碎成粗粉，同鞣酸（药店有售）60 克、烟丝（以色黄为佳）40 克混匀，装入玻璃瓶，加 95％酒精至 500 毫升，密封 7 天以上。

用法：治疗时先把患病指甲用刀片刮薄，晚上将配好的药粉和烟丝均匀敷于指甲上，上罩薄膜，再用纱布包好，敷一夜，第二天早上即可去掉外敷物。7 天为 1 个疗程。

【治疗效果】

疗效标准：显效，用药 2 个或 3 个疗程后，新长出的指甲平整而有光泽，真菌镜检为阴性；有效，用药 3 个或 4 个疗程后，新长出的指甲不很平整，光泽度较差，真菌镜检为阳性；无效，用药 4 个疗程以上，症状无改变。

疗效：本组 21 例患者经治疗后全部获效，其中显效 15 例，有效 6 例。

【体会】

使用本品后能在患处形成一层薄膜，使药物滞留于患处，并透入皮层发挥持续治疗作用，对深层部位的真菌亦可抑制或杀灭。

Gyaepfwngz naeuh deng nanz, nanz yw dem. Yungh gij yw gag guh, yaugoj ndei, seizneix gangj sou rox.

【Gij swhliu ywbingh】

Bouxdeng 21 vunz, bouxsai 9 boux, bouxmbwk 12 boux; nienzgeij ceiq iq 8 bi, ceiq laux 66 bi; deng ceiq dinj buenq bi, ceiq nanz 8 bi.

【Ywfap】

Guhfap: Byak gyoijhom 50 gwz, maenzraeu, vuengzlienz, govuengzbeg gak aeu 30 gwz. Geij cungj yw neix soiq baenz mba, caeuq youzsonh (diemqyw miz gai) 60 gwz, iensei (saek henj ceiq ndei) 40 gwz doxgyaux hoed yinz, cang haeuj ndaw bingzbohliz bae, gya 95％ ciujcingh 500 hauzswngh, fung ndei gaeuq 7 ngoenz doxhwnj.

Yunghfap: Yw seiz sien gvat gij gyaepfwngz naeuh de mbang bae, daengz haemh cix coq gij mbayw caeuq iensei haenx coq gyaepfwngz, cw bozmoz coq, caiq yungh baengzsa bau ndei, oemq hwnz ndeu, haet ngeih couh dawz bae, 7 ngoenz guh aen liuzcwngz ndeu.

【Ywbingh yaugoj】

Baenzlawz ndeirwix: Ndei lai, yungh yw 2 daengz 3 aen liuzcwngz le, gyaepfwngz moq wenj youh bingz; ndei di, yungh yw 3 daengz 4 aen liuzcwngz gvaqlaeng, gyaepfwngz moq mbouj wenj geijlai, mbouj bingz geijlai, cinhginging genjcaz dwg yangzsing; mbouj ndei, yungh yw 4 aen liuzcwngz doxhwnj, lij caeuq gij gaeuq ityiengh.

Gij yaugoj yw bingh, 21 boux neix yw gvaq le cungj raen ndei, lai ndei 15 boux, ndei di 6 boux.

【Roxnyinh】

Yungh cungj yw neix le, giz naeuh cix baenz caengz bozmoz ndeu, yw cix ce youq giz naeuh, caemhcaiq ciemq haeuj naengnoh bae, doiq gij cinhgin caengz laeg hix haed ndaej roxnaeuz gaj ndaej.

用中药治甲沟炎有哪五种疗法？
Yungh Ywdoj yw gyazgouhyenz miz haj cungj ywfap lawz?

甲沟炎又称沿爪疗。开始指甲的一侧或甲根部红肿、剧烈疼痛，以后逐渐化脓，形成甲下脓肿，破溃后常因排脓不畅而成慢性炎症。下面推荐五种行之有效的中药外治法，供患者参考使用。

方一：取黄连、大黄各等份，研粉备用。用时取适量，以食醋调匀外敷患处，每日数次。

方二：取酱油 50 毫升、蜂蜜 10 毫升，调匀加温，浸泡患指，每日数次，每次 10～15 分钟，直至痊愈。

方三：取绿茶叶、黑芝麻、食盐各 1 克，加少许生理盐水混合，捣烂如泥。皮肤常规消毒后，将上药敷于甲沟炎处，每日换药 1 次，连续用药 2～4 次。敷药期间患处不可沾水。

方四：取乌梅肉 1 枚，用温水泡软。将肉质内面外敷患处，用绷带固定，早、晚各换药 1 次。

方五：取鲜仙人掌 50 克，除刺后捣为糊状，加食盐 2 克、正红花油 6～8 滴，调匀备用。当日配制，当日使用。治疗时取上述药膏适量外敷于患处，以绷带包扎，每日早、晚各换药 1 次，4 日为 1 个疗程。

Gyazgouhyenz youh heuh guh gyaepbaez, dwg. Haidaeuz mbiengj gyaep ndeu roxnaeuz goek gyaep foeg、in haenq, caiq ok nong, doeklaeng laj gyaep foegnong, nong dek le baiz mbouj swnh cix baenz menhnumq yenzcwng. Lajneix gangj haj cungj fap ndei hawj bouxdeng.

Fap it：Vuengzlienz、davangz soq ityiengh, muz baenz mba. Doengzseiz aeu di heuz meiqgwn coq giz baenz, ngoenz oep geij baez.

Fap ngeih：Ciengqyouz 50 hauzswngh、diengzrwi 10 hauzswngh, heuz yinz gya raeuj nomh bae, cimq gij gyaep nong, ngoenz cimq geij baez, baez cimq 10～15 faencung, ndei liux cij dingz.

Fap sam：Mbawcaz、lwgraz、gyugwn gak gwz ndeu, gya di swnghlij yenzsuij hoed, daem yungz. Siudoeg giz oknong gvaq le, oep yw coq giz oknong, ngoenz vuenh yw baez ndeu, lienz yungh 2～4 baez. Oep yw seiz mbouj hawj bungq raemx.

Fap seiq：noh makmoiz ndaem aen ndeu, aeu raemxraeuj cimq unq. Oep gij noh ndaw coq giz deng, cug ndei dinghmaenh, haethaemh vuenh baez yw ndeu.

Fap haj：Golinxvaiz 50 gwz, dawz oen bae le dub yungz bae, gya gyugwn 2 gwz、cwnghungzvahyouz 6～8 caek, heuz yinz. Ngoenz yungh ngoenz guh. Yungh yw seiz oep gij yw neix coq giz deng, cug ndei dinghmaenh, ngoenz haethaemh gak vuenh baez yw ndeu, 4 ngoenz guh aen liuzcwngz ndeu.

怎样用速效救心丸内服外敷巧治带状疱疹？
Baenzlawz ndaw gwn、rog oep suzyau giusinhvanz yw nengzndaemj？

带状疱疹又名缠腰火丹，俗称蛇盘疮。起病突然，症状为腰肋间神经分布区出现成丛的红斑，先有刺痛，继而出现如黄豆或绿豆大小的水疱，排列成束状。应用速效救心丸内服外敷治疗带状疱疹患者 20 例，取得显著疗效，现介绍如下。

【临床资料】

带状疱疹患者 20 例，其中男性 14 例，女性 6 例；年龄 22～69 岁。患者均有单侧沿外周神经分布的成簇水疱状损害，以胸、腰、背部为多，头面部少见。患者均有疼痛，有的患者伴有神经痛。20 例患者全部确诊，并排除单纯疱疹等其他皮肤疾患。

【治疗方法】

口服速效救心丸，每次 5 粒，每日 3 次，温开水送服。同时取速效救心丸适量（视疱疹多少及皮损面积而定），研成细粉，用米醋调成稀糊状，用无菌棉签涂于患处，以能全部遮盖住疱疹和皮损为度。若溃烂流水者，可用药粉直接撒于患处，每日 2 次或 3 次。治疗期间不用其他任何疗法。

【治疗效果】

疗效标准：治愈，疱疹全部结痂，自觉症状消失，无后遗疼痛；未愈，疱疹未结痂，症状没有消失，遗留疼痛。

疗效：4 天治愈 10 例，6 天治愈 9 例，其中 1 例因年龄偏大，病史超过 1 周，未愈。治愈率为 95%。

【体会】

中医认为带状疱疹多因肝气郁结，久而化火，或湿热内蕴，感受毒邪，湿热毒邪搏结，壅滞肌肤所致。治宜清热利湿，解毒止痛。患者病久可见气滞血瘀，经络阻塞。而速效救心丸能活血行气，祛瘀止痛。其主要成分为川芎、冰片。川芎活血行气，祛风止痛；冰片开窍醒神，清热止痛。现代医学研究认为川芎、冰片具有抗炎、抗病毒的作用。临床观察表明，速效救心丸内服外敷，可以减轻患者疼痛，促进皮疹消退，缩短病程，防止继发感染。

患者出现症状后应卧床休息，饮食高蛋白食物，以提高机体的免疫力。避免搔抓或摩擦疱疹部位以防破溃糜烂，并应防止继发感染。同时还要采取安慰疗法，因本病受累部位疼痛较明显，尤其老年患者常因烦躁不安而影响休息，可采取转移患者注意力的办法，以减轻疼痛。

Nengzndaemj youh heuhguh baenz baezlangh, bingzciengz heuhguh bopraih. Fwt deng, henz hwet sej hwnj gij raizhoengz cumh daj cumh, sien roxdingh in, doeklaeng couh ok gij bopraemx laux lumj duhhenj roxnaeuz duhheu, baenz diuz baiz. Ndaw gwn、 rog oep suzyau giusinhvanz yw nengzndaemj miz 20 boux, yaugoj ndei lai, seizneix gangj sou rox.

【Gij swhliu ywbingh】

20 boux neix, bouxsai 14 boux, bouxmbwk 6 boux; nienzgeij 22～69 bi. Bouxdeng cungj miz mbiengj ndeu baenz gij bopraemx cumh daj cumh, aek、hwet、baihlaeng lai raen, gwnzgyaeuj gwnznaj noix raen. Bouxdeng cungj deng in, miz di sinzgingh lij in dem. 20 boux neix cungj dwg cungj bingh neix, caemhcaiq baizcawz dan dwg raemxnengz daengj bingh.

【Ywfap】

Gwn suzyau giusinhvanz, baez gwn 5 naed, ngoenz 3 baez, aeu raemxraeuj soengq. Doengzseiz aeu suzyau giusinhvanz (yungh geijlai yawj deng lai deng noix daeuj dingh), ngenz baenz mba bae, gya meiqhaeux heuz baenz oemj bae, yungh faiq cat giz baenz, cw ndaej giz deng couh hab. Danghnaeuz naeuh ok raemx le, cix saj mbayw coq giz deng, ngoenz 2 baez daengz 3 baez. Mboengq yw geizgan mbouj yungh fap wnq.

【Ywbingh yaugoj】

Ywbingh cingzgvang: Ndei liux, bopraemx cungj giet gyaep liux, gij bingh yiengh neix yiengh de goem liux, hix mbouj caiq in; mbouj ndei, mbouj giet gyaep, bingh lij youq, lij in.

Yaugoj: 4 ngoenz yw ndei 10 boux, 6 ngoenz yw ndei 9 boux, ndaw neix miz boux ndeu nienzgeij geq lai, youh gvaq aen lijbai ndeu gvaq, mbouj ndei. Gij vunz ndei daengz 95%.

【Roxnyinh】

Ywdoj nyinhnaeuz bopraih lai dwg baenz heiq mbouj soeng, nanz le vaq huj, roxnaeuz cumx hwngq caez youq, doeg haeuj, doegcumx doeghwngq doxdwk, naengnoh deng saek cix baenz. Hab cawz hwngq doeng roenraemx, gaijdoeg dingzin. Boux deng nanz le heiq mbouj swnh lwed youh cwk, ginghloz deng saek. Aeu suzyau giusinhvanz hawj lwed byaij heiq byaij, cawz cwk dingzin. Ndaw yw miz ciengoeng、naehang. Ciengoeng hawj lwed byaij heiq byaij, cawz rumz dingzin; naehang singj uk, cawz hwngq dingzin. Gij yihyoz yenzgiu seizneix nyinhnaeuz ciengoeng、naehang dingj yenzcwng、dingj binghdoeg. Ywbingh seiz raen daengz, ndaw gwn、rog cat suzyau giusinhvanz, bouxdeng lai noix in, mbouj deng nanz, gaej deng ganjyenj okdaeuj.

Boux deng cungj bingh neix le wnggai ninz roengzdaeuj, gwn gij doxgaiq gauhdanbwz, yienghneix lai miz menjyizliz. Gaej gaeu roxnaeuz nged giz hwnj guh naeuh bae, caemhcaiq gaej guh deng ganjyenj. Doengzseiz lij aeu lai cam bouxdeng, deng cungj bingh neix in lailai, daegbied dwg bouxgeq, simfanz lai ninz mbouj ndei, lai cam cix hawj de lumz gij in neix.

为什么说自制中药药膏治瘢痕疗效好？
Vih gijmaz gangj hwgduj yungh gij Ywdoj gag guh yaugoj ndei?

瘢痕是各种创伤后所引起的正常皮肤组织的外观形态和组织病理学改变的统称，瘢痕生长超过一定的限度，就会发生各种并发症，诸如外形的破坏、功能活动障碍等，给患者带来巨大的肉体痛苦和精神痛苦，尤其是烧伤、烫伤、严重外伤后遗留的瘢痕。

运用中药经验方制成的药膏治疗瘢痕患者 56 例，获得满意的疗效，现介绍如下。

【临床资料】

56 例患者中，男性 34 例，女性 22 例；年龄 3～58 岁，平均 32 岁；病程 7 周至 6 年，平均 60 天；瘢痕面积为 10%～36%，平均为 22%，以面部、手、上肢、胸部和臂部多见；引起头、面、颈、额及四肢功能障碍者 52 例。

【治疗方法】

药物制备：①取白芷、白及、五倍子各 10 克，研成细粉；②取食醋 80 毫升与蜂蜜 80 克调匀加热至 80～100 ℃；③调入药粉，加入冰片 5 克，搅匀收膏，自然冷却后装瓶于消毒容器，置于常温下备用。

用药方法：用温开水将瘢痕表面清洗干净，药膏均匀涂布，厚约 0.1 毫米，用消毒纱布外敷包扎，以纱布不湿为度，隔日换药 1 次，20 日为 1 个疗程。观察时间以 1～5 个疗程为限。

【治疗效果】

疗效标准：治愈，瘢痕缩小、变软、平复，颜色恢复或接近正常肤色，硬结消失，功能障碍基本恢复；显效，硬结软化变薄，颜色有所消退，症状基本消失，功能明显恢复；有效，瘢痕变软，症状明显减轻，功能有所提高；无效，瘢痕无改变。

疗效：治愈 31 例，显效 22 例，有效 3 例，总有效率为 100%，平均治疗时间 42 天。

【体会】

本方中白芷破宿血，补新血，长肌肉，止痛生肌去面疵瘢；白及性黏腻收涩，能封填破损，使肿痛可消，溃败可耗，死肌可去，脓血可洁，有托旧生新之妙用；五倍子酸敛收涩，消肿解毒，收缩血管，凝固蛋白，可对抗氧自由基，能使成纤维细胞、胶原蛋白、新生血管受压紧缩，断绝血供，使瘢痕吸收平复；食醋、蜂蜜、冰片散结消瘢，润燥止痛。诸药合用，活血，散结，生新。本法经济方便，安全有效，值得推广。

Hwgduj dwg deng sieng le cauhbaenz naengvunz caeuq cujciz binglijyoz gaijbienq, hwgduj maj daengz bouh le, couh ok gak yiengh bingh okdaeuj, lumj vaihsiengq, fwngz gaeuz daengj, yienghneix bouxdeng cix dalaep dai, daegbied dwg deng byaeu、deng raemxgoenj rwed、rog deng sieng haenq gvaqlaeng cix hwgduj.

Yungh gij ywgau aeu Ywdoj guhbaenz haenx daeuj yw miz 56 boux, yw ndaej ndei, seizneix gangj sou rox.

【Gij swhliu ywbingh】

56 boux neix, bouxsai 34 boux, bouxmbwk 22 boux; nienzgeij 3～58 bi, bingzyaenz 32 bi; deng bingh 7 aen lijbai daengz 6 bi, bingzyaenz 60 ngoenz; benq hwgduj 10%～36%, bingzyaenz 22%, naj、fwngz、gen、aek lai deng lai; yinxhwnj gyaeuj、naj、hoz、hangz caeuq genga mbouj lingzleih.

【Ywfap】

Guh yw: ①Gobwzcij、beggaeb、maeqcwj gak aeu 10 gwz, ngenz baenz mba; ② Aeu meiqgwn 80 hauzswngh caeuq diengzrwi heuz yinz gya hwngq daengz 80～100 ℃; ③Gya mbayw, gya naehang 5 gwz, hoed yinz sou gau, caj gyoet le cang bingz, coq ndei.

Yunghfap: Aeu raemxraeuj (goenj gvaq) swiq hwgduj seuq bae, ywgau cat yinz, cat na miz 0.1 hauzmij, aeu gij baengzsa siudoeg gvaq haenx suek hwnjdaeuj, raen baengz mbouj cumx couh ndaej, gek ngoenz vuenh baez, 20 ngoenz guh aen liuzcwngz ndeu. Yw ndaej baenzlawz yiengh caz yawj 1～5 aen liuzcwngz.

【Ywbingh yaugoj】

Yw bingh cingzgvang: Ndei liux, hwgduj suk saeq、bienq unq、dauq bingz, saeknoh dauq ndei roxnaeuz ca mbouj lai ndei dauq, gaiq ndongj goem bae, beijlumj goengnaengz lingzleih; lai ndei, gaiq ndongj unq bienq mbang, saek siu di, hwgduj ca mbouj lai ndei liux, goengnaengz lingzleih haujlai; ndei di, hwgduj unq, hwgduj ndei haujlai, hix lingzleih haujlai; mbouj ndei, caeuq yiengh gonq ityiengh.

Yaugoj: Yw ndei 31 boux, lai ndei 22 boux, ndei di 3 boux, cungj miz yaugoj liux, bingzyaenz aeu yw 42 ngoenz.

【Roxnyinh】

Fueng yw neix gobwzcij doeng lwed sanq cwk, bouj lwed, hwnj noh, dingz in siu duj; singq beggaeb niunet sou ndaej ndei, ndeileih fung dienz giz sied, siu in siu foeg, yw naeuh seuq lwed, ndeileih cauh gij moq; maeqcwj soemj sou ndaej ndei, siufoeg cawz doeg, hawj lwedguenj suk, sou danbwz, dingj gangyangj swyouzgih, hawj senhveiz sibauh、gyauhyenz danbwz, lwedguenj moq deng suk, lwed doeng mbouj ndaej, yienghneix hwgduj cix ndei dauq; meiqgwn、diengzrwi、naehang siu duj dingz in. Geij cungj yw neix caez yungh, doeng lwed, sanq gaiq, hwnj moq. Fap neix yungh cienz noix vei guh, mbouj vaih ndang youh ndei, cigndaej gangj hawj vunzlai rox.

怎样用中药外治手足脱皮？
Baenzlawz aeu Ywdoj yw dinfwngz bok?

本文介绍的验方用于干燥脱屑、丘疱疹型手足癣、癣菌疹、汗疱疹以及体股癣、汗斑。糜烂者禁用。

方一：取丁香 75 克，土荆皮 50 克，百部 25 克。上药投入高度白酒 600 毫升浸泡备用，每日取药酒外搽患处 2 次或 3 次。用本方治水疱脱屑型手足癣，一般 7 日内痊愈。

方二：取丁香 75 克，土荆皮 50 克，百部、生地各 25 克，硼砂 20 克，用白酒 750 毫升浸泡备用，每日取药酒外搽患处 2 次或 3 次。用本方治汗斑，一般半个月之内痊愈。

方三：取丁香 75 克，土荆皮 50 克，百部 25 克，生地、硼砂各 20 克，冰片 6 克，薄荷脑 5 克，用白酒 750 毫升浸泡备用，每日取药酒外搽患处 2 次或 3 次。用本方治疗足癣（脚湿气）导致的干燥脱屑脱皮伴瘙痒有良效，数日即愈。

病例：某女，两手背表皮均有较为密集的米粒至绿豆粒大小的丘疱疹，色淡白，呈扩散性，瘙痒，抓之无水汁出，似癣菌疹，又似汗疱疹，用方一外搽，3～4 日后痊愈。

Lajneix geij dan yw yungh daeuj yw mbwn sauj bok、gyakbom、gyak senjgincinj、gyakraemx caeuq gyak gwih max、hanhban. Noh naeuh mbouj hawj yungh aen fap neix.

Fap it：Dinghyangh 75 gwz, dujginghbiz 50 gwz, maenzraeulaux 25 gwz. Geij cungj yw neix aeu 600 hauzswngh laeujhau cimq, ngoenz cat gij laeujyw neix coq giz hwnj 2 daengz 3 baez. Yungh cungj fap neix yw dinfwngz hwnj gyak, 7 ngoenz ca mbouj lai yw ndei.

Fap ngeih：Dinghyangh 75 gwz, dujginghbiz 50 gwz, maenzraeulaux、swnghdi gak aeu 25 gwz, baengzsa 20 gwz, yungh 750 hauzswngh laeujhau cimq, ngoenz cat gij laeujyw neix coq giz hwnj 2 daengz 3 baez. Yungh cungj fap neix yw hanhban, itbuen byongh ndwen ndeu yw ndei.

Fap sam：Dinghyangh 75 gwz, dujginghbiz 50 gwz, maenzraeulaux 25 gwz, swnghdi、baengzsa gak aeu 20 gwz, naehang 6 gwz, bozhoznauj 5 gwz, yungh 750 hauzswngh laeujhau cimq, ngoenz cat gij laeujyw neix coq giz hwnj 2 daengz 3 baez. Yungh cungj fap neix yw mbwn sauj din bok、din humz miz yungh lai, cat geij ngoenz couh ndei.

Binghlaeh：Miz boux mbwk ndeu, song laeng fwngz gyon hwnj aen bom lailai youh laux lumj yiengh naedhaeux、duhheu, saek hau, rox lah, youh humz, gaeu le mbouj miz raemx, lumj gyak senjgincinj youh lumj gyakraemx, yungh fap neix cat, 3～4 ngoenz yw ndei.

怎样用中药洗液治手足癣？

Baenzlawz aeu gij raemxyw Ywdoj yw dinfwngz hwnj gyak？

采用复方中药洗液治疗手足癣患者 80 例，取得满意的疗效，现介绍如下。

【临床资料】

80 例患者均为门诊病例，症状典型，真菌直接镜检呈阳性。其中男性 48 例，女性 32 例；年龄 15～70 岁，平均 35 岁；病程 1 个月至 5 年，平均 1.5 年；手癣 24 例，足癣 56 例；水疱鳞屑型 42 例，浸渍糜烂型 31 例，角化过度型 7 例。

【治疗方法】

处方：宣木瓜、苦参各 60 克，蛇床子、白鲜皮各 50 克，花椒、艾叶各 30 克，明矾 15 克。

用法：将上述诸药（艾叶后下）加水 2000 毫升，浸泡 0.5 小时，煎煮 0.5 小时，取滤液后再加入 2000 毫升水，煎煮 0.5 小时，滤除药渣后，合并两次药液。趁热熏蒸手足，待温度适宜后，再浸泡手足，每日 2～3 次，每次 10～20 分钟。每剂药液用 2～3 日，5～10 日为 1 个疗程。3 个疗程后观察疗效。对糜烂渗液显著者，药液凉后，用 5 层厚纱布块浸药液湿敷患处（冬天待温），每日 3 次或 4 次，每次 15～20 分钟。治疗期间不用其他药物。

【治疗效果】

疗效标准：痊愈，皮损全部消退，真菌直接镜检为阴性；显效，皮损大部分消退，残留少量鳞屑，或真菌直接镜检为阳性；无效，皮损消退或有所改善，真菌直接镜检为阳性。

疗效：痊愈 66 例（占 82.5%），显效 9 例（占 11.2%），无效 5 例（占 6.3%）。

【体会】

手足癣属中医鹅掌风范畴，初起为紫斑白点，久则皮肤枯厚、皲裂。足癣为湿热之邪下注而致，亦可由传染而得。宣木瓜能平肝和胃、祛湿舒筋，治吐泻抽筋、湿痹、脚气等；蛇床子、苦参具有除湿之痒、杀虫、抑霉菌的作用；艾叶、花椒具有活血消肿、止痛止痒、抗细菌、抑霉菌的作用；白鲜皮、明矾具有除湿止痒、收敛止汗、解毒消肿等作用。诸药合用，除湿止痒，收敛止汗，解毒消肿，抑真菌，杀细菌，有较好的止痒解毒的作用。

使用本疗法安全可靠，无明显毒副作用，疗效较佳，疗程短，价格低廉，易于被患者接受。

Yungh gij ywraemx Ywdoj yw boux dinfwngz hwnj gyak 80 boux, yw ndaej yaugoj ndei, seizneix gangj hawj sou rox.

【Gij swhliu ywbingh】

80 boux neix cungj youq mwnzcinj yawj bingh, couh dwg dinfwngz hwnj gyak, cinhgin genjcaz dwg yangzsing. Ndaw neix bouxsai 48 boux, bouxmbwk 32 boux;

nienzgeij 15～70 bi，bingzyaenz 35 bi；deng miz ndwen ndeu daengz 5 bi，bingzyaenz 1.5 bi；fwngz hwnj gyak 24 boux，din hwnj gyak 56 boux；gyak miz raemx 42 boux，gyak naeuh 31 boux，yiengh gietgeng lai 7 boux.

【Ywfap】

Hai yw：Senhmuzgvah、gocaemhaemz gak aeu 60 gwz，go'ngaizleg、naeng bwzsenh gak aeu 50 gwz，ceumwnzcah、mbawngaih gak aeu 30 gwz，begfanz 15 gwz.

Yunghfap：Gwnz neix geij cungj yw（mbawngaih doeklaeng gya）gya 2000 hauzswngh raemx，cimq buenq aen cungdaeuz，daih gvaq le caiq gya 2000 hauzswngh raemx，cienq buenq aen cungdaeuz，daih nyaq，gyoeb song baez ywraemx neix hwnjdaeuj. Demq yw hwngq oemq dinfwngz，caj raemx hab le caiq coq dinfwngz haeuj bae，ngoenz cimq 2～3，moix baez 10～20 faencung. Fuk ywraemx ndeu yungh 2～3 ngoenz，5～10 ngoenz guh aen liuzcwngz ndeu. Yungh 3 aen liuzcwngz le caiq yawj yw ndaej baenzlawz yiengh. Boux naeuh ok raemx lai ne，caj yw gyoet le，yungh gij baengzsa miz 5 caengz na de cimq ywraemx oep youq giz deng（seizdoeng aeu raemxraeuj），ngoenz 3 daengz 4 baez，baez 15～20 faencung，mboengq yungh yw geizgan mbouj yungh yw wnq.

【Ywbingh yaugoj】

Ywbingh cingzgvang：Ndei liux，giz baenz siu liux，genjcaz dwg yinhsing；lai ndei，giz baenz siu haujlai，lij miz di gyaepsoiq，roxnaeuz genjcaz le dwg yangzsing；mbouj ndei，giz baenz siu roxnaeuz ndei di，genjcaz dwg yangzsing.

Yaugoj：Ndei liux 66 boux（ciemq 82.5%），lai ndei 9 boux（ciemq 11.2%），mbouj ndei 5 boux（6.3%）.

【Roxnyinh】

Dinfwngz hwnj gyak ndaw Ywdoj gvi ngozcangjfungh，haidaeuz raiz aeuj miz diemj hau，nanz le naeng na、dek. Din hwnj gyak cumx hwngq cix deng，hix goj deng lah baenz. Senhmuzgvah ndei daep ndei dungx、cawz cumx soeng nyinz，yw rueg yw hwnjgeuq、fatvuengh、din haeu daengj；go'ngaizleg、gocaemhaemz dingz humz、gaj non、haed meizgin；mbawngaih、ceumwnzcah doeng lwed siufoeg、dingz in dingz humz、dingj sigin、haed meizgin；naeng bwzsenh、begfanz cawz cumx dingz humz、sup hanh dingz hanh，gaijdoeg siufoeg. Geij cungj yw neix caez yungh，cawz cumx dingz humz，sou hanh dingz hanh，gaijdoeg siufoeg，haed cinhgin、gaj sigin，dingz humz gaijdoeg haemq ndei.

Yungh cungj fap neix ndei gauq lai，mbouj miz gijmaz mbouj ndei，yw ndaej haemq ndei，youh mbouj yungh yw nanz，dingz humz gaijdoeg yaugoj haemq ndei.

怎样用中药外治手足皲裂？
Baenzlawz aeu Ywdoj yw dinfwngz dek?

【治疗方法】

处方：红花、当归、白及、甘草各20克。

制法：上药烘干研粉。先将凡士林200克放入不锈钢盆中加热熔化，再加入香油200克，继续加热到沸腾，然后将药粉倒入油中，搅拌2分钟后停止加热，并继续搅拌成稀糊状时，装盒备用。

适应证：手足癣、湿疹、掌跖角化症、理化因素等各种原因引起的手足皲裂。

用法：临睡前，用温开水将手足皲裂处浸泡30分钟，然后将药膏外敷于皮损处约1毫米厚，在火上烤3~5分钟，外用干净薄膜封包，每晚1次。一般3~5日症状减轻，10~15日治愈。

【体会】

手足皲裂好发生于手足角质较厚的部位，冬季最为多见。中医认为，气候寒冷干燥，气血凝滞不通，不能濡养肌肤发为本症。方中当归、红花补血活血，滋润肌肤；白及生肌敛疮；甘草调和诸药，缓急止痛；香油含有丰富的维生素E，具有滋养与保护皮肤的功能。

【Ywfap】

Hai yw：Vahoengz、danghgveih、beggaeb、gamcauj gak aeu 20 gwz.

Guhfap：Geij cungj yw gwnzneix ring sauj ngenz baenz mba. Sien cuengq 200 gwz fanzswlinz haeuj ndaw aen bat busiugangh ndeu, hai feiz hawj fanzswlinz yungz bae, caiq gya 200 gwz yanghyouz, caiq hai feiz goenj le raix mbayw haeuj ndaw youz bae, gyaux 2 faencung le dingz feiz, caiq hoed baenz oemj, cang bingz.

Habyungh：Gij dinfwngz dek vih dinfwngz hwnj gyak、humz、fwngz bok、vuzlij vayoz yienzaen cauhbaenz.

Yunghfap：Yaek haeuj ninz seiz, aeu raemxgoenj raeuj cimq dinfwngz dek de 30 faencung, caiq cat ywgau coq giz dek na miz hauzmij ndeu, youq gwnz feiz ring 3~5 faencung, yungh gij bozmoz seuq haenx suek ndei, haemh baez. Itbuen 3~5 ngoenz giz dek lai ndei, 10~15 ngoenz cix ndei liux.

【Roxnyinh】

Giz gietgeng haemq na de lai deng dek, seizdoeng dinfwngz dek ceiq lai. Ywdoj naeuz, mbwn sauj youh nit, heiqlwed mbouj byaij mbouj swnh, naengnoh cix sauj. Aen dan neix danghgveih、vahoengz bouj lwed doeng lwed, nyinh naengnoh; beggaeb ndei hwnj nohmoq ye baez; gamcauj heuz geij cungj yw neix, ndeileih dingz in; yanghyouz miz gij veizswnghsu E lailai, dajciengx、baujhoh naengnoh.

怎样用芒硝湿敷治急性湿疹？

Baenzlawz aeu mangzsiuh oep yw naengnoh humz singqgip？

外用芒硝湿敷治疗急性湿疹患者 10 例，疗效满意，现介绍如下。

【临床资料】

10 例患者均为门诊病例，其中男性 6 例，女性 4 例；病程最长 7 天，最短 1 天。皮损呈弥漫性和多形性，多数以红肿、丘疹为主要表现，少数伴疱疹、渗液、糜烂、结痂。

【治疗方法】

根据皮损范围大小，取芒硝 150～300 克，加适量纯净水溶化后，用消毒纱布或干净毛巾湿敷患处，每日 3 次或 4 次，每次 30～60 分钟，不需要配合内服药或他法。

【治疗效果】

经治疗全部治愈，皮损愈合，时间最长 3 天，最短 1 天。一般湿敷 1 次或 2 次后灼热痒感即除。

【典型病例】

患者，男，54 岁。开始先觉双小腿发痒，继之皮肤潮红，出现皮疹，向上蔓延，灼热瘙痒，夜不能寐。曾在本地医院静滴地塞米松、葡萄糖酸钙及口服苯海拉明、中药防风通圣散，外用肤轻松软膏，治疗 4 天无效。见皮肤肿胀，结疹密集成片，布满双下肢，上至小腹，边界不清，局部有渗液，轻度糜烂、结痂。舌红，苔黄，脉数。系由湿热毒邪浸淫肌肤而成急性湿疹。用芒硝 300 克，以适量纯净水溶化后，湿敷患处。每日 3 次，每次 1 小时。经 1 次湿敷后灼热痒感减轻，3 日后皮疹全消，病损部皆愈合。

Miz 10 roux deng gij naengnoh humz singqgip aeu mangzsiuh oep, yaugoj ndei, seizneix gangj hawj sou rox.

【Gij swhliu ywbingh】

10 boux neix cungj youq mwnzcinj yawj bingh, bouxsai 6 boux, bouxmbwk 4 boux; deng ceiq nanz 7 ngoenz, ceiq dinj ngoenz ndeu. Giz baenz rox lah、yiengh lai、laisoq foeghoengz、hwnj cimj, siujsoq ok cimjraemx、ok raemx、naeuh、giet gyaep.

【Ywfap】

Yawj giz deng lai siuj, aeu mangzsiuh 150～300 gwz, gya gij raemxseuq habngamj, yungz liux le aeu gij baengzsa siudoeg gvaq roxnaeuz sujbaq seuq guh cumx oep giz baenz, ngoenz 3 daengz 4 baez, baez 30～60 faencung, mbouj yungh gwn yw roxnaeuz yungh fap wnq yw.

【Ywbingh yaugoj】

Yw gvaq le cungj ndei, giz baenz ndei, ceiq nanz aeu 3 ngoenz, ceiq dinj aeu ngoenz ndeu. Itbuen oep baez ndeu daengz 2 baez gij ndatremj humzhwd couh goem.

【Binghlaeh denjhingz】

Boux deng, bouxsai, 54 bi. Haidaeuz boux neix roxdingh gahengh humz, gaenlaeng naengnoh hoengz, caiq hwnj nwnj, yiengq gwnz lah bae, ndatremj youh humz, haemh ninz mbouj ndaej. Caengzging youq yihyen bonjdieg daj denjdiz diswzmijsungh、buzdauzdangz sonhgai caeuq gwn bwnjhaijlahmingz、Ywdoj fangzfungh dunghswngsanj, rog yungh fuhginghsungh yenjgauh, yw 4 ngoenz mbouj raen ndei. Naengnoh foeg, hwnj cimj deihfwdfwd, song ga hwnj rim bae, gwnz daengz lajdungx, mai cix ra mbouj doiq, mbangj di ok raemx dem, miz di naeuh、giet gyaep. Linx hoengz, ailinx henj, meg byaij vaiq. Doeghwngq doegcumx doxdongj naengnoh humz hwnjdaeuj. Yungh mangzsiuh 300 gwz, gya gij raemxseuq habngamj, caj yungz le cix oep giz baenz. Ngoenz 3 baez, baez oep aen cungdaeuz ndeu. Oep baez ndeu le cix siuj ndatremj、siuj humz, gvaq 3 ngoenz le nwnjhoengz goem liux, giz baenz de ndei liux.

如何用单味中药柴胡妙治尖锐湿疣？
Baenzlawz aeu caekcae yw cenhyuisizyouz？

用中药柴胡单味煎剂外治尖锐湿疣患者 70 例，取得满意疗效，现介绍如下。

【临床资料】

所有病例均来自门诊男性患者。治疗 70 例，均为初次发病；年龄 19～57 岁，平均 28 岁；病程 2～24 周。近 6 个月内未接受干扰素、白细胞介素 2、胸腺素、转移因子等抗病毒和免疫调节治疗及其他治疗，无自身免疫性疾病、过敏性疾病、严重系统性疾病和其他感染性疾病，疣体直径小于 5 毫米。选择病例的发病部位局限于龟头和冠状沟。

【治疗方法】

取柴胡 50 克，加清水浸泡 20 分钟，再加水以淹没药面一指节为度，小火煎煮 45 分钟。先用温水清洗阴茎，将柴胡煎液浸泡患处 20～30 分钟，每日 2 次。共治疗 8 周，所有病例在治疗结束后 8 周内每周随访 1 次，以后每月随访 1 次，共 6 个月。随访期间详细记录其各种症状、体征及不良反应情况。

【治疗效果】

疗效标准：痊愈，皮损全部消退；显效，皮损消退 60% 以上；进步，皮损消退 20% 以上；无效，皮损消退不足 20% 或增多。总有效率以痊愈率加显效率计。治疗后临床痊愈但在 3 个月后重新出现病损为复发。

疗效：痊愈 31 例（占 44.3%），显效 17 例（占 24.3%），进步 11 例（占 15.7%），无效 11 例（占 15.7%），总有效率为 68.6%。未见明显不良反应。疗程结束后随访痊愈病例 6 个月，其中 5 例复发，复发率为 16.1%。

【典型病例】

林某，男，24 岁，商人。就诊前 2 个月曾有不安全的性行为。主诉：冠状沟有米粒大小、乳头状、粉红色肉质赘生物，4 周。因不疼不痒，初发时未在意，2 周后，病情加重，赘生物明显增多。就诊时症状典型，粉红色肉质赘生物 10 多粒，惧怕术后瘢痕，拒绝激光、微波治疗。遂外用单味柴胡煎液浸泡患处 20～30 分钟，每日 2 次，连用 8 周，疣体消失。疗程结束后随访 6 个月，未见复发。

【体会】

中医学认为，尖锐湿疣的病因是性交不洁，致耗精散气，气血失和，疣疮毒邪乘虚浸淫，凝聚肌肤而结为疣。现代医学认为，尖锐湿疣是由人乳头瘤病毒（HPV）引起，目前尚无特效疗法。中医学认为，湿疣初起属外邪犯表，随病邪深入，而柴胡善治半表半里之证，因此选择柴胡局部浸泡治疗尖锐湿疣，通过上述临床疗效观察证实疗效良好。其机制可能是与柴胡所含的柴胡多糖能明显提高天然杀伤细胞的活性及细胞免疫功能，并使免疫抑制状态有一定程度的恢复有关。对于本文所涉及的无效或复发的病例，估计与柴胡煎液渗透进入皮肤黏膜不充分有关。

Miz 70 vunz deng cenhyuisizyouz yungh caekcae yw, yw ndaej ndei lai, seizneix gangj sou rox.

【Gij swhliu ywbingh】

Doengh boux neix cungj dwg bouxsai, cungj youq mwnzcinj yawj gvaq. 70 vunz neix, cungj dwg baeznduj fat bingh; nienzgeij 19～57 bi, bingzyaenz 28 bi; deng bingh 2～24 aen lijbai. 6 ndwen dauqndaw mbouj yungh ganhyaujsu, bwzsibauh gaisu 2、yunghsensu、conjyiz yinhswj daengj daeuj yw, hix mbouj yungh fap wnq yw, swhgeij menjyizliz mbouj miz saeh、mbouj miz gij bingh vih gominj、mbouj miz gij bingh hidungj oksaeh caeuq gij bingh deng lah, giz deng mbouj gaeuq 5 hauzmij gvangq. Dan senj doengh boux gyaeujviz caeuq gvanhcanggouh de daeuj yaw.

【Ywfap】

Caekcae 50 gwz, gya raemxheu cimq 20 faencung, caiq gya raemx muenx gvaq yw miz hoh fwngz ndeu, hai feiz iq cienq 45 faencung. Caiq yungh raemxraeuj swiq viz seuq bae, gizbaenz cimq raemxyw caekcae 20～30 faencung, ngoenz 2 baez. Itgungh yw 8 aen lijbai, doengh boux yw liux le 8 aen lijbai dauqndaw neix, moix aen lijbai bae cunz baez ndeu, doeklaeng moix ndwen bae cunz baez ndeu, itgungh 6 ndwen. Bae cunz seiz miz gijmaz、ndang yienghlawz、miz maz mbouj ndei youq cungj geiq cingcuj bae.

【Ywbingh yaugoj】

Duenh bingh cingzgvang: Ndei liux, giz baenz siu liux; lai ndei, giz baenz siu 60% doxhwnj; ndei di, giz deng siu 20%doxhwnj; mbouj ndei, giz baenz siu mbouj daengz 20% roxnaeuz lij lai dem. Gizneix gangj ndei dwg aeu ndei liux gya lai ndei daeuj gangj. Yw gvaq ndei liux hoeng gvaq 3 ndwen dauq ok cungj bingh neix dwg dauq cungz fat bingh.

Yaugoj: Ndei liux 31 boux (ciemq 44.3%), lai ndei 17 boux (ciemq 24.3%), ndei di 11 boux (ciemq 15.7%), mbouj ndei 11 boux (ciemq 15.7%), mizyauq miz daengz 68.8%. Mbouj raen miz gijmaz mbouj ndei youq. Yw gvaq caiq bae riengzlaeng cunzcam 6 ndwen, doengh boux neix miz 5 boux dauq fat bingh, fukfat daengz 16.1%.

【Binghlaeh denjhingz】

Miz vunz bouxsai singq Linz ndeu, 24 bi, guh seng'eiq. Yawj bingh 2 ndwen gonq luenh bae doxej gvaq. Gangj naeuz：Gvanhcanggouh miz gij aen laux lumj naedhaeux、yiengh lumj gyaeujcij, noh hoengz, deng 4 aen lijbai lo. Bingzciengz mbouj in mbouj humz, haidaeuz mbouj dawz haeuj sim, 2 aen lijbai gvaq le, bingh naek, gij aen neix lai hwnjdaeuj. Bae yawj bingh seiz couh duenh ok bingh, miz naed hoengz 10 lai naed, lau soujsuz miz mbangq, cix mboujnyienh guh gizgvangh、veizboh. Yienghneix yungh ywraemx caekcae cimq giz baenz 20～30 faencung, ngoenz 2 baez, lienz yungh 8 aen lijbai, doenghgij naed de goem lo. Yw ndei le riengzlaeng cunzcam 6 ndwen, mbouj raen dauqfat.

【Roxnyinh】

Ywdojyoz nyinhnaeuz, vihmaz deng cenhyuisizyouz dwg vih luenh bae doxej, cauhbaenz hauq rengz, heiq lwed saet hab, yienghneix doeg couh comz youq naengnoh baenz youz. Gij yihyoz seizneix naeuz, cenhyuisizyouz vih HPV cix deng, dangqnaj mbouj miz fap ndei lawz yw. Ywdojyoz naeuz, cungj bingh neix haidaeuz dwg gij sez baihrog daeuj famh, caiq doek ngoenz deng haenq, caekcae ceiq hab yw gij bingh donhrog donhndaw neix, yienghneix senj cungj yw neix daeuj yw cenhyuisizyouz, doenggvaq gvanhcaz doengh boux gwnzneix cwngmingz naeuz yaugoj ndei. Vihmaz yaugoj ndei, aiq dwg caizhuzdohdangz lai ak gaj sibauh caeuq daezsang sibauh menjyiz, caemhcaiq ndeileih hoizfuk menjyiz. Ndaw neix miz boux mbouj ndei roxnaeuz dauq fat bingh, lau dwg raemxyw caekcae haeuj gij nenzmoz naengnoh mbouj cungfaen mizgven.

怎样用隔蒜灸治肛门湿疡?
Baenzlawz gek ho gek hing cit yw yiengh bingh naengnoh conghhaex humz?

采用隔蒜灸治疗肛门湿疡患者 25 例,效果显著,现介绍如下。

【临床资料】

25 例患者均为门诊患者,经肛肠科确诊,其中男性 20 例,女性 5 例;病史最长 12 年,最短 2 年。

【治疗方法】

将大蒜切成 3 毫米厚的薄片,艾绒捏成直径 1 厘米左右的艾炷,将艾炷搁在蒜片上,置于皮损处,点燃施灸,至患者感觉灼痛时稍停片刻移至另一位置,勿令起疱。每次灸 3 壮,隔日治疗 1 次。

【治疗效果】

治愈 19 例,好转 6 例,总有效率为 100%。

【典型病例】

李某,男,35 岁。肛门瘙痒 11 年。平时好饮酒,酒后每易致腹泻后,时常肛门瘙痒,早期经过清洗可以缓解,后来瘙痒频繁,时常搔抓至出血,经涂抹恩肤霜、皮炎平等可以缓解,但反复发作。查见患处肛缘皮肤增厚粗糙,呈苔藓样改变,伴有皲裂,颜色灰白,边界不清,诊为肛门湿疡。予上法治疗 5 次,患者症状消失。经随访 2 年,未见复发。

【体会】

肛门湿疡是临床常见的一种非传染性皮肤病，病变局限于肛门周围，相当于西医所说的肛门湿疹。患者往往反复发作，瘙痒剧烈，入夜尤甚，严重影响患者的生活和工作。平素饮食不节，过食生冷或饮酒无度，致湿邪内生，下趋肛门，发为本病。大蒜具有解毒、杀虫、止痒的功效，燥能胜湿，隔蒜灸可以起到燥湿、杀虫、止痒的作用。方证相符，故治本病甚为有效。

Gek ho gek ring cit yw yiengh bingh naengnoh conghhaex humz 25 boux, yaugoj ndei lai, seizneix gangj sou rox.

【Gij swhliu ywbingh】

25 boux neix cungj youq mwnzcinj yawj bingh, bae ganghcangzgoh genjcaz duenh dwg deng cungj bingh neix, bouxsai 20 boux, bouxmbwk 5 boux; deng ceiq nanz miz 12 bi, ceiq dinj 2 bi.

【Ywfap】

Cab ho guh gaiq na miz 3 hauzmij, seingaih nyaenj baenz diuz ngaih raez miz lizmij ndeu yienghneix, cuengq diuz ngaih coq gwnz ho bae, cuengq giz bingh, diemj oq le cit ring, caj bouxdeng roxdingh ndatremj le caj yaep ndeu caiq vuenh lingh giz bae, gaej guh ok bop daeuj. Baez ring 3 diuz, gek ngoenz yw baez ndeu.

【Ywbingh yaugoj】

Yw ndei 19 boux, ndei di 6 boux, cungj mizyauq.

【Binghlaeh denjhingz】

Miz bouxsai singq Lij ndeu, 35 bi. Conghhaex humz miz 11 bi gvaq. Boux neix bingzseiz ngah laeuj, laeuj gvaq baez deng dungxsiq le, conghhaex cungj humz, caeuxgeiz swiq goj ndaej, doeklaeng humz deih lai, baez gaeu ok lwed bae, cat wnhfuhsangh、bizyenzbingz goj ndaej, hoeng fanfuk deng. Ginggvaq genjcaz dwg vih naengnoh henznden conghhaex bienq na youh co, miz gyak, youh dek, saek monghau, bien'gyaiq mbouj cing, duenh dwg yiengh bingh naengnoh conghhaex humz. Aeu gij fap gwnzneix yw 5 baez, mbouj humz gvaq. Riengzlaeng cunzcam 2 bi, mbouj raen dauqfat.

【Roxnyinh】

Yiengh bingh naengnoh conghhaex humz dwg cungj binghnaengnoh lai raen mbouj rox lah ndeu, dan deng youq henznden conghhaex. Bouxdeng fanfuk deng bingh, humz dai, gyanghwnz engq humz, nanz ninz nanz guhhong. Bingzciengz mbouj geihbak, gwn gij gyoet lai roxnaeuz ngah laeuj lai, cauhbaenz ndaw cumx, roengzlaj daengz conghhaex, cix fat cungj bingh neix. Ho gaijdoeg、gaj non、dingz humz, hawj naeng sauj, gek ho cit naeng sauj、gaj non、dingz humz. Yungh gvaq le yaugoj ndei.

怎样用中药外敷治外阴溃疡？
Baenzlawz aeu Ywdoj yw rog ced siengnaeuh?

外阴溃疡是发生在女性外阴的一种急性皮肤疾患，多见于大、小阴唇，表现为外阴部有一处或多处溃疡，伴发热、疼痛，溃疡可单独存在，也可几处溃疡融合成一处较大的溃疡。该病多系过敏、创伤、感染等因素引起。

【临床资料】

治疗患者 32 例，年龄 25～52 岁。其中大阴唇内侧溃疡 15 例，小阴唇内侧溃疡 14 例，大小阴唇合并溃疡 3 例。

【治疗方法】

取石膏、滑石各 10 克，黄柏、青黛各 5 克，共研粉，用芝麻油调成糊状，涂抹在患处，每日 3 次。方中青黛清热泻火、凉血解毒，黄柏清热燥湿、泻火解毒，石膏、滑石清热利湿、生肌收敛。

【治疗效果】

32 例患者全部治愈。轻者 1 周患部愈合，重者不超过 20 日，一般 10 日左右愈合。

【典型病例】

患者，女，36 岁。自述 20 天前患气管炎服用头孢类药物引起过敏，会阴部出现药疹后破溃，疼痛难忍，遂来诊治。查体：左侧大、小阴唇共有 5 处溃疡面，创面大小深浅不一，边缘红肿，有脓性分泌物附着。诊断：外阴溃疡。遂以上述中药研粉以芝麻油调成糊状，外敷治疗。1 周后复诊，溃疡面愈合。随访 1 年未复发。

Baihrog ced deng siengnaeuh dwg cungj bingh bouxmbwk deng ndeu, conghced baihrog lai yungzheih deng, giz ndeu roxnaeuz lai giz deng siengnaeuh, lij hwngq、in dem, ndaej gag miz giz siengnaeuh ndeu, hix ndaej geij giz siengnaeuh habbaenz benq siengnaeuh haemq gvangq ndeu. Cungj bingh neix lai dwg vih gominj、deng sieng、deng ganjyenj daengj cix baenzbingh.

【Gij swhliu ywbingh】

Miz 32 boux daeuj yw, nienzgeij 25～52 bi. Ndaw neix baihndaw conghced deng siengnaeuh miz 15 boux, baihndaw naedsit deng siengnaeuh miz 14 boux, song giz neix cungj deng siengnaeuh 3 boux.

【Ywfap】

Siggau、mba rinraeuz gak aeu 10 gwz, govuengzbeg、cinghdai gak aeu 5 gwz, ngenz baenz mba, aeu youzlwgraz daeuj hoed, cat coq giz baenzbingh, ngoenz cat 3 baez. Aen dan neix cinghdai siu hwngq cawz huj、liengz lwed gaijdoeng, govuengzbeg siu hwngq sauj cumx、cawz huj gaijdoeng, siggau、mbarinraeuz siu huj doeng roenraemx、hwnj nohmoq.

【Ywbingh yaugoj】

32 boux neix cungj yw ndei. Boux deng mbaeu yw aen lijbai ndeu couh ndei, boux

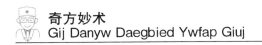
deng haenq mbouj mauhgvaq 20 ngoenz, itbuen 10 ngoenz baedauq couh ndei.

【Binghlaeh denjhingz】

Boux baenz gij bingh neix, bouxmbwk, 36 bi. De naeuz 20 ngoenz gonq de deng gi'gvanjyenz gwn ywdouzbauh cix deng gominj, ced ok raet dek le, in dangqmaz, couh daeuj yawj bingh. Genjcaz le: Aen ced mbiengj baihswix dip laux、dip iq gungh miz siengnaeuh 5 giz, giz deng sieng miz hung miz iq、saek laeg saek feuh, henznden foeghoengz, miz nong. Duenh guh: Yiengh bingh baihrog ced deng siengnaeuh. Yungh gij Ywdoj gwnzneix ngenz baenz mba, aeu youzlwgraz hoed, cat coq giz baenz bingh. Gvaq aen lijbai ndeu caiq bae yawj bingh, siengnaeuh ndei dauq. Riengzlaeng gaenq bi ndeu mbouj fat bingh.

四、风湿骨病科
Seiq、Goh Fungcaep Baenz Ndokin

怎样用中药外敷治颈椎病?
Baenzlawz aeu Ywdoj oep yw laenghoz in?

采用中药外敷治疗颈椎病,取得满意效果,现介绍如下。

【治疗方法】

处方:红花、当归、羌活各 20 克,威灵仙、川芎各 15 克,川乌、草乌、白芷各 10 克,樟脑、冰片各 3 克。

用法:上述中药研粉混匀,用适量白醋及甘油调匀,外敷于患者颈椎病变局部及双侧肩井穴(在大椎穴与肩峰连线中点,肩部最高处),用胶布固定。每次贴敷 24 小时,隔日 1 次,5 次为 1 个疗程。连续治疗 3 个疗程,临床症状可消失。停药后随访无复发。

【体会】

颈椎病好发于中老年人,属中医学痹证范畴。其病理机制为肝肾不足、气血亏损、复感外邪、痹阻经络,致使气血不通、筋脉失养。运用中药外敷,从温通升阳、活血化瘀、消肿止痛入手,同时嘱患者不要伏案太久,枕头高低适宜,注意保持颈部肌肉平衡、协调,并避免受凉,取得了满意疗效,且操作简单,值得推广应用。

Aeu fueng Ywdoj oep yw laenghoz in, haemq miz yaugoj, lajneix gangj baenzlawz guh.

【Ywfap】

Danyw:Vahoengz、danghgveih、gyanghhoz gak 20 gwz, veihlingzsien、ciengoeng gak 15 gwz, goconhvuh、gocaujvuh、bwzcij gak 10 gwz, ceh youzcueng、binghben gak 3 gwz.

Yunghfap:Dawz gij yw baihgwnz ngenz baenz mba gyaux ndei, cuengq di meiqhau caeuq ganhyouz heuz ndei, oep youq giz in laenghoz caeuq song mbiengj gumzmbaq (youq gyangmbaq giz ceiq sang de), aeu baengzgyauh nem ndei. Moix baez oep 24 diemjcung, gek ngoenz oep baez ndeu, 5 baez guh aen liuzcwngz ndeu. Lienz yw 3 aen liuzcwngz, yungh yw le yiengh bingh mbouj miz lo. Dingz yw gvaqlaeng cunzcam mbouj caiq dauq fat.

【Roxnyinh】

Laenghoz in cungnienz bouxgeq lai raen miz, Ywdoj dawz de gvi haeuj yiengh fungheiq. Baenz yiengh bingh neix dwg daep mak gihlij mbouj cuk、lwed heiq hauqsied、deng heiqsez haeuj ndok、lanzlaengz gingloh、cauxbaenz lwedheiq mbouj doeng、nyinz meg saet ciengx. Aeu Ywdoj oep, doeng raeuj yiengz swng、doeng lwed siu cwk、siu gawh dingz in, doengzseiz bouxbingh gaej boemz daiz guhhong naih lai, demh swiz aeu habngamj, hawj laenghoz nyinznoh bingzonj doxdaengh, caemhcaiq gaej souh liengz, baenzneix ywbingh engq miz yaugoj, yungh yw yungzzheih, cigndaej doigvangq bae yungh.

如何巧用隔姜灸治腱鞘炎？
Baenzlawz giuj aeu hing hangq yw gienqsiu in？

腱鞘炎多发生在指、趾、腕、踝等部，以妇女多见。表现为局部活动不便，尤以早晨最为明显，但活动几下即见有好转，局部有压痛、硬结、肿胀，严重时可产生弹响。近年来，采用隔姜灸治疗腱鞘炎患者 60 例，取得满意效果，现介绍如下。

【临床资料】

本组患者 60 例，其中男性 5 例，女性 55 例；年龄最小 22 岁，最大 60 岁；病程最短 2 天，最长 14 个月；病变部位在手指 39 例，在腕部 17 例，在肩部 4 例；局部酸痛、压痛明显 25 例，出现扳机指 30 例，局部粘连、功能障碍 5 例。

【治疗方法】

取鲜生姜切成直径 2～3 厘米、厚 2～3 毫米的薄片，在中心处用针穿刺数孔，将姜片置于患处，再将艾炷放在姜片上点燃施灸。如患者感觉灼热不可忍受时，将姜片向上提起少许，再垫一块厚约 1 毫米的姜片再灸。艾炷燃尽后除去余灰，更换一壮再灸，以患者皮肤红润而不起疱为度，灸 5～6 壮。一次治疗时间 15～20 分钟，每日 1 次，7 日为 1 个疗程。治疗期间嘱患者局部避免受凉和劳累。

【治疗效果】

疗效标准：痊愈，疼痛消失，局部活动自如；好转，疼痛消失，局部活动受限减轻。

疗效：治愈 52 例（占 86.7%），好转 8 例（占 13.3%），总有效率为 100%。疗程最短的为 5 天，最长的为 3 个疗程。

【典型病例】

患者，女，57 岁。主诉：双侧拇指掌指关节掌侧疼痛并向腕部放射，指关节不能伸直有 3 个多月。曾封闭治疗 3 次，效果不佳，晨起加重。查拇指掌指关节掌侧压痛明显，组织增厚，皮下有豌豆大小的结节，触之有弹动感，伸屈受限，有弹响。诊断为拇指部腱鞘炎。经上法治疗 2 个疗程，疼痛消失，活动自如。随访 1 年未复发。

【体会】

本病属中医痹证范畴。其主要病机为风寒湿邪阻滞经络，气血运行不畅，不通则痛。生姜性温、味辛，艾性温、味苦辛，二者合用可使寒湿之邪消散、气血调和，治疗该病效果显著，安全可靠，无副作用，使用范围广。本法不需要特殊的仪器设备，只在患者体表进行，不属于侵入性操作，非常安全。故本法具有简单易行、易于掌握、见效快、无痛苦等优点。施灸过程中，术者不要离开患者床旁，应密切观察患者反应，防止艾绒脱落烧伤皮肤或烧坏衣物。治疗中患者应注意保暖，勿受风寒，适当休息，加强营养补给。

Gienqsiu in lai fat youq lwgfwngz、lwgdin、gengoenh、duqbaeu daengj, mehmbwk lai fat. Yiengh bingh raen lengq giz vueddoengh mbouj bienh, haetromh daegbied mingzyienj, doenghdoengh geij baez le couh loq ndei, giz de naenx in、giet geng、gawh, mwh youqgaenj de miz roq yiengj. Gaenh geij bi neix, aeu hing hangq yw bouxbingh gienqsiu in de 60 laeh, yw ndaej yaugoj haemq ndei, lajneix gangj baenzlawz guh.

【Gij swhliu ywbingh】

Cuj neix miz bouxbingh 60 laeh, bouxsai 5 laeh, mehmbwk 55 laeh; nienzgeij ceiq iq 22 bi, ceiq hung 60 bi; baenz bingh ceiq dinj 2 ngoenz, ceiq raez 14 ndwen; boux giz in lwgfwngz de 39 laeh, boux giz in gengoenh de 17 laeh, boux in gwnz mbaq de 4 laeh; boux lengq giz innaet、naenx in yienhda de 25 laeh, boux lwgfwngz ngaeu de 30 laeh, boux lengq giz doxlienz、yungh mbouj bienh de 5 laeh.

【Ywfap】

Aeu hing ndip ronq mbang, gvangq miz song coij fwngz baenzneix, cungqgyang de aeu cim camz geij congh, dawz limq hing cuengq giz in de, caiq diemj diuz ngaih hangq gwnz hing. Danghnaeuz bouxbingh roxnyinh ndat souh mbouj ndaej, caiq demh limq hing mbang he menh caiq hangq. Diuz ngaih dawz baenz daeuh le, gvet gij daeuh bae caiq hangq, gvet 5～6 mbat daeuh, hangq daengz naengnoh bouxbingh hoengz mbouj hwnj bop ceiq ngamj. It baez yw 15～20 faencung, moix ngoenz 1 baez, 7 ngoenz guh aen liuzcwngz ndeu. Mboengq ywbingh bouxbingh giz in de gaej deng liengz deng naet.

【Ywbingh yaugoj】

Biucinj yw miz yaugoj：Ndei liux, indot mbouj miz, giz de seizbienh hoetiet; bienq ndei, indot mbouj miz, giz de hoetiet mbouj bienh geijlai.

Yw miz yaugoj：Yw ndei 52 laeh, ciemq 86.7%; bienq ndei 8 laeh, ciemq 13.3%. Gyonj daeuj 100% miz yaugoj. Mboengq yw ceiq vaiq 5 ngoenz, ceiq nanz 3 aen liuzcwngz.

【Binghlaeh denjhingz】

Bouxbingh, mehmbwk, 57 bi. De gangj：Song mbiengj hoh fwngzmeh indot caiqlix dot daengz gengoenh, miz sam ndwen lai hohfwngz mbouj ndaej iet soh lo. Guh gvaq fungsaek yw 3 baez, mbouj miz maz yungh, haetromh hwnqdaeuj engq gya'naek. Cazyawj hoh fwngzmeh de, naenx in mingzyenj, hohfwngz lai na, laj naeng giet baenz ceh lumj duhhenj nei, bungq ceh de miz di doengh, hoetiet mbouj bienh, roq miz sing. Duenh bingh dwg gienqsiu mehfwngz gawh. Aeu cungj ywfap baihgwnz neix yw le 2 aen liuzcwngz, indot mbouj miz lo, seizbienh hoetiet. Riengz cam bi ndeu mbouj dauq fat.

【Roxnyinh】

Cungj bingh neix Ywdoj dawz de gvi haeuj yiengh fungheiq. Baenz yiengh neix cujyau dwg rumznit caepmbaeq lanzsaek gingloh, lwedheiq byaij mbouj swnh, mbouj doeng couh in. Hing ndip feihdauh manh、singq raeuj, ngaih haemz manh、singq raeuj, song yiengh doxgap ndaej siu caepmbaeq、diuz lwedheiq, yw bingh haemq miz yaugoj, baenz yungh fouz haih. Cungj ywfap neix mbouj caiq yungh gizyawz gaiqdawz, cij youq gwnz ndang bouxbingh guh, mbouj lau gijmaz haeuj ndang, ancienz raixcaix. Ndigah, cungj ywfap neix yungzheih hag、yungzheih guh、miz yaugoj vaiq cix mbouj miz maz in. Mwh hangq de, boux guh hangq de mbouj ndaej liz bouxbingh bae, aeu cazyawj bouxbingh miz maz bienqvaq, re ngaih doek cit sieng roxnaeuz cit dawz buhvaq. Mwh yw de aeu louzsim bauj raeuj, gaej deng rumznit, habdangq yietnaiq, lai gwn ndei bouj ndang.

为什么说用云南白药湿敷外治肋软骨炎疗效好?
Aeu Yinznanz Bwzyoz oep yw ndokbyoeb in vihmaz miz yaugoj?

肋软骨炎为临床常见病之一。其主要症状为不明原因的胸壁局限性肿胀、疼痛。采用酒精调云南白药湿敷治疗该病患者16例,疗效满意,现介绍如下。

【临床资料】

16例患者中,男性5例,女性11例;年龄22~49岁;病程2天至7年。临床表现:不明原因的胸痛,活动、咳嗽时加重;疼痛部位为单侧第2或第3胸肋关节,局部隆起,无红热,压痛明显。可阶段性地自愈,也可迁延数年,且容易复发。病因为机械性损伤(如撞、挤伤)3例,病毒感染(上呼吸道感染)8例,胸壁劳损5例。全部患者均经胸透、X线片排除胸腔和肋骨等其他器质性病变。

【治疗方法】

取云南白药0.5~1.0克,用医用酒精(75%浓度)调成糊状外敷于患处,其上覆以医用胶布或伤湿止痛膏粘贴保湿固定,每2日换药1次。一般用药2次,最多用药4次。若有因粘贴造成的皮肤不适,换药可间隔休息2日。

【治疗效果】

疗效标准:治愈,疼痛消失,肋软骨局部隆起消退,无压痛,1年内无复发;有效,疼痛明显减轻,肋软骨局部隆起部分消退;无效,症状体征无明显改善。

疗效:经2次用药治愈12例,经4次用药治愈2例,有效2例。

【体会】

肋软骨炎是肋软骨非特异性炎性病变。患者多为年轻女性,多发于第2胸肋关节。因多数患者发病前有上呼吸道感染病史,有学者认为本病可能与病毒感染有关。也有学者认为本病是由胸肋关节韧带陈旧性损伤或慢性劳损所致,查体可见胸肋关节处的软骨上单发或多发性增粗隆起,表面光滑、规则,皮肤无红热,压痛明显,肩关节活动、咳嗽、深呼吸时疼痛加重。病程长短不一,可迁延数月乃至数年。部分患者症状能自行缓解,易复发。X线检查无诊断价值,但可帮助排除其他病变。组织病理学检查并无异常发现。中医学认为本病症状类似于胸胁痛。云南白药为伤科名药,具有止血、定痛、祛瘀、活血的功效。采用云南白药局部外敷，并以酒精引经，可收到活血化瘀、消炎止痛、通经消肿的效果。其主要有效成分三七还具有抗病毒作用，因而能有效缓解和消除临床症状。该方法对发病急、痛甚的止痛效果明显，局部隆起消退快；对病程长的隆起消退较慢，但均有效。以上病例经 1～2.5 年随访未有复发，证明远期效果也较好。

Ndokbyoeb in dwg yiengh bingh ciengzseiz raen ndeu. Yiengh bingh neix cujyau dwg laj aek mbouj rox gijmaz yienzaen gawh in. Aeu laeuj gyaux Yinznanz Bwzyoz oep yw bouxbingh 16 laeh, yaugoj haemq ndei, lajneix gangj baenzlawz guh.

【Gij swhliu ywbingh】

16 laeh bouxbingh ndawde, bouxsai 5 laeh, mehmbwk 11 laeh; nienzgeij 22～49 bi; baenz bingh 2 ngoenz daengz 7 bi. Cazbingh raen miz: Mbouj rox vihmaz aek in, doengh、ae couh gya'naek; mbiengj giz in hoh aeksej daihngeih roxnaeuz daihsam doed ok, mbouj miz ndat hoengz, naenx gya in. Mbangj gvaq saek mboengq cix gag ndei, hix miz rag baenz geij bi, caiqlix yungzheih dauq fat. Baenz bingh yienzaen deng doxgaiq bungq sieng 3 laeh, deng binghdoeg ganjyenj (congh diemheiq ganjyenj) 8 laeh, bangxaek rag in 5 laeh. Sojmiz bouxbingh cungj guh dousi gvaq, baizcawz ndaw aek caeuq ndoksej baenz miz bingh wnq.

【Ywfap】

Aeu Yinznanz Bwzyoz 0.5～1.0 gwz, gyaux ciujcingh (75％) ndau baenz oemj le oep giz in de, caiq aeu baengzgyauh roxnaeuz cijdunggauh nem ndei, moix ngoenz vuenh yw baez ndeu. Itbuen yungh yw 2 baez, ceiq lai yungh yw 4 baez. Danghnaeuz nem naengnoh roxnyinh mbouj onj, vuenh yw le gek 2 ngoenz menh caiq oep.

【Ywbingh yaugoj】

Biucinj yw miz yaugoj: Ndei liux, indot mbouj miz, giz ndokbyoeb doed ok de siu bae, naenx mbouj in, bi dauqndaw mbouj caiq fat; miz yaugoj, indot yienhda gemj-mbaeu, mbangjgiz ndokbyoeb doed ok siu bae dingzfaen; mbouj miz yaugoj, yiengh bingh yawj daeuj mbouj miz maz bienq ndei.

Yw miz yaugoj: Yungh yw 2 baez le couh yw ndei 12 laeh, yungh yw 4 baez le yw ndei 2 laeh, miz yaugoj 2 laeh.

【Roxnyinh】

Ndokbyoeb in mbouj dwg yiengh bingh dwzyising binghbienq. Bouxbingh lai dwg sau oiq, lai fat youq hoh aeksej daihngeih. Aenvih dingzlai bouxbingh baenz bingh gaxgonq congh diemheiq cungj ganjyenj gvaq, mbangj canghyw nyinhnaeuz cungj bingh neix caeuq binghdoeg ganjyenj aiq miz doxgven. Hix miz mbangj canghyw nyinhnaeuz dwg diuz nyinz hoh aeksej sieng gvaq roxnaeuz naet sieng cauxbaenz, caz gwnz ndang ndaej raen gij ndokbyoeb hoh aeksej dan doed roxnaeuz lai doed, giz doed de ngaeuz、baiz ndei, naengnoh mbouj miz ndat hoengz, naenx de in gya'naek, genmbaq doengh、ae、sup heiq lai in couh gya'naek. Baenz bingh seizgan raez dinj mbouj doengz, ndaej rag geij ndwen cigdaengz geij bi. Mbangj bouxbingh giz in ndaej gag bienq ndei, hoeng yungzheih dauq fat. Dousi cazyawj mbouj miz maz yungh, hoeng ndaej baizcawz baenz yiengh bingh wnq. Guh binghleix genjcaz hix mbouj raen gijmaz bienqvaq. Ywdoj nyinhnaeuz yiengh bingh neix lumj aeksej in. Yinznanz Bwzyoz miz yiengh goeng'yauq dingz lwed、siu in、siu gyamx、byaij lwed haenx. Aeu Yinznanz Bwzyoz oep, caiq aeu ciujdingh guh ywyinx, couh ndaej byaij lwed siu gyamx、siu gawh dingz in、doeng ging siu foeg. Ndaw yw hamz miz dienzcaet cix ndaej dingj binghdoeg, baenzneix doiq hoizgej caeuq siucawz binghyiengh yaugoj haemq ndei. Cungj ywfap neix doiq yw fat bingh gaenj、siu indot miz yaugoj raixcaix, giz doed de siu bae vaiq; doiq gij doed ok naih de siu bae haemq menh, hoeng cungj miz yaugoj. Doengh boux bingh baihgwnz neix, cunz cam 1~2.5 bi, mbouj miz dauq fat gvaq.

如何用马鞭草治扭挫伤?
Baenzlawz aeu gobienmax yw byoenxgyoeg?

马鞭草,味苦,性微寒,功能为凉血破血、杀虫消胀。临床用于水肿腹胀、各种包块、妇女闭经、疮毒痈肿、痢疾等疗效较好。用马鞭草等药外敷治疗急性扭挫伤,屡获奇效,现介绍如下。

【治疗方法】

取鲜马鞭草 100 克、鲜桃树叶 50 克,共同捣烂,加白芷粉 20 克,并以适量黄酒调匀,均匀地敷于患部,外覆盖塑料薄膜,并用纱布绷带简单包扎。每日换药 2 次。

【典型病例】

患者,男,16 岁,中学生。踢足球时不慎扭伤右踝。查体可见右踝局部明显肿胀,色青紫,无法走路。局部压痛明显,活动踝关节疼痛加剧。X 线检查显示踝关节骨质无异常发现。遂予冷盐水湿敷,用本方治疗,并嘱患者卧床休息,略抬高患肢。换药 3 次后肿痛明显减轻,瘀血渐退。换药 8 次后即可下地活动,数日后行动如常,告愈。

【体会】

临床用本方治疗踝、肩、膝、指等关节急性扭挫伤及其他部位的跌打损伤近百例,疗效显著,且未见明显不良反应。实践证明,马鞭草不仅能凉血杀虫消肿,而且还能活血破血、祛瘀生新,更能行气利水、通络止痛,改善损伤局部微循环而促进组织修复。但对于皮肤破损者,因有刺激作用,尽量少用或清创处理后酌情使用。该法简便、效验、价廉,值得临床推广使用。

Gobienmax, feih haemz, singq loq nit, ndaej liengz lwed buq lwed、gaj non siu bongq. Aeu daeuj yw foegfouz dungxraeng、gak cungj doed ngauq、mehmbwk gingsaek、baez doeg nengz gawh、okleih daengj cungj miz yaugoj. Aeu gobienmax daengj oep yw byoenx sieng, baezbaez cungj miz yaugoj, lajneix gangj baenzlawz guh.

【Ywfap】

Aeu gobienmax ndip 100 gwz, mbawdauz ndip 50 gwz, caez ddaem yungz, gya mba bwzcij 20 gwz, caiqlix aeu laeuj henj gyaux ndei, oep daengz giz byoenx, goemq caengz sozliu he, caiq aeu baengzsa duk ndei. Moix ngoenz vuenh 2 baez yw.

【Binghlaeh denjhingz】

Bouxbingh, bouxsai, 16 bi, hagseng. Dwk cuzgiuz duqbaeuz swix deng byoenx sieng. Cazyawj giz byoenx de yienhda raen gawh aeuj, byaij roen mbouj ndaej. Naenx giz de lai in, doengh duqbaeu indot gya haenq. Dousi genjcaz ndok duqbaeu mbouj raen maz bienq. Yienghneix aeu raemxgyu caep oep swiq, caiq aeu cungj fuengfap neix yw, daengq de ninz mbonq yietnaiq, loq demh sang mbiengj ga in. Vuenh 3 baez yw le, gawh dot yienhda gemjmbaeu, lwed gyamx doq siu. Vuenh yw 8 baez le couh ndaej roengz mbonq byaij, geij ngoenz gvaq le couh byaij ndaej cingqciengz, giz byoenx ndei liux.

【Roxnyinh】

Aeu vungj fuengfap neix yw duqbaeu、gyaeujhoq、genmbaq、lwgfwngz daengj byoenxgyoeg ca mbouj lai miz bak laeh, yw ndaej yaugoj haemq ndei, caemhcaiq mbouj miz gijmaz mbouj ndei. Doenggvaq yungh yw gangjmingz, gobienmax mboujdanh ndaej liengz lwed gaj non siu gawh, caemhcaiq ndaej byaij lwed buq lwed、siu gyamx seng moq, engq ndaej byaij heiq leih raemx、doeng ging siu in, gaijndei giz sieng lwed byaij caiqlix coicaenh coihfuk nyinzndok. Hoeng doiq boux naeng loet de, miz di sepbyangj, caenhliengh noix yungh roxnaeuz cing ndei giz byoenx le menh yungh. Cungj ywfap neix genjdanh、yaugoj haemq ndei、yungh cienz noix. Cigndaej doigvangq sawjyungh.

如何用中药擦洗治腰腿痛？
Baenzlawz aeu Ywdoj cat swiq yw hwet in ga in?

近年来，运用中药治疗腰腿痛患者 60 例，疗效显著，现介绍如下。

【治疗方法】

处方：艾叶 100 克，花椒 30 克，川乌（先煎）20 克。

用法：取水 1000 毫升，先煎川乌 20 分钟，将另两味药放入煎沸，趁热用清洁纱布浸药液擦洗腰腿患处，擦后注意防风，最好在睡前进行。1 周见效，1 剂可煎 3～5 次。

注意：各种皮肤病患者、伤风感冒患者禁用。外用前将患处用温开水洗净，1 次擦洗 30 分钟左右。

【体会】

腰腿痛是多发病，以受凉与受累为主要病因。方中川乌辛热走窜，温通经络，麻醉止痛；艾叶顺通气血；花椒为止痛良品。诸药合用，共奏祛风寒壮筋骨之效。本方简便价廉，值得推广使用。

Gyawj geij bi neix daeuj, aeu Ywdoj yw bouxbingh hwet in ga in de 60 laeh, haemq miz yaugoj, lajneix gangj baenzlawz guh.

【Ywfap】

Danyw：Mbawngaih 100 gwz，vaceu 30 gwz，goconhvuh（sien goen）20 gwz.

Yunghfap；Aeu raemx 1000 hauzswng，sien goen goconhvuh 20 faencung，caiq cuengq song cungj yw wnq roengzbae goen，swnh ndat aeu baengzsa cingh cimq raemx yw cat swiq giz in de，cat gvaq le gaej hawj rumz ci，ceiq ndei yaek ninz gaxgonq cat swiq. Aen lijbai ndeu couh raen yaugoj haemq ndei，fuk yw ndaej goen 3～5 baez.

Gij aeu louzsim de：Boux hwnjnyan hwnj nyaenh de、boux dwgliengz gimq yungh. Giz in aeu swiq cingh le cij ndaej yungh yw，cat swiq 30 faencung baedauq.

【Roxnyinh】

Hwet in ga in dwg yiengh bingh ciengzseiz fat he，baenz bingh yienzaen cujyau dwg deng liengz deng naet lai. Ndaw fueng yw goconhvuh dwg manh ndat ndaej byaij lwed con ndang，raeuj ndaej doeng gingloh，maz ndaej siu indot；mbawngaih swnh heiq doeng lwed；vaceu siu indot ceiq ndei. Geij cungj yw gap yungh，caez dingj heiq nit cangq nyinz ndok. Aen dan neix cienz cienh youh fuengbienh yungh，cigndaej doigvangq.

为什么说自泡红花酒治骨性关节炎止痛疗效好？
Aeu vahoengz cimq laeuj yw hohndok in vihmaz yaugoj ndei?

骨性关节炎多发生于中老年人，服用非甾体抗炎镇痛药物可缓解疼痛，但长期服用对胃黏膜刺激性较大，可引起胃部不适。采用中药红花泡酒外用热敷治疗本病，取得了较满意的疗效，现介绍如下。

【临床资料】

本组患者 60 例，男性 12 例，女性 48 例；年龄 35～68 岁；病变部位多发生在肩关节、肘关节、腕关节及膝关节。

【治疗方法】

取红花 200 克，60 度白酒 1 千克。共同浸泡 1 周后，用纱布蘸药酒敷在疼痛部位，上面覆盖热毛巾或热水袋，每日 2 次，每次 30 分钟。10 日为 1 个疗程。

【治疗效果】

显效（疼痛明显减轻）58 例，无明显效果 2 例。

【体会】

红花具有活血化瘀、通络止痛的作用，白酒具有舒筋活血、祛风散寒的作用。此方法可使局部血管扩张改善血液循环，从而达到止痛的效果。

Hohndok in cungnienz bouxgeq lai raen fat，gwn gij yw feihswhdij siu in le ndaej hoizsoeng indot，hoeng ciengzgeiz gwn yw doiq aendungx mbouj ndei，ndaej hawj dungx mbouj onj. Aeu vahoengz cimq laeuj ndat oep yw cungj bingh neix，ywbingh yaugoj haemq ndei，lajneix gangj baenzlawz guh.

【Gij swhliu ywbingh】

Cuj neix bouxbingh 60 laeh，ndawde bouxsai 12 laeh，mehmbwk 48 laeh；nienzgeij

35~68 bi；giz baenz bingh lai youq hoh genmbaq、hoh gencueg、hoh gengoenh caeuq hoh gyaeujhoq.

【Ywfap】

Aeu vahoengz 200 gwz, 60 doh laeujhau 1000 gwz. Caez cimq aen lijbaiq ndeu le, aeu baengzsa nyomx yw oep giz in, caiq aeu sujbaq ndat roxnaeuz daeh raemxndat goemq hwnjbae, moix ngoenz 2 baez, moix baez 30 faencung. 10 ngoenz guh aen liuzcwngz ndeu.

【Ywbingh yaugoj】

Ywbingh yaugoj haemq ndei（indot lai gemjmbaeu）58 laeh, mbouj miz maz yaugoj 2 laeh.

【Roxnyinh】

Vahoengz miz yiengh cozyung byaij lwed siu gyamx、doeng ging siu dot, laeujhau miz yiengh cozyung soeng nyinz byaij lwed、siucawz heiq nit. Cungj ywfap neix ndaej hawj giz in guenjlwed bongq le gaijndei lwed byaij, baenzneix couh ndaej siu bae indot.

怎样巧用药膏治"老寒腿"？
Baenzlawz aeu ywgau yw "ganit"？

人们习惯把反复发作、久治不愈的腿部酸麻胀疼或沉重感，受寒时症状加重统称为"老寒腿"。此症在中医学属痹证范畴。西医学中的风湿性关节炎、类风湿性关节炎、骨关节炎等病都属于"老寒腿"范畴。"老寒腿"好发年龄大都在 45 岁以上，起病缓慢。主要症状为一侧或两侧膝关节隐痛，休息后好转，活动时或遇阴冷天加重；关节僵硬，活动时有弹响声；晚期关节肿胀，活动受限。其实，该病就是膝关节退变性关节炎（又称骨关节炎或膝关节骨关节病）。采用下法治疗效果好。

【治疗方法】

晚上临睡前，取两块麝香追风膏，一块贴在腘窝，一块对称地贴在膝盖上，然后用一块干毛巾把膝关节部位包起来，在腘窝处垫上热水袋。注意晚上睡觉时不要受风寒。坚持用此法治疗一段时间，"老寒腿"的症状就会解除。

【体会】

膝关节是人体最大的关节，位于下肢髋关节、踝关节之间，负担重，活动度大，关节软骨容易磨损、破坏。腰或下肢先天性发育缺陷（如先天性髋关节脱位）、关节受伤（如骨折、脱位）、生病（如化脓性关节炎、类风湿病）等，可使关节接触面不平滑，负重力线变化是膝关节退变性关节炎的重要诱因。中医学认为，肾藏精主骨。老年人气血不足，肝肾亏损，风寒湿邪容易侵入，阻滞经络，发生痹证。予中药舒筋通络，祛寒除湿。本法正是把药与熨结合在一起，借助持续的加热促进局部的血液循环，同时促进药物吸收，达到消炎止痛的目的。

Gyoengqvunz sibgvenq dawz cik ga naet maz gawh in roxnaeuz naekcaem seizseiz fat、yw naih mbouj ndei, deng nit youh gya'naek haenx heuh guh "ganit". Cungj bingh neix Ywdoj gvi haeuj yiengh fungheiq. Sihyih nyinhnaeuz doengh yiengh bingh hohgawh fungheiq、hohgawh lumj fungheiq、hohgawh ndaw ndok cungj suenq "ganit". 45 bi doxhwnj lai raen fat "ganit", baenz bingh menh. Yiengh bingh cujyau dwg mbiengj ndeu roxnaeuz song mbiengj gyaeujhoq inyeb, yietnaiq le youh raen ndei di, doengh ga roxnaeuz dienheiq yaemnit couh gya'naek; hoh gyaeujhoq genggyaengj, doengh ga miz sing; baenz naih le gyaeujhoq gawhbongq, doengh ga mbouj ndaej. Gizsaed, cungj bingh neix couh dwg ndaw ndok gyaeujhoq doiqbienq le baenz hohgawh. Aeu cungj ywfap lajneix ywbingh haemq miz yaugoj.

【Ywfap】

Haemhnaengz caengz ninz gaxgonq, aeu song benq seyangh cuihfunghgauh, benq ndeu nem gaguengq, benq ndeu doxdoiq dwk nem gwnz gyaeujhoq, yienzhaeuh diuz sujbaq hawq ndeu duk ndei hoh gyaeujhoq, youq gaguengq demh daeh raemxndat ndeu. Aeu louzsim haemhnaengz ninz gaej deng heiqnit. Dingjnanz baenzneix yw mboengq ndeu, "ganit" couh ndaej ndei.

【Roxnyinh】

Hoh gyaeujhoq dwg ndangvunz hoh ceiq hung de, youq gyang hohhangx duqbaeu, dingj dawz naek, doengh dawz lai, ndokbeb ndaw hoh yungzheih hed vaih. Hwet roxnaeuz ga daiq sengmaj mbouj ndei (lumj dien seng hohhangx goenx)、hohga deng sieng (lumj ndok raek、goenx)、baenzbingh (hohgawh ok nong、bingh lumj fungheiq) daengj, cungj hawj ndaw hoh doxciep mbouj bingz, dawz rengz mbouj cingq dwg yiengh cauxbaenz ndaw ndok gyaeujhoq doiqbienq baenz hohgawh he. Ywdoj nyinhnaeuz, mak coux cing dingh ndok. Bouxgeq lwed heiq mbouj gaeuq, daep mak siedsaet, heiqnit heih haeuj, lanzsaek gingloh, fat ok fungheiq. Aeu Ywdoj soeng nyinz doeng ging, siu nit cawz mbaeq. Cungj ywfap neix cingq dwg aeu yw caeuq dangq gyoeb itheij, aeu gya ndat coi hawj giz in lwed byaij, doengzseiz coi de supsou ywheiq, yienghneix couh ndaej siu gawh siu in.

为什么说中药熏洗治关节水肿疗效好？
Aeu Ywdoj oenqjswiq yw hohgawh vihmaz yaugoj ndei?

运用中医中药熏洗治疗关节水肿患者 32 例，效果明显，现介绍如下。

【临床资料】

32 例患者中，男性 23 例，女性 9 例；年龄 36～77 岁。一般临床表现：①水湿型，关节肿胀，疼痛拒按，肤色不变，活动不利，舌淡红，苔薄白或厚腻，脉濡缓；②瘀血型，关节青紫肿胀，疼痛拒按，疼如针刺，活动不利，舌质暗红，舌边有瘀点，苔薄白，脉弦涩。

【治疗方法】

处方：海桐皮、威灵仙、苏木、伸筋草、川牛膝、续断各 15 克，通草、白芷各 12 克，红花、大黄、黄柏、蒲公英各 10 克，乳香、没药各 5 克。

用法：诸药加水浸泡 25 分钟，再加入少许黄酒，旺火煎沸 20 分钟，滤取药液倒入盆中。水温过高可先进行熏蒸，待水温适宜后用药液洗患肢，也可同时将药渣包裹敷于疼痛之处。熏洗时要注意药液温度，以免烫伤皮肤。每日 2 次，10 日为 1 个疗程，每剂可用 2 日。

【治疗效果】

32 例均在用药 2 天后关节水肿疼痛消失或减轻。24 例痊愈，其余 8 例患者除 2 例疼痛减轻后放弃治疗外，均在用药 1 周后痊愈。随访未见复发。

【体会】

关节水肿多由风邪挟寒湿邪致病，临床症状主要表现为肿胀疼痛，活动不利，其病程较长，常迁延难愈。本方中应用了舒筋活血、通利关节、消肿止痛、清热解毒、续筋接骨等中药，针对各种关节水肿有明显疗效。此法应用方便，组方安全有效，不失为临床治疗关节水肿的特色方法。

Aeu Ywdoj oenq swiq yw bouxbingh hohgawh 32 laeh, haemq miz yaugoj, lajneix gangj baenzlawz guh.

【Gij swhliu ywbingh】

Bouxbingh 32 laeh, ndawde bouxsai 23 laeh, mehmbwk 9 laeh; nienzgeij 36～77 bi. Cazbingh raen miz: ①Yiengh gawhraemx, giz hoh gawhbongq, indot naenx mbouj ndaej, saeknoh mbouj bienq, doengh mbouj bienh, linx hoengz damh, ailinx hau roxnaeuz na, meg fouz unq byaij youh menh; ②Yiengh lwedgyamx, giz hoh heu aeuj gawhbongq, indot naenx mbouj ndaej, in lumj cim camz, doengh mbouj bienh, linx hoengz amq, henz linx miz diemj gyamx, ailinx hau, meg ndongjsoh youh raez, byaij ndaej mbouj swnh.

【Ywfap】

Danyw: Naeng haijdungz、veihlingzsien、gosomoeg、goietnyinz、conhbaihdoh、gociepraek gak 15 gwz, golwnxreij、gobwzcij gak 12 gwz, vahoengz、davangz、govuengzbeg、golinzgaeq gak 10 gwz, ieng'yujyangh、mozyoz gak 5 gwz.

Yunghfap: Doengh gij yw neix gya raemx cimq 25 faencung, caiq gya di laeujhenj, aeu feiz hung cawj byouz 20 faencung, daih aeu raemxyw raix roengz bat. Mwh raemx-yw ndat de ndaej sien oenq giz in, caj raemx raeuj menh caiq swiq, caemh ndaej aeu nyaqyw oep giz in. Mwh oenqswiq aeu louzsim raemxyw caepndat, gaej deng log sieng. Moix ngoenz 2 baez, 10 ngoenz guh aen liuzcwngz ndeu, moix fuk ndaej yungh 2 ngoenz.

【Ywbingh yaugoj】

32 laeh yungh yw 2 ngoenz le hohgawh de indot siu bae roxnaeuz gemjmbaeu. 24

laeh ndei liux, gizyawz 8 laeh cawz 2 laeh indot gemjmbaeu mbouj caiq yw caixvaih, cungj youq yungh yw aen lijbai ndeu le ndei liux. Riengzlaeng cazcam mbouj caiq dauq fat.

【Roxnyinh】

Hohgawh lai dwg sezheiq gab nitmbaeq cauxbaenz, cazyawj yiengh bingh neix raen miz gawhbongq indot, doengh mbouj bienh, baenz bingh haemq naih, ragnyed nanz ndei. Fueng yw neix yungh le gij yw soeng nyinz byaij lwed、doeng hoh siu gawh、cing ndat gaij doeg、ciep nyinz ciep ndok, yw gak cungj hohgawh yaugoj haemq ndei. Yungh yw fuengbienh, gap fueng ancienz, dwg yiengh yw hohgawh gig miz daegsaek he.

怎样用四味中药外敷治痛风?
Baenzlawz aeu seiq cungj Ywdoj oep yw heiqin?

应用中药外敷治疗痛风性关节炎患者 110 例，取得较好的疗效，现介绍如下。

【临床资料】

110 例均为门诊患者，其中男性 78 例，女性 32 例；年龄 22～75 岁。表现为急性关节炎发作 1 次以上，整个关节皮色暗红，第一跖趾关节肿痛，有痛风性结节、高尿酸血症等。排除标准：可疑有恶性疾病继发性痛风者，伴有严重肝肾功能不全者，伴有类风湿性关节炎、风湿性关节炎、强直性脊柱炎等患者，伴有精神病、老年性痴呆等不能配合者。

【治疗方法】

处方：黄柏、白芷、红花各 30 克，青黛 15 克。

用法：诸药混合研成粉末备用。根据病变部位及范围大小，取药粉以蜂蜜搅拌呈糊状，敷于患处，上面覆盖油光纸或塑料薄膜，用纱布绷带包裹，每日换药 1 次，7 日为 1 个疗程，坚持治疗 2 个疗程。治疗过程中嘱咐患者注意休息，多喝水。

【治疗效果】

疗效标准：痊愈，临床症状全部消失，关节活动自如，血尿酸降至正常；显效，临床症状好转，关节活动灵活，血尿酸较治疗前降低 10% 以上；无效，症状缓解不明显，血尿酸与治疗前无明显变化。

疗效：痊愈 92 例，显效 17 例，无效 1 例，总有效率为 99%。

【典型病例】

患者，男，42 岁。主诉：左足第一跖趾关节突发肿痛，无明显外伤史，伴发热、头痛。查体：体温 37.6 ℃，左足第一跖趾关节红肿、压痛明显，跖趾关节活动度减低。舌尖红，苔白腻，脉弦。辅助检查：血沉升高，血尿酸增高。X 线表现：受累关节软组织肿胀，关节间隙变窄，关节间不规则。诊断：痛风性关节炎。治疗：取上方以蜂蜜搅拌呈糊状，外敷患足跖趾关节，用油纸绷带包裹。每日换药 1 次。并嘱患者大量喝水。3 日后，患者左足跖趾关节红肿消退，疼痛缓解，发热、头痛症状消失。继续外敷上方 4 日，辅以中药汤剂：金银花、薏苡仁各 20 克，黄柏、苍术、防己、独活各 15 克。每日1剂，水煎分3次服。4日后，患足肿胀疼痛消失，关节活动自如。嘱患者多饮开水，禁食富含嘌呤和核酸的食物（如动物肝、肾、脑以及豆类等）。4周后复查血尿酸为正常。

【体会】

痛风在中医典籍中被列入痹证、历节范畴。中医病因及病变部位结合分析，认为本病是下焦温热注于经脉，阻于络道所致。方中黄柏清热利湿，泻火解毒；白芷止痛除湿；红花活血化瘀而定瘀痛；青黛凉血解毒；加入蜂蜜调敷既可解毒又能滋润肌肤。诸药合用，共奏清热解毒、除湿化瘀通络之效。此药外敷，可使药效成分透入皮下组织起到扩张血管、改善局部血液循环、清除组织间隙水肿、减轻神经末梢刺激的作用，从而达到止痛目的。

Aeu Ywdoj oep yw bouxbingh hohgawh heiqin 110 laeh, yaugoj maqhuz ndei, lajneix gangj baenzlawz guh.

【Gij swhliu ywbingh】

110 bouxbingh cungj dwg daeuj mwnzcinj yawjbingh, ndawde bouxsai 78 laeh, mehmbwk 32 laeh；nienzgeij 22～75 bi. Cazbingh miz hoh in fat baez ndeu doxhwnj, baenz hoh naeng hoengz amq, lwgdin hoh daih'it in gawh, miz gietceh heiqin、niusonh sang daengj. Baizcawz：Boux heiqin aiq dwg binghyak cauxbaenz, boux daep mak bingh naek, boux hohgawh lumj fungheiq, boux hohgawh fungheiq, boux ndoksaen mbouj vut ndaej daengj, bouxvangh、bouxgeq ngoengq daengj mbouj ndaej boiqhab ywbingh.

【Ywfap】

Danyw：Govuengzbeg、bwzcij、vahoengz gak 30 gwz, cinghdai 15 gwz.

Yunghfap：Dawz geij cungj yw doxgyaux ngenz baenz mba. Ciuq giz in hung iq, aeu mbayw gyaux dangzrwi ndau baenz giengh, oep daengz giz in, aeu suliu goemq gvaq, aeu baengzsa duk ndei, moix ngoenz vuenh baez yw ndeu, 7 ngoenz guh aen liuzcwngz ndeu. Yungh yw song aen liuzcwngz. Mwh yungh yw daengq bouxbingh aeu yietnaiq ndei, lai gwn raemx.

【Ywbingh yaugoj】

Baenzlawz dingh ndeirwix：Ndei liux, yiengh bingh mbouj miz liux, giz hoh seizbienh iethoet, niusonh doek daengz cingqciengz；miz yaugoj, yiengh bingh bienq ndei, giz hoh iethoet fuengbienh, niusonh beij yw gonq doekdaemq 10% doxhwnj；mbouj miz yaugoj, yiengh bingh hoizsoeng mbouj yienhda, niusonh beij yw gonq mbouj miz gijmaz bienqvaq.

Yw miz yaugoj：Ndei liux 92 laeh, yaugoj haemq ndei 17 laeh, mbouj miz yaugoj 1 laeh, cungj daeuj gangj 99% miz yaugoj.

【Binghlaeh denjhingz】

Bouxbingh, bouxsai, 42 bi. De gangj：Dinswix hoh lwgdin daih'it sawqmwh gawh dot, mbouj bungq sieng gvaq, buenx miz fatndat、gyaeujdot. Caz ndangdaej：

Ndangraeuj 37.6℃，dinswix hoh lwgdin daih'it gawh hoengz、naenx couh gig in，hoh din doengh mbouj bienh. Byai linx hoengz，ailinx hau na，meg ndongjsoh youh raez. Bangbouj cazniemh：Lwed caem swng sang，niusonh demlai. Dousi raen：Seiqhenz hoh nyinznoh foeggawh、geh ndaw hoh bienq gaeb，hoh caeuq hoh mbouj cingjcaez. Yawjduenh：Hohgawh heiqin. Ywbingh：Aeu danyw baihgwnz gya dangzrwi gyaux niu，oep hoh in lwgdin，aeu ceijyouz baengzsa duk ndei. Moix ngoenz vuenh baez yw ndeu. Caiq daengq de aeu lai gwn raemx. 3 ngoenz le，bouxbingh giz in de gawh hoengz siu bae，indot soeng noix，fatndat、gyaeujdot mbouj raen lo. Laebdaeb oep 4 ngoenz，caiq hawj de gwn Ywdoj：Vagimngaenz、haeuxroeg gak 20 gwz，govuengzbeg、gocanghsuz、gouhheuj、goduzhoz gak 15 gwz. Moix ngoenz fuk ndeu，cienq raemx，faen 3 baez gwn. 4 ngoenz le，giz din foeggawh indot siu liux，giz hoh seizbienh iethoet. Daengq bouxbingh lai gwn raemx，gimq gwn gij doxgaiq hamz biuhlingz sang de（lumj daep、mak、uk nem doenghgij duh）. 4 aen lijbai dauq caz，niusonh cingqciengz.

【Roxnyinh】

Heiqin Ywdoj gvi haeuj fungheiq、fungheiq hoh in. Ywdoj nyinhnaeuz yiengh bingh neix dwg baihlaj remj ndat coq haeuj gingmeg，lanzsaek gingloh cauxbaenz. Ndaw danyw govuengzbeg cing ndat leih mbaeq，siu ndat gaij doeg；gobwzcij siu in cawz mbaeq；vahoengz byaij lwed siu gyamx cix dingz in gyamx；cinghdai liengz lwed gaij doeg；gya dangzrwi gawq ndaej gaij doeg youh ndaej nyinh naengnoh. Geij cungj yw gap yungh，caez ndaej cing ndat gaij doeg、cawz mbaeq siu gyamx doeng gingloh. Fuk yw neix oep rog，ndaej hawj yw heiq con haeuj naengnoh gyagvangq guenjlwed、gaij ndei giz in lwed byaij，siu bae foegfouz、gemjmbaeu sinzgingh gikcamx，baenzneix dabdaengz siu bae indot.

怎样用姜醋威灵仙治足跟痛？
Baenzlawz aeu hing meiq raglingzsien yw giujdin in?

临床上应用姜醋威灵仙外敷治疗足跟痛患者 46 例，取得良好的效果，现介绍如下。

【临床资料】

本组 46 例均为门诊患者，其中男性 29 例，女性 17 例；年龄 54～86 岁；合并糖尿病 11 例，合并糖尿病、高血压 18 例。

【治疗方法】

取鲜生姜、米醋各适量，威灵仙 50 克。将威灵仙及鲜生姜捣碎，研细，用醋调成糊状，外敷于足跟痛处，用纱布或胶布包扎固定（注意要包紧，以使药糊充分接触患处）。每日换药 1 次，坚持数次，效果显著。

【治疗效果】

经治疗，所有患者均有效，38 例疼痛完全消失，5 例疼痛基本消失，3 例疼痛减轻，经配合西药止痛后疼痛消失。

【体会】

足跟痛指多种慢性疾病所致的跟骨跖面疼痛，多发生于中年以后的男性肥胖者，一侧或两侧同时发痛。病因与劳损和退化有密切关系，常见病因有跟骨骨刺、足跟脂肪垫炎、跟骨高压症等。且此类患者多合并内科疾病，使用西药多有禁忌。本方有宣通经络、祛风散寒的功效，且用法简单，效果显著。

Aeu hing meiq raglingzsien oep yw bouxbingh giujdin in 46 laeh, yaugoj haemq ndei, lajneix gangj baenzlawz guh.

【Gij swhliu ywbingh】

Cuj neix bouxbingh 46 laeh cungj dwg daeuj mwnzcinj yawjbingh, ndawde bouxsai 29 laeh, mehmbwk 17 laeh; nienzgeij 54~86 bi; boux caiq miz binghnyouhdiemz de 11 laeh, boux caiq miz binghnyouhdiemz、hezyaz sang de 18 laeh.

【Ywfap】

Aeu hing ndip、meiqhaeux gak habngamj, raglingzsien 50 gwz. Dawz raglingzsien caeuq hing ndip dub soiq nienj mienz, aeu meiq gyaux niu, oep giz in giujdin, aeu baengzsa roxnaeuz baengzgyauh duk ndei（aeu duk ndaet, hawj gij yw engq nem gaenj giz in de）. Moix ngoenz vuenh yw baez ndeu, dinghmaenh guh geij baez, haemq miz yaugoj.

【Ywbingh yaugoj】

Yw gvaq le, sojmiz bouxbingh cungj miz yaugoj, 38 laeh indot siu liux, 5 laeh daihdaej siu bae, 3 laeh indot gemjmbaeu, ginggvaq boiq gwn ywnaed siu in le indot siu liux.

【Roxnyinh】

Giujdin in dwg ceij lai cungj binghomenhnumq cauxbaenz giujdin indot, bouxsai biz de cungnienz le raen fat lai, mbiengj ndeu roxnaeuz song mbiengj doengzcaez in. Baenzbingh yienzaen caeuq hedvaih doiqvaq miz gvanhaeh, ciengz raen giujdin dok oen、naeng giujdin gawh、giujdin in naek daengj. Doengh loih bouxbingh neix gyoeb miz bingh ndaw ndang, lai geih yungh sihyoz. Aen dan neix haidoeng gingloh、siu rumz siu nit, yunghfap genjdanh, yaugoj haemq ndei.

为什么说药粉外敷治跟骨骨刺疗效好？
Aeu mbayw oep yw giujdin dok oen vihmaz yaugoj ndei?

采用药粉外敷治疗跟骨骨刺患者19例，取得满意疗效，现介绍如下。

【临床资料】

所有病例均为门诊患者，其中男性10例，女性9例；年龄50~75岁，平均62.5岁；病程2个月至15年。均做跟骨X线片检查显示有跟骨骨刺。

【治疗方法】

取威灵仙、红花、透骨草各10克，共研细粉备用。用棉布缝制一个约3厘米×3厘米大小的布袋，将药粉装入，在泡沫鞋底正对足跟疼痛处挖一对应大小的洞，将药袋放入，早上起床用热醋泡脚 40 分钟后穿鞋进行日常活动，晚上临睡前用热醋泡脚后将新药包敷于患处并用绷带缠好。每日 2 次，1 个月为 1 个疗程。

【治疗效果】

疗效标准：临床治愈，治疗后症状与体征消失，功能恢复正常；显效，治疗后症状与体征基本恢复正常，功能活动较前增强；有效，治疗后症状与体征较前改善，功能活动稍有增强；无效，治疗后症状与体征无改善，功能活动无增强。

疗效：1 个疗程后观察疗效，临床治愈 8 例，显效 5 例，有效 6 例，总治愈率为 42.1%。

【体会】

跟骨骨刺属中医学足痹范畴，本病多属肝肾亏虚，气血不足，足部肌肉、筋骨、关节失养，加之外邪内阻，瘀血内停，痰湿下注，致足部气血凝滞，经脉闭阻，遂成足痹。证属本虚标实，通经活血止痛应贯彻本病治疗的始终。足痹散中威灵仙性湿、味辛，祛风除湿，通络止痛，且具有化骨消鲠的作用，现代药理报道威灵仙具有镇痛的作用；红花味辛、性温，具有活血通经、祛瘀止痛的作用；透骨草性温、味辛，具有祛风除湿、舒筋活血、止痛的作用。三者合用，共奏通络化骨止痛之功。加之用热醋浸泡，亦可起到软坚散结止痛的作用，增强疗效。本方无任何副作用，经济方便，使用广泛。

Aeu mbayw oep yw bouxbingh giujdin dok oen 19 laeh, haemq miz yaugoj, lajneix gangj baenzlawz guh.

【Gij swhliu ywbingh】

Sojmiz bouxbingh cungj dwg daeuj mwnzcinj yawjbingh, bouxsai 10 laeh, mehmbwk 9 laeh; nienzlingz 50～75 bi, bingzyaenz 62.5 bi; baenzbingh seizgan 2 ndwen daengz 15 bi. Cungj guh gvaq dousi, raen giujdin dok miz oen.

【Ywfap】

Aeu rag lingzsien、vahoengz、gonemvunz gak 10 gwz, nienj baenz mba. Aeu baengz nyib baenz aen daeh raez gvangq song hohfwngz yienghneix, coux mbayw haeujbae, dawz gij baumoz haizdemh giz doiq giujdin de vet congh hung lumj daehyw ndeu, cuengq daehyw roengzbae, haetromh hwnq le aeu meiq ndat cimq din 40 faencung, yienzhaeuh daenj haiz baenz ngoenz, daengz haemh yaek ninz youh aeu meiq ndat cimq din, caiq dawz bau yw moq oep giz in, aeu baengzsa cug ndei yietnaiq. Moix ngoenz 2 baez, ndwen ndeu guh aen liuzcwngz he.

【Ywbingh yaugoj】

Baenzlawz dingh ndeirwix: Ndei liux, yungh yw le yiengh bingh siu bae, goengnaengz dauq cingqciengz; yaugoj haemq ndei, yungh yw le yiengh bingh daihdaej siu bae, goengnaengz beij gaxgonq demgiengz; yaugoj haemq ndei, yungh yw le yiengh bingh haemq miz gaijndei, goengnaengz loq miz demgiengz; mbouj miz yaugoj, yungh yw le yiengh bingh mbouj gaijndei, goengnaengz mbouj demgiengz saek di.

Yw miz yaugoj: Yw mboengq ndeu le ginggvaq cazyawj, ndei liux 8 laeh, yaugoj haemq ndei 5 laeh, mizyauq 6 laeh, cungj daeuj gangj 42.1% yw ndaej miz yaugoj.

【Roxnyinh】

Giujdin dok oen Ywdoj nyinhnaeuz dwg din fungheiq, cungj bingh neix lai dwg daep mak hawsied、lwedheiq mbouj gaeuq、fajdin nohgienq、nyinzndok、hoh saet ciengx, caiq gya sezheiq saek ndaw、lwed gyamx dingznywngh、myaiz mbaeq caem roengz, cauxbaenz fajdin lwedheiq gietnywngh、gingmeg saeklanz、cauxbaenz din fungheiq. Bingh dwg goek haw byai saed、doeng ging byaij lwed siu in aeu con gvaq mboengq ywbingh. Fuk yw neix ndawde raglingzsien feih manh、singq raeuj, siu rumz cawz mbaeq、doeng ging siu in、ndaej vaq ndok siu oen、miz yozlij bauqnaeuz raglingzsien ndaej siu in;vahoengz feih manh、singq raeuj、ndaej byaij lwed doeng ging、siu gyamx dingz in;gonemvunz feih manh、singq raeuj、ndaej siu rumz cawz mbaeq、soeng nyinz byaij lwed、dingz in. Sam cungj yw gap yungh, caez bae doeng ging vaq ndok siu in. Caiq gya aeu meiq ndat cimq din, cix ndaej hawj giz in giet de bienq unq, yw ndaej engq miz yaugoj. Cungj ywfap neix mbouj miz gij haihcawq wnq, sawj cienz noix, ndaej doigvangq bae yungh.

如何用补肾宣痹法治骨质疏松?

Baenzlawz aeu yiengh bouj mak langh heiq bae yw ndokbyaeuh?

骨质疏松症属中医学骨痿、骨痹范畴,病机为肾虚、脾虚与血瘀,以肾虚为主。中医认为骨的生长发育与肾精盛衰关系密切。肾精充足的骨骼得以滋养而强健有力;肾精亏虚,骨骼失养而萎弱无力。脾虚则是此病的重要病机。肾所藏之天生之精有赖于脾胃化生的水谷精微的充养。若脾不运化,脾精不足,肾精亏虚,骨骼失养,则骨骼脆弱无力,必致骨质疏松的发生。中医认为血瘀是本病的促进因素,从衰老机理的微循环实验研究中证实,骨质疏松的老年人均有不同程度的微循环障碍。对本病的治疗应该以补肾为主。中医的补肾法,其实就是促进人体生长发育的各项功能,实现钙有效地在骨骼上沉积,从而有效治疗骨质疏松。现就中医对骨质疏松症的辨证治疗方法做简单介绍。

【肾阳虚型】

表现:畏寒怕冷,腰背酸痛,四肢不温,神疲乏力,语音低微,胃纳不振或饮食不化,大便不实,小便清长,夜尿频多。舌多淡红,或胖而有齿痕,苔薄白或白腻,脉多细弱无力。

治则:以温补肾阳为主。

处方:熟地15克,杜仲、桑寄生、续断各12克,山萸肉、淫羊藿各10克,熟附子(先煎)9克,肉桂(后下)、仙茅各5克。

【肾阴虚型】

表现:腰背酸痛,午后及夜间有烘热感,手脚心发热,两颧潮红,夜间盗汗,心烦心悸,失眠多梦,口干不多饮,胃中嘈杂,大便干结。舌红少苔,干燥,脉多细数。

治则：以滋阴补肾为主。

处方：熟地 30 克，龟板、山药、怀牛膝各 15 克，枸杞子 12 克，山萸肉、杜仲、知母、鹿角胶、桑寄生各 10 克，黄柏 6 克。

【痹证型】

表现：腰背疼痛明显，转侧不利，阴雨或劳累后加重，得暖或休息后减轻，疼痛呈刺痛或钝痛。舌淡红，苔薄白或白腻，或有瘀点，舌底静脉可见曲张青紫，脉弦紧或浮涩。

治则：以补益肝肾、宣痹通络为主。

处方：黄芪 30 克，当归、苍术、桑寄生各 12 克，杜仲、续断、羌活、独活、秦艽、五加皮各 8 克，红花 5 克，细辛 3 克。

以上中药均为每日 1 剂，水煎 2 次，分 3 次服。7 剂为 1 个疗程。

Ndokbyaeuh Ywdoj gvi haeuj yiengh ndok reuq、ndok dok oen、baenzbingh yienzaen dwg mak haw、mamx haw caeuq lwed gyamx、cujyau dwg mak haw. Ywdoj nyinhnaeuz ndok maj caeuq gij cing mak vuengh nyieg gvanhaeh maedcied. Cing mak cuk ndokgyaq ndaej ciengx cix genq; cing mak haw sied, ndokgyaq mbouj ndaej ciengx cix reuq nyieg. Mamx haw caemh dwg gij yienzaen youqgaenj baenz cungj bingh neix. Mak coux gij cing daiqseng miz de hoengz hix aeu baengh mamx dungx bae vaq raemx ciengx de. Danghnaeuz mamx mbouj daeh vaq, cing mamx mbouj gaeuq, cing mak haw sied, ndokgyaq mbouj miz ciengx, baenzneix ndokgyaq couh byot nyieg mbouj miz rengz, couh cauxbaenz ndok soeng dok oen. Ywdoj nyinhnaeuz lwed gyamx dwg yiengh coi baenz cungj bingh neix he, daj ndangdaej nyieglaux gihlij veihsinzvanz ndaej cingqsaed, bouxlaux ndok soeng dok oen cungj miz veihsinzvanz gazngaih. Yw cungj bingh neix wngdang aeu bouj mak guhcawj. Yiengh bouj mak Ywdoj, gizsaed couh dwg coi hawj ndangvunz fatmaj gak hangh goengnaengz, hawj gij gai ndaej caem youq ndokgyaq, baenzneix bae yw ndokbyaeuh. Lajneix genjdanh gangj Ywdoj baenzlawz yw ndokbyaeuh.

【Yiengh mak yiengz haw】

Biujyienh：Lau caep lau nit, laeng hwet naetdot, seiq fwngzga mbouj raeuj, naiqnuek mbouj miz rengz, gangjvah sing iq, dungx yaemz mbouj siu, ok haex mbouj saed, ok nyouh saw raez, hwnznaengz nyouh lai. Linx lai hoengz damh, roxnaeuz biz cix miz vunq heuj, ailinx mbang hau roxnaeuz hau na, meg nyieg mbouj miz rengz.

Ywfap：Aeu raeuj bouj yiengz mak guhcawj.

Danyw：Caemcij cug 15 gwz, goducung、gosiengzsangh、gociepraek gak 12 gwz, nohcazlad、mbaw gokyiengz gak 10 gwz, suzfuswj（sien goen）9 gwz, naenggviq（doeklaeng cuengq）、gohazsien gak 5 gwz.

【Yiengh mak yaem haw】

Biujyienh：Laeng hwet naetdot, banringz caeuq gyanghwnz roxnyinh miz ndat ring, angjfwngz angjdin fat ndat, song dongqnaj hoengzswg, gyanghwnz ok hanhheu, simnyap simcieg, ninz mbouj ndaej fangzloq lai, bak hawq cix mbouj siengj gwn raemx, dungx goenj, haex geng. Linx hoengz ailinx noix, sauj hawq, meg gaeb byaij youh vaiq.

Ywfap: Aeu nyinh yaem bouj mak guhcawj.

Danyw: Caemcij cug 30 gwz, byakgvi、maenzcienz、vaizbaihdoh gak 15 gwz, ceh goujgij 12 gwz, noh cazlad、goducung、gocihmuj、gau gaeuloeg、gosiengzsangh gak 10 gwz, govuengzbeg 6 gwz.

【Yiengh fungheiq】

Biujyienh: Laeng hwet naetdot mingzyenj, baenq ndang mbouj bienh, fwn oemq roxnaeuz hong baeg le gya'naek, ndaej raeuj roxnaeuz yietnaiq le gemjmbaeu, indot lumj cim camz roxnaeuz dub in. Linx hoengz damh, ailinx mbang hau roxnaeuz hau na, roxnaeuz miz diemj gyamx, diuzmeg laj linx doed aeuj, meg ndongjsoh youh raez youh gaenj roxnaeuz fouz byaij mbouj swnh.

Ywfap: Aeu bouj daep mak、langh heiq doeng ging guhcawj.

Danyw: Vangzgiz 30 gwz, danghgveih、canghsuz、gosiengzsangh gak 12 gwz, goducung、gociepraek、gyanghhoz、goduzhoz、gocinzgiuj、naeng nguxgya gak 8 gwz, vahoengz 5 gwz, rieng gaeqdon 3 gwz.

Gij yw baihgwnz moix ngoenz fuk ndeu, cienq raemx 2 baez, faen 3 baez gwn. 7 fuk guh aen liuzcwngz ndeu.

五、五官科
Haj、Goh Ndaeng Bak Rwz Da

为什么说全蝎治慢性泪囊炎疗效好？
Vih maz gangj duzsipgimz yw leinangzyenz menhnumq yaugoj ndei?

慢性泪囊炎是常见的一类眼科疾病，不仅经久不愈，反复发作，而且作为一个慢性泪囊炎病灶长期存在，只要角膜上皮损伤，常可致严重感染，发生化脓性角膜炎，进而危及眼球。用全蝎对 18 例慢性泪囊炎（均不愿接受手术治疗）患者进行治疗，疗效确切，现介绍如下。

【临床资料】

本组患者 18 例，其中男性 5 例，女性 13 例，发病率几乎与年龄成正比，且女性明显高于男性。

【诊断标准】

长期溢泪，压迫泪囊有黏脓性分泌物自泪小点溢出者。

【治疗方法】

取全蝎适量，在瓦片上焙干，研粉备用。成人每次 6 克，小儿减半，以温白酒或黄酒送服（以个人酒量而定，每次 15～50 毫升），儿童或不饮酒者改用温开水送服，每日 1 次或 2 次。3 日为 1 个疗程。

【治疗效果】

疗效标准：痊愈，临床症状消失；好转，近期临床症状迅速改善，但由于未坚持服药而有复发者；无效，临床症状基本上无改变。

疗效：痊愈 16 例，好转 2 例，总有效率为 100%。显效时间平均 3～4 日。从病程上来分析，本组病例病程均在 10 年以上，但通过临床观察，疗效不受病程的影响。

【典型病例】

患者，女，62 岁。主诉：右眼流泪伴有内眦角溢黏脓性分泌物近 20 年。检查见双眼内眦部下睑皮肤因拭泪致色素沉着，泪小点位置正常。按压泪囊部，可见灰色白色黏脓性分泌物自上、下泪小点溢出，内眦部球结膜呈慢性充血，其余无异常。诊断：双侧慢性泪囊炎。经用上述方法治疗 3 天，流泪症状明显减轻，按压泪囊，无分泌物溢出。

【体会】

采用全蝎治疗慢性泪囊炎，既经济又简便，疗程短，显效快，疗效确切，无明显副作用，确属值得进一步研究探讨的新疗法。

Leinangzyenz menhnumq dwg cungj bingh lwgda ciengz raen ndeu, mboujdanh yw nanz mbouj ndei, fanjfuk dauqfat, caemhcaiq dwg giz bingh leinangzyenz menhnumq ciengzgeiz louzyouq, cijaeu gij naeng gwnz gozmoz deng sieng, ciengz deng lah youqgaenj, ciengz baenz gozmozyenz miz nong, yaek haih daengz cehda, aeu duzsipgimz daeuj yw 18 boux bouxbingh baenz leinangzyenz menhnumq (cungj mbouj haengj guh soujsuz daeuj yw), ywbingh yaugoj haemq ndei, seizneix gaisau youq lajneix.

【Gij swhliu ywbingh】

Bouxbingh cuj neix 18 boux, ndawde bouxsai 5 boux, mehmbwk 13 boux, boux baenzbingh ca mbouj lai caeuq nienzlingz mizgven, caemhcaiq mehmbwk baenz lai gvaq bouxsai.

【Gij byauhcunj duenqbingh】

Ciengzgeiz lae raemxda, bik dawz daehraemxda miz gij huqniu lumj nong nei daj diemj raemxda saeq okdaeuj.

【Ywfap】

Aeu dingz sipgimz ndeu, youq gwnz ngvax gangq sauj, nienj baenz mba bwh yungh. Boux vunzhung moix baez gwn 6 gwz, lwgnyez gemj buenq, aeu laeujhau raeuj roxnaeuz laeujhenj soengq gwn (aenq gak boux gwn ndaej geijlai laeuj daeuj dingh, moix baez 15~50 hauzswng), lwgnyez caeuq boux mbouj gwn laeuj gaij aeu raemxgoenj raeuj soengq gwn, moix ngoenz baez ndeu roxnaeuz 2 baez, 3 ngoenz guh aen liuzcwngz ndeu.

【Ywbingh yaugoj】

Baenzlawz dingh ndeirwix: Yw ndei, yw gvaq le binghyiengh cungj mbouj raen lo; miz di ndei, mboengqneix gij binghyiengh haemq vaiq ndaej gaijndei, hoeng aenvih mbouj genhciz gwn yw cix dauq fat bingh; mbouj miz yaugoj, gij binghyiengh gihbwnj mbouj miz maz gaijbienq.

Ywbingh yaugoj: Yw ndei 16 boux, ndei di 2 boux, cungj miz yaugoj dwg 100%. Yaugoj haemq ndei, seizgan bingzyaenz dwg 3~4 ngoenz. Daj binghcingz daeuj yawj, cuj binghlaeh neix baenzbingh seizgan cungj dwg 10 bi doxhwnj, hoeng doenggvaq seiz ywbingh daeuj yawj, ywbingh yaugoj mbouj souh binghcingz yingjyangj.

【Binghlaeh denjhingz】

Bouxbingh, mehmbwk, 62 bi. Bouxbingh naeuz: Dagvaz lae raemxda rog gokda miz haexda lumj nong gaenh 20 bi. Genjcaz raen baihlaj buengzda ndaw gokda aenvih uet raemxda lai cix bienq ndaem, giz ok raemxda cingqciengz. Naenx giz daehraemxda, ndaej raen gij haexda niu lumj nong saekhau saekmong daj gwnz、laj giz ok raemxda iemq ok, aengiuz gezmoz ndaw gokda miz di lwed, gij wnq mbouj miz maz vwndiz. Duenqdingh: Song mbiengj leinangzyenz menhnumq. Aeu gij fuengfap baihgwnz yw 3 ngoenz, gij binghyiengh lae raemxda ndei lai lo, naenx daeh raemxda, mbouj miz haexda ok lo.

【Roxnyinh】

Aeu duzsipgimz daeuj yw leinangzyenz menhnumq, mbouj sai ngaenz geijlai youh heih guh, ywbingh seizgan dinj, yaugoj haemq ndei haemq vaiq, ywbingh yaugoj haemq ndei、mbouj miz maz fucozyung，saedcaih dwg cungj ywfap moq cigndaej caenh'itbouh bae yenzgiu damqcaz ndeu.

如何用黄连巧治慢性化脓性中耳炎？
Baenzlawz aeu vuengzlienz daeuj yw rwznong menhnumq？

慢性化脓性中耳炎由溶血性链球菌、金黄色葡萄球菌、肺炎双球菌及变形杆菌等致病菌引起。黄连素（小檗碱）对大肠杆菌、变形杆菌、痢疾杆菌及肺炎双球菌等均有抑制作用，在体内可加强白细胞吞噬作用，有良好的利胆、扩张末梢血管、降压、解毒的作用。中医将慢性化脓性中耳炎称为脓耳，系由肝胆湿热、肾阴不足、虚火上炎、热蒸耳道、壅遏营气、络脉不通而致耳内红肿，甚者溃烂化脓。黄连苦寒，善清热燥湿，泻火解毒，清心经之火，清利肝胆湿热。黄连无论从西药的角度还是从中药理论来看，均是一味治疗慢性化脓性中耳炎的良药，现举典型病例如下。

例1：患者，女，48岁。自述耳痛、耳鸣，伴眩晕、呕吐，因肝火上炎、肝郁化火、肝阳上亢所致。治疗用黄连20克煎浓汁外滴于患部，每日3次，10日为1个疗程，且加龙胆泻肝丸内服，每日2次，3日后耳痛消失，10日后伴随症状消失。治疗效果理想。

例2：患者，男，28岁。自述耳痛、耳鸣，伴头痛、头晕、心中烦闷、身痛，因内热上扰、胃气不和、气机不调所致。用黄连浓汁滴入耳内，滴药后用手持续挤压耳屏，直到药液不再到达鼻咽部为好。同时内服银翘解毒散，3日后病症明显好转，10日后痊愈。

用黄连治疗慢性化脓性中耳炎，简便易操作，效果较为满意。

Rwznong menhnumq youz yungzhezsing lengiuzgin、buzdauzgiuzgin saekhenjgim、feiyenz songgiuzgin caeuq benhingz ganjgin daengj gij sigin baenzbingh cauhbaenz. Vangzlenzsu（siujbogenj）doiq dacangz ganjgin caeuq benhingz ganjgin、liciz ganjgin、feiyenz songgiuzgin daengj cungj miz hanhhaed cozyung，youq ndawndang ndaej gyagiengz gij ndwnjgyan cozyung sibauhhau，miz gij cozying leih aenmbei、haigvangq byai sailwed、doekdaemq hezyaz、gaijhuj daengj. Ywdoj heuh cungh'wjyenz ok nong heuhguh rwznong，dwg aenvih daep mbei cumxhuj、gij yaem aenmak mbouj gaeuq、haw huj doxhwnj、ndat naengj daengz conghrwz、saekgaz heiq mbouj doeng、meg mbouj doeng baenz ndaw rwz foeghoengz，caiqlij naeuhyungz baenz nong. Vuengzlienz haemz caep，siu huj hawj cumx sauj ceiq ak，siu huj baiz doeg，siu gij huj diuzmeg simdaeuz，siu cumx huj aen'daep aenmbei. Vuengzlienz mboujlwnh dwg daj Sihyih daeuj yawj roxnaeuz dwg daj gij lijlun Ywdoj daeuj yawj，cungj dwg cungj yw'ndei yw rwznong，seizneix gangj gij binghlaeh denjhingz youq lajneix.

Laeh 1：Bouxbingh，mehmbwk，48 bi. Gag naeuz rwzin、rwzokrumz，buenx miz gyaeujngunh、rueg，aenvih gij huj ndaw daep cung doxhwnj、daep cwk baenz huj、gij yiengz ndaw daep haenq lai baenz bingh. Ywbingh aeu vuengzlienz 20 gwz cienq raemxgwd ndik youq baihrog giz bingh, moix ngoenz 3 baez, 10 ngoenz guh aen liuzcwngz ndeu, caemhcaiq gya gwn ywyienz lungzdanj seganhvanz, moix ngoenz 2 baez, 3 ngoenz le rwz mbouj in lo, 10 ngoenz le lienz binghyiengh cungj mbouj raen lo. Ywbingh yaugoj haemq ndei.

Laeh 2: Bouxbingh, bouxsai, 28 bi. Gag naeuz rwzin, rwzokrumz, lij miz gyaeujin, gyaeujngunh, simfanz simnyap, ndang in, aenvih gij huj ndaw ndang cung doxhwnj, gij heiq ndaw dungx mbouj huz, heiqgih mbouj diuz baenzbingh. Aeu raemxgwd vuengzlienz ndik haeuj ndaw rwz, ndik yw le laebdaeb aeu fwngz naenx duj rwz, itcig daengz gij raemxyw mbouj lae haeuj ndaw conghhoz couh ndei. Doengzseiz gwn mbayw yinzgyauz gaijdoegsanj, 3 ngoenz binghyiengh ndei lai lo, 10 ngoenz le bingh couh ndei lo.

Aeu vuengzlienz yw lwgnding baenz hangzgauqmou, genjdanh heih guh, yaugoj haemq ndei.

为什么说中药粉吹鼻治慢性鼻窦炎疗效好?

Vihmaz naeuz mba Ywdoj boq ndaeng yw bizdouyenz menhnumq yaugoj ndei?

鼻窦炎是临床常见病、多发病之一,治疗颇为棘手。采用中药粉吹鼻治疗本病收效满意,现介绍如下。

【临床资料】

24 例患者均为门诊病例,其中男性 14 例,女性 10 例;年龄 7～56 岁;病程 8 个月至 6 年。所有病例均表现为鼻塞、流涕、头痛、头晕、嗅觉障碍和记忆力减退等。鼻腔检查见鼻黏膜充血呈暗红色,下鼻甲肿胀,下鼻道或中鼻道有脓性分泌物。鼻窦 X 线摄片有阳性表现者。

【治疗方法】

处方:煅鱼脑石(药店有售)3 克,冰片 1 克。混匀,共研细粉。

用法:用生理盐水拭净鼻腔,然后取药粉 4 克用吸管吹入鼻腔,每日 2 次。6 日为 1 个疗程,3 个疗程后评定疗效。

【治疗效果】

疗效标准:痊愈,自觉症状消失,X 线检查无异常;好转,症状明显改善,鼻腔检查见充血、肿胀等表现减轻,X 线检查有明显改善;无效,症状及检查均无改善。

疗效:痊愈 9 例,好转 13 例,无效 2 例,总有效率为 91.7%。

【典型病例】

刘某,男,47 岁。鼻塞、头痛 3 年,每因感冒加重,时常流涕,前额、头颈痛,伴头晕、嗅觉障碍,影响记忆及睡眠。于某医院诊断为慢性鼻窦炎。曾用鼻炎康、头孢氨苄、滴鼻净(萘甲唑啉)等,但均无明显好转。来诊时查见:鼻腔黏膜充血,鼻道内较多脓性分泌物，鼻中甲肿胀。给予本方 4 克吹鼻，每日 2 次。吹鼻后自觉鼻塞感顿减，鼻腔中流出少许黄色液体。1 个疗程后症状明显减轻，3 个疗程后症状消失。检查见鼻甲充血肿胀消失，鼻道内分泌物消失。又使用 2 剂告愈。

【体会】

慢性鼻窦炎属中医鼻渊范畴。鼻乃清窍，为肺之门户。若肺胃失和，卫外不固，邪客孔窍，致清浊不分，毒热蕴遏，灼腐生脓，久之则成鼻渊。煅鱼脑石性寒、味甘咸，具有清热解毒的功效，主治鼻炎；冰片苦凉入肺，具有开窍醒神、清热解毒的功效，专利闭塞风痰。两药合用，气味芳香，清热通窍，共奏清热解毒、祛涕通窍之功。

Bizdouyenz dwg cungj bingh seiz ywbingh ciengz raen、lai raen ndeu, haemq nanz yw. Aeu mba Ywdoj boq ndaeng yw cungj bingh neix ndaej daengz haemq ndei yaugoj, seizneix gaisau youq lajneix.

【Gij swhliu ywbingh】

24 boux cungj dwg bouxbingh mwnzcinj, ndawde bouxsai 14 boux, mehmbwk 10 boux; nienzlingz 7～56 bi; binghgeiz 8 ndwen daengz 6 bi. Sojmiz binghlaeh cungj raen ndaengsaek、mugrih、gyaeujin、gyaeujngunh、nyouq mbouj rox feih caeuq geiq doxgaiq gemjdoiq daengj. Genjcaz caengz i ndawndaeng cung lwed baenz saekhoengzndaem, gyaepndaeng laj foeg, roenndaeng laj roxnaeuz roenndaeng gyang miz nong. Ndaw conghndaeng guh X gvangh ingjsiengq raen gij binghyiengh yiengzsingq.

【Ywfap】

Danyw: Yiznaujsiz cauj gvaq (bouqyw miz gai) 3 gwz, binghben 1 gwz. Gyaux yinz, caez nienj baenz mbamwnh.

Yunghfap: Aeu swnghlij yenzsuij uet seuq ndaw conghndaeng, yienzhaeuh aeu 4 gwz mbayw yungh guenjsup boq haeuj ndaw conghndaeng, moix ngoenz 2 baez. 6 ngoenz guh aen liuzcwngz ndeu, 3 aen liuzcwngz le bingzdingh ywbingh yaugoj.

【Ywbingh yaugoj】

Gij byauhcunj bingzdingh ywbingh yaugoj: Yw ndei, gag raen binghyiengh cungj mbouj raen lo, guh X gvangh genjcaz mbouj raen miz maz bingh; miz di ndei, binghyiengh gaijndei haemq lai, genjcaz ndaw conghndaeng raen miz cunglwed、foegbongz daengj binghyiengh haemq mbaeu, guh X gvangh genjcaz raen ndei haujlai; mbouj miz yaugoj, gij binghyiengh caeuq genjcaz gvaq cungj mbouj raen ndei.

Ywbingh yaugoj: Yw ndei 9 boux, ndei di 13 boux, mbouj miz yaugoj 2 boux, cungj miz yaugoj dwg 91.7%.

【Binghlaeh denjhingz】

Boux singq Liuz, bouxsai, 47 bi. Ndaengsaek、gyaeujin 3 bi, baez bungz dwgliengz bingh couh lai naek, ciengz mugrih, najbyak in, gyaeuj hoz in, lij miz gyaeujngunh, nyouq mbouj rox feih, yingjyangj daengz geiq doxgaiq caeuq ninz. Youq aen yihyen ndeu duenhdingh dwg bizdouyenz menhnumq. Gaenq yungh gvaq bizyenzgangh、douzbauh'anhbenj、 dizbizcing（naigyazcolinz）daengj, hoeng cungj caengz raen ndei geijlai. Daeuj yawj bingh seiz caz raen: Caengz i niu daw conghndaeng cunglwed, ndaw conghndaeng miz haujlai mug lumj nong, gyaepndaeng gyang foeg. Aeu gij yw aen dan neix 4 gwz boq ndaeng, moix ngoenz 2 baez. Boq ndaeng le gag raen ndaengsaek ndei lai lo, ndaw conghndaeng miz dingznoix mug lae ok. Aen liuzcwngz ndeu le binghyiengh lai ndei lo, 3 aen liuzcwngz gvaq le binghyiengh cungj mbouj raen lo. Caz ndaw ndaeng mbouj raen cung lwed lo, ndaw conghndaeng mbouj raen miz mug lo. Youh yungh 2 fuk le naeuz ndei lo.

【Roxnyinh】

Bizdouyenz menhnumq dwg haeuj aen gvaengh bizyenh. Ndaeng dwg congh hawj cingseuq, dwg bakdou aenbwt. Danghnaeuz bwt dungx mbouj huz, hen rogndang mbouj maenh, doegyak haeuj daengz ndaw congh, faen mbouj ok diemz haemz, hujdoeg cwkgaz, log naeuh baenz nong, nanz le couh baenz bizyenh. Yiznaujsiz cauj gvaq feih gam singq caep, ndaej siu huj gaij doeg, cujyau yw bizyenz; binghben haemz liengz haeuj bwt, ndaej hai uk singj saenz、siu huj gaij doeg, daegdaengq leih saek fung myaiz. Song cungj yw caez yungh, feih rang, siu huj hai uk, ndaej siu huj gaij doeg、siu mug doeng congh.

如何用中药煎液漱口治齿龈出血？
Baenzlawz aeu Ywdoj cienq raemx riengx bak yw nohheuj oklwed?

应用中药海螵蛸、五倍子煎液含漱，治疗白血病、再生障碍性贫血并发齿龈出血者 80 例，取得较好疗效，现介绍如下。

【临床资料】

80 例齿龈出血患者中，男性 43 例，女性 37 例；年龄最小 16 岁，最大 75 岁；白血病 39 例，再生障碍性贫血 41 例。

【治疗方法】

取海螵蛸、五倍子各 60 克，加 400 毫升温水浸泡 1 小时，再煎煮得药液 200 毫升，用以含漱。上药含漱每日 7～10 次，每次 10～15 分钟，直至齿龈出血停止。

【护理】

①应用本方煎液漱口治疗齿龈出血期间，患者口腔内有血块时应用生理盐水棉球擦拭或生理盐水漱口，保持口腔清洁；②禁用牙刷刷牙或牙签剔牙；③进食清淡、易消化、营养丰富的软质饮食，忌生硬油腻、辛辣刺激食品；④室内温湿度适宜，注意保暖，提高免疫力；⑤爱护体贴患者，稳定情绪，减轻紧张焦虑、悲观心理，增强齿龈出血治疗效果。

【治疗效果】

59 例含漱上药 3～6 日齿龈出血即停止，判为显效；21 例含漱 7～10 日齿龈出血停止，判为有效。总有效率为 100%。

【体会】

白血病和再生障碍性贫血患者多因血小板数量减少或功能异常，凝血因子减少，以致凝血机制障碍而引起齿龈出血。海螵蛸具有制酸、止血、敛疮的作用；五倍子含有鞣酸，具有抗炎、收敛、凝血的作用。两药联合应用，产生协同效果，疗效更佳。

Aeu Ywdoj ndok byamaeg、cehlwgnoenh cienq raemx hamz riengx，yw doengh boux binghlwedhau、dauq maj gazngaih baenz lwednoix caez baenz nohheuj ok lwed 80 boux，ndaej daengz haemq ndei ywbingh yaugoj，seizneix gaisau youq lajneix.

【Gij swhliu ywbingh】

Ndaw 80 boux nohheuj ok lwed，bouxsai 43 boux，mehmbwk 37 boux；nienzlingz boux ceiq oiq 16 bi，boux ceiq geq 75 bi；boux baenz binghlwedhau 39 boux，boux dauqmaj gazngaih baenz lwednoix 41 boux.

【Ywfap】

Aeu ndok byamaeg、cehlwgnoenh gak 60 gwz，gya 400 hauzswng raemxraeuj cimq aen cungdaeuz ndeu，caiq cienq daengz lw raemxyw 200 hauzswng，aeu daeuj hamz riengx. Hamz gij yw gwnzneix moix ngoenz 7～10 baez，moix baez 10～15 faencung，cigdaengz nohheuj oklwed dingz.

【Dajleix】

①Seiz aeu aen dan neix cienq raemx riengx bak yw nohheuj ok lwed，bouxbingh ndaw bak miz lwed seiz aeu swnghlij yenzsuij caeuq faiqmienz cat roxnaeuz swnghlij yenzsuij riengx bak，hawj bak seuq；②Gimq yungh catheuj daeuj cat heuj roxnaeuz aeu ciemheuj daeuj dik heuj；③Gwn gij doxgaiq unq youh damh、heih siuvaq，miz yingzyangj，geih gwn gij doxgaiq ndip ndongj youzywd、manh；④Ndaw ranz dohraeuj habngamj，haeujsim ndang raeuj，daezsang dingjbingh naengzlig；⑤Lai gyaez lai gvansim bouxbingh，onj cingzsi de，gaej hawj de vueng lai、doeknaiq，demgiengz nohheuj ok lwed ywbingh yaugoj.

【Ywbingh yaugoj】

59 boux hamz gij yw gwnzneix riengx bak 3～6 ngoenz nohheuj ok lwed couh dingz，duenq dwg yaugoj haemq ndei；21 boux hamz yw daeuj yw 7～10 ngoenz nohheuj ok lwed dingz，duenq dwg miz yaugoj. 100% cungj miz yaugoj.

【Roxnyinh】

Bouxbingh binghlwedhau caeuq dauq maj gazngaih baenz lwednoix dingzlai dwg hezsiujbanj gemjnoix roxnaeuz goengnaengz saetciengz，gij yinhswj comz lwed gemjnoix，baenz gij gihci comzlwed gazngaih baenz nohheuj ok lwed. ndok byamaeg miz hanhhaed soemj dingz lwed、sousuk cozyung；cehlwgnoenh hamz miz youzsonh，miz siu in、sousuk、comzlwed cozying. Song cungj yw gap yungh，miz doxbang doxbouj yaugoj，ywbingh yaugoj engq ndei.

如何用药丸填塞治冠周炎？

Baenzlawz aeu ywyienz denzsaek yw gvanhcouhyenz diuzheuj?

智齿萌出过程中，牙齿冠部可部分或全部被牙龈覆盖，牙龈与牙齿之间形成较深的腔隙，称为盲袋。食物及细菌嵌塞于盲袋内，加上咀嚼食物而损伤，容易形成溃疡。当全身抵抗力下降、局部细菌毒力增强时，可引起炎症（冠周炎）急性发作。表现为牙龈疼痛红肿，在咀嚼及吞咽时加重，若发病2～3日疼痛仍不止，发烧不退，可考虑炎症发展到化脓期。采用下法治疗急性冠周炎，取得了良好疗效。

【临床资料】

54例患者中，男性24例，女性30例；年龄20～30岁。

【治疗方法】

首先用3％双氧水（过氧化氢）与生理盐水交替冲洗冠周盲袋，然后将5～10粒喉症丸（药店有售）填塞于冠周盲袋内，同时滴入碘甘油（药店有售），嘱患者半小时内勿漱口，每日换药1次。

【治疗效果】

所有患者均治愈，轻者1次或2次治愈，重者于冠周置放药的同时加以口服消炎药治疗3～5日治愈。

Heujgungx okdaeuj seiz, byaiheuj miz dingz ndeu roxnaeuz cungj deng nohheuj goemq dawz, ndaw nohheuj caeuq heuj miz geh hoengq haemq laeg, heuhguh daehmengz. Gijgwn caeuq sigin seb haeuj ndaw daeh le, caiq gya nyaij doxgaiq deng sieng, heih baenz siengnaeuh. Dang aen ndang dingj bingh naengzlig daemq, mbangj giz sigin doeg ndaej haenq seiz, ndaej baenz nohheuj in（gvanhcouhyenz）. Yiengh de dwg nohheuj in foeghoengz, nyaij doxgaiq caeuq ndwnj doxgaiq seiz lai in, danghnaeuz bingh 2～3 ngoenz in lij mbouj dingz, fatndat mbouj doiq, ndaej naemj daengz fazyenz gaenq daengz seiz baenz nong lo. Aeu gij fuengfap baihlaj yw gvanhcouhyenz menhnumq, aeu ndaej haemq ndei ywbingh yaugoj.

【Gij swhliu ywbingh】

Ndaw 54 boux bouxbingh, bouxsai 24 boux, mehmbwk 30 boux; nienzlingz 20～30 bi.

【Ywfap】

Sien aeu 3％ sanghyangjsuij（goyangjvagingh）caeuq swnghlijyensuij gyauca swiq daehmengz gvanhcouh, yienzhaeuh dawz 5～10 naed houzcwngvanz（bouqyw miz gai）saek haeuj ndaw daehmenz gvanhcouh bae, doengzseiz ndik denjganhyouz（bouqyw miz gai）haeuj bae, daengq bouxbingh ndaw buenq aen cungdaeuz gaej riengx bak, moix ngoenz vuenh baez yw ndeu.

【Ywbingh yaugoj】

Sojmiz bouxbingh cungj yw ndei, boux binghmbaeu baez ndeu roxnaeuz 2 baez yw ndei，boux binghnaek youq seiqhenz byaiheuj cuengq yw le lij aeu doengzseiz gwn yw siuhyenz yw 3～5 ngoenz cij ndei.

为什么说中药治急性扁桃体炎疗效好？

Vihmaz naeuz Ywdoj yw benjdauzdijyenz singqgaenj ywbingh yaugoj ndei？

扁桃体炎属中医学乳蛾、喉蛾范畴，好发于儿童和青年，其发病部位在咽部两侧扁桃体，症见扁桃体肿痛或表面有黄白色渗出物。因其形状似乳头或蚕蛾，故名乳蛾。在临床中用自拟方治疗，效果满意，现介绍如下。

【临床资料】

治疗 38 例患者，其中男性 26 例，女性 12 例；年龄最大 60 岁，最小 5 岁。所有病例都有不同程度的发热、恶寒、头痛、咽痛、扁桃体肿痛、颌下淋巴结肿大伴有压痛，舌红，苔黄，脉数，中医辨证为热毒型。

【治疗方法】

处方：金银花 20 克，板蓝根 15 克，连翘、山豆根各 12 克，射干 10 克，黄芩、牛蒡子、桔梗、赤芍各 9 克，薄荷 8 克（后下），甘草 6 克。以上为成人剂量，小儿酌减。

加减：有黄白色脓点者，加七叶一枝花（草河车）9 克；声音嘶哑者，加木蝴蝶 10 克、胖大海 8 克（后下）；头痛者，加白芷 9 克；痰多者，加浙贝母 10 克；潮热盗汗者，加麦冬 15 克，玄参、生地各 12 克；便秘者，加大黄 5 克（后下）。

用法：诸药加水 4 碗煎至大半碗，药渣用水 2 碗半煎至大半碗，两次药液合并，分 3 次温服，每日 1 剂。忌食辛辣、刺激性食物。

【治疗效果】

所有患者经上述治疗后均痊愈，治愈时间最短为 3 日，最长为 7 日，平均为 5 日。

【典型病例】

患者，女，42 岁。主诉：3 天前开始发热、怕冷、咽痛、全身不适，在当地诊所曾经西医治疗，因疗效欠佳，后转诊中医。体征：痛苦病容，体温 39 ℃，两侧扁桃体 2 度肿大，有脓性分泌物，颌下淋巴结肿大有压痛，说话或吞咽时疼痛加重。大便秘，苔白厚，脉弦数。诊断：急性扁桃体炎。治疗：服上方加草河车、大黄，2 剂，早上、中午、晚上各 1 次。第四天复诊，热退，症状减轻，脓性分泌物已经消除，仅有轻微的咽部不适，继服 3 日后痊愈。

【体会】

急性扁桃体炎多为肺胃之火上升，风热之邪外侵，风火相搏，热毒蕴结，挟痰凝滞而成；或因食辛辣、刺激性食物及喝酒、吸烟，肠胃积热上攻于咽喉所致。方中以黄芩清上焦之火，牛蒡子、薄荷散表邪，金银花、连翘、板蓝根清热解毒，山豆根、射干、甘草清热利咽消肿，赤芍清热凉血、祛瘀止痛。诸药配合，共奏疏风解表、清热解毒、利咽消肿、祛瘀止痛之效。本方不但对急性扁桃体炎有效，而且对慢性咽喉疾病患者根据症状临证加减也有满意的效果。

Benjdauzdijyenz dwg aen gvaengh Ywdojyoz gangj cungj baenzngoz、danhaeuz、lwgnyez caeuq bouxcoz haengj baenz cungj bingh neix, giz baenzbingh youq song henz benjdauzdij conghhoz, binghyiengh raen benjdauzdij foeg in roxnaeuz baihrog benjdauzdij miz raemx saek hauhenj iemq ok. Aenvih yiengh lumj gyaeujcij roxnaeuz nengznuengx, couh heuhguh ngozcij. Youq seiz ywbingh aeu aen dan gag dingh daeuj yw, yaugoj haemq ndei, seizneix gaisau youq lajneix.

【Gij swhliu ywbingh】

Yw bouxbingh 38 boux, ndawde bouxsai 26 boux, mehmbwk 12 boux; boux ceiq geq 60 bi, boux ceiq oiq 5 bi. Gij binghlaeh cungj miz cingzdoh mbouj doengz fatndat、lau nit、gyaeujin、conghhoz in、benjdauzdij foeg in、gij boq lajhangz foeghung naenx raen in, linx hoengz, ailinx henj, meg byaij vaiq, Ywdoj duenq dwg yiengh doeghuj.

【Ywfap】

Danyw: Vagimngaenz 20 gwz, gohungh 15 gwz, golenzgyauz、ragduhbyaj gak 12 gwz, goriengbyaleix 10 gwz, govangzginz、vaet、gizgwnj、gocizsoz gak 9 gwz, gobozhoz 8 gwz (doeklaeng cuengq), gamcauj 6 gwz. gwnzneix dwg gij yunghliengh vunzhung, lwgnyez loq gemj.

Gya gemj: Boux miz diemjnong henjhau, gya caekdungxvaj (caujhozceh) 9 gwz; boux hozhep, gya gogoeg 10 gwz、bangdahaij 8 gwz (doeklaeng cuengq); boux gyaeujin, gya begcij 9 gwz; boux myaiz lai, gya gobeimuj Cezgyangh 10 gwz; boux cumxhuj ok hanhheu, gya megdoeng 15 gwz、caemmbaemx、goragndip gak 12 gwz; boux haexgaz, gya godavangz 5 gwz (doeklaeng cuengq).

Yunghfap: Gak cungj yw gwnzneix gya 4 vanj raemx cienq daengz byongh vanj lai, gij nyaq cuengq 2 vanj raemx cienq daengz byongh vanj lai, song baez raemxyw gyoeb guh itheij, faen 3 baez swnh raeuj gwn, moix ngoenz fuk ndeu. Geih gwn gij doxgaiq manh、gik haenq haenx.

【Ywbingh yaugoj】

Sojmiz bouxbingh aeu ciuq gwnzneix gangj bae yw le cungj yw ndei, boux yw ndei ceiq vaiq dwg 3 ngoenz, ceiq nanz dwg 7 ngoenz, bingzyaenz dwg 5 ngoenz.

【Binghlaeh denjhingz】

Bouxbingh, mehmbwk, 42 bi. Bouxbingh naeuz: 3 ngoenz gonq raen fatndat、lau nit、conghhoz in、daengxndang mbouj cwxcaih, youq dangdieg cinjsoj aeu Sihyoz yw gvaq, aenvih yaugoj mbouj ndei, doeklaeng cienq daeuj ra Ywdoj. Yienghndang: Yawj binghyiengh haemq hojsouh, ndangraeuj 39℃, song mbiengj benjdauzdij 2 doh foeghung, miz nong, boq laj hangz foeghung naenx raen in, gangj vah roxnaeuz ndwnj myaiz engq in. Haexgaz, ailinx hau youh na, meg ndongjsoh youh raez, byaij youh vaiq. Duenqdingh: Benjdauzdijyenz singqgaenj. Ywbingh: Gwn aen dan baihgwnz gya caekdungxvaj、godavangz, 2 fuk, gyanghhaet、banringz、banhaemh gak baez ndeu. Ngoenz daihseiq dauq daeuj yawj bingh, ndat doiq lo, binghyiengh lai ndei lo, nong gaenq siu，dan raen conghhoz lij miz di mbouj cwxcaih，laebdaeb gwn 3 ngoenz le bingh ndei lo.

【Roxnyinh】

Benjdauzdijyenz singqgaenj dingzlai dwg gij huj bwt dungx cung doxhwnj，gij doeg fung huj daj rog famh ndang，fung huj doxdingj，doeghuj cwklouz，cwk myaiz baenz bingh roxnaeuz aenvih gwn gij doxgaiq manh、gik haenq caeuq gwn laeuj、cit ien，dungxsaej cwk huj gung daengz conghhoz baenz bingh. Ndaw dan aeu vangzginz siu gij huj aenndang baihgwnz，vaet、bozhoz ndaej sanq gij doeg rogndang，vagimngaenz、golenzgyauz、gohungh siu huj gaij doeg，ragduhbyaj、goriengbyaleix、gamcauj siu huj leih conghhoz siu foeg，gocizsoz siu huj liengz lwed、siu cwk dingz in. Geij cungj yw caez boiqhab，itheij doeng fung gaij rogndang、siu huj gaij doeg、leih conghhoz siu foeg、siu cwk dingz in. Aen dan neix mboujdanh doiq benjdauzdijyenz singqgaenj miz yaugoj，doiq doengh boux conghhoz baenzbingh menhnumq yawj binghcingz gya gemj daeuj roengz yw hix miz haemq ndei yaugoj.

怎样用露蜂房治小儿流行性腮腺炎？
Baenzlawz aeu rongzdinz daeuj yw lwgnding baenz hangzgauqmou liuzhingz?

近年来，采用露蜂房治疗小儿流行性腮腺炎 98 例，取得满意效果，现介绍如下。

【临床资料】

本组 98 例患者中，男性 56 例，女性 42 例；年龄 10 岁以下 82 例，11 岁以上 16 例。98 例患儿均在发病 2 天内就诊，均具有当地流行病史及腮腺炎患者接触史，均有发热，一侧或双侧腮腺非化脓性肿大、疼痛，无并发症。

【治疗方法】

取露蜂房 1 个（药店有售），撕碎，以小火焙至焦黄（忌焦黑），研细粉。每次取 1.5～3 克（5 岁以下 1.5 克，6～10 岁 2 克，11 岁以上 3 克），加入 1 个鸡蛋内搅匀炒食（5 岁以下儿童只取蛋黄炒食），食后多喝开水，盖被发汗，1 日 2 次。同时，取露蜂房粉、米醋调敷患处，每日 1 次。

【治疗效果】

本组 98 例患儿全部治愈，其中 1 日治愈 49 例，占 50.0%；2 日治愈 28 例，占 28.6%；3 日治愈 21 例，占 21.4%。

【体会】

流行性腮腺炎是由感染瘟毒病邪后，肠胃积热与肝胆郁火壅遏少阳经脉所致。露蜂房入肝经，具有解毒疗疮、散肿止痛的功效。内外合用，内清解毒邪，外消散毒邪，药中病机，作用快，使病邪得以解散而收效。

Geij bi neix daeuj，aeu rongzdinz yw lwgnding baenz hangzgauqmou liuzhingz 98 boux，ndaej daengz haemq ndei yaugoj，seizneix gaisau youq lajneix.

【Gij swhliu ywbingh】

Ndaw cuj neix 98 boux bouxbingh, bouxsai 56 boux, mehmbwk 42 boux; 10 bi doxroengz 82 boux, 11 bi doxhwnj 16 boux. 98 boux lwgnyez cungj youq baenzbingh ngoenz daihngeih daeuj yawj bingh, cungj miz gvaq dangdieg cungj binghliuzhingz neix caeuq nem bungq gvaq doengh boux baenzbingh hangzgauqmou, cungj miz fatndat, mbiengj ndeu roxnaeuz song mbiengj hangzgauqmou mbouj miz nong foeghung、 in, mbouj miz gij bingh gyoebhab.

【Ywfap】

Aeu aen rongzdinz ndeu (bouqyw miz gai), sik soiq, aeu di feiz gangq daengz remj henj (gaej gangq ndaem), nienj baenz mbamwnh. Moix baez aeu 1.5～3 gwz (5 bi doxroengz 1.5 gwz, 6～10 bi 2 gwz, 11 bi doxhwnj 3 gwz), gya aen gyaeqgaeq ndeu gyaux yinz cauj gwn (5 bi doxroengz lwgnyez dan aeu gyaeqhenj cauj gwn), gwn gvaq le lai gwn raemxgoenj, goemq denz hawj ndang ok hanh, ngoenz ndeu 2 baez. Doengzseiz, aeu mba rongzdinz、 meiq haeux daeuj heuz oep gizbingh, moix ngoenz baez ndeu.

【Ywbingh yaugoj】

Cuj neix 98 boux lwgnyez baenzbingh cungj yw ndei, ndawde ngoenz ndeu yw ndei 49 boux, ciemq 50.0%; 2 ngoenz yw ndei 28 boux, ciemq 28.6%; 3 ngoenz yw ndei 21 boux, ciemq 21.4%.

【Roxnyinh】

Hangzgauqmou liuzhingz dwg lah dawz doegraq binghdoeg le, dungxsaej cwk huj caeuq daep mbei cwk huj saekgaz diuzmeg noix yiengz baenzbingh. Rongzdinz haeuj megdaep, miz gaij huj yw baez、 sanq foeg dingz in cozyung. Ndaw rog gap yungh, ndaw ndaej siu huj gaij doeg, rog ndaej sanq doeg, yw haeuj daengz giz bingh, cozyung vaiq, hawj binghdoeg sanq cix miz yaugoj.

为什么说金银花茶治结节性甲状腺肿疗效好？

Vihmaz gangj aeu caz vagimngaenz yw gietduq baenz gyazcangsen foeg yaugoj ndei?

结节性甲状腺肿多是在弥散性甲状腺肿的基础上甲状腺组织反复增生和不均匀的复原反应所致。本病女性患者较多。患者一般无特殊不适感，部分患者可有压迫症状与吞咽异常。目前本病无特效疗法，应用金银花治疗本病 20 例，疗效满意，现介绍如下。

【临床资料】

本组 20 例患者中，男性 4 例，女性 16 例；年龄 20～60 岁；有压迫症状 6 例，无任何感觉，只在外观发现有颈部肿块 10 例，有疼痛感且伴有吞咽异常 4 例。全部病例均经甲状腺扫描及 B 超检查确诊。

【治疗方法】

取金银花 6～10 克，放入带密封盖的茶杯中，以沸水浸泡 30 分钟后代茶饮，每日 2

次或 3 次。1 个月为 1 个疗程，连续服用 2 个疗程。服药期间禁食生冷、辛辣等食物。

【治疗效果】

治疗 1 个或 2 个疗程后，经触诊或 B 超探查均证实肿块完全消失者 16 例，占 80％；较治疗前肿块有缩小者 3 例，占 15％；治疗无效 1 例，占 5％。

【典型病例】

患者，女，50 岁，医生。发现甲状腺肿大，手触及有疼痛感，伴有轻度压迫症状，实验室检查 T3、T4 正常，B 超诊断为结节性甲状腺肿。服用金银花茶 1 个月后，肿块消失。

【体会】

结节性甲状腺肿亦由缺碘引起，病程较长，患者多因发现颈前包块就诊。检查所见，甲状腺部位触及单个或多个结节，质地较软，随吞咽动作上下活动，患者甲状腺功能检查指标 T3、T4、FT3、FT4 均正常或稍超出正常范围。B 超显示，甲状腺两侧叶不规则增大，不对称，其内显示多个大小不等的结节，结节内常伴有液性暗区，有不甚完整的包膜，结节之间有散在的较强点状或条带状回声，甚或钙化。目前西医对本病无特殊治疗方法，只在结节增大或自觉症状明显时施行手术治疗。

金银花性寒、味苦，入肺、胃经。功能为清热解毒，治温病发热、痛痔肿毒等。中医认为，本病大部分为湿热结节，不同程度地存在着阴虚阳亢的表现。金银花有补阴益血之效，用来治疗结节性甲状腺肿，合乎清热解毒之法。

从本组资料分析，金银花治疗结节性甲状腺肿，以 B 超显示为液性病变或混音性病变者疗效较佳，而单纯实性结节者有时效果不甚满意，本组无效 1 例即属此类。总之，应用金银花治疗结节性甲状腺肿大，经济方便，无痛苦，且疗效显著，深受患者欢迎。

Gietduq baenz gyazcangsen foeg dingzlai dwg sengsanjsing gyazcangsen gij cujciz gyazcangsen fanjfuk demmaj caeuq dauqfuk fanjying mbouj yinz baenz bingh. Cungj bingh neix bouxbingh mehmbwk haemq lai. Bouxbingh itbuen mbouj miz maz daegbied mbouj cwxcaih, mizmbangj bouxbingh miz cungj binghyiengh deng at caeuq ndwnj doxgaiq mbouj cingqciengz. Seizneix cungj bingh neix mbouj miz maz ywfap daegbied miz yaugoj, aeu vagimngaenz yw cungj bingh neix 20 boux, ywbingh yaugoj haemq ndei, seizneix gaisau youq lajneix.

【Gij swhliu ywbingh】

Ndaw cuj neix 20 boux bouxbingh, bouxsai 4 boux, mehmbwk 16 boux；nienzlingz 20～60 bi；Ndawde miz gij binghyiengh deng at 6 boux, mbouj miz maz fanjying, dan youq baihrog raen gwnz hoz miz gaiq foeg 10 boux, roxnyinh miz di in lij miz ndwnj doxgaiq mizdi nanz 4 boux. Daengxcungq binghlaeh cungj guh gvaq gyazcangsen saujmyauz caeuq B cauh genjcaz doekdingh.

【Ywfap】

Aeu vagimngaenz 6 ～ 10 gwz, cuengq haeuj ndaw cenjcaz goemq red bae, aeu raemxgoenj cimq 30 faencung le dang caz gwn, moix ngoenz 2 baez roxnaeuz 3 baez.

Ndwen ndeu guh aen liuzcwngz he, laebdaeb gwn 2 aen liuzcwngz. Gwn yw geizgan gaej gwn gijgwn ndip、manh daengj.

【Ywbingh yaugoj】

Yw aen ndeu roxnaeuz 2 aen liuzcwngz le, caiq lumh yawj roxnaeuz B cauh damqcaz gvaq cungj cingqsaed boux gaiq foeg gaenq siu 16 boux, ciemq 80%; gaiq foeg sukiq gvaq ywbingh gonq 3 boux, ciemq 15%; yw mbouj miz yaugoj boux ndeu, ciemq 5%.

【Binghlaeh denjhingz】

Bouxbingh, mehmbwk, 50 bi, canghyw. Raen gyazcangsen foeghung, aeu fwngz lumh miz di in, lij loq miz di binghhyiengh deng at, sizyensiz genjcaz T3、T4 cingqciengz, B cauh duenqdingh dwg gietduq baenz gyazcangsen foeg. Gwn caz vagimngaenz ndwen ndeu gvaq le, gaiq foeg mbouj raen lo.

【Roxnyinh】

Gietduq baenz gyazcangsen foeg hix youz noix denj baenz bingh, binghgeiz haemq nanz, bouxbingh dingzlai aenvih naj hoz miz doengh gaiq daeuj yawjbingh, giz gyazcangsen mo daengz aen roxnaeuz lai aen gietduq, haemq unq, ndwnj doxgaiq cix gwnz laj hwnjroengz, bouxbingh guh gij goengnaengz gyazcangsen genjcaz cijbyauh T3、T4、FT3、FT4 cungj cingqciengz roxnaeuz loq mauh'ok cingqciengz fanveiz. B cauh raen daengz, song henzmbaw gyazcangsen dem hung mbouj miz gveihcwz, mbouj doxdaengh, ndawde raen daengz gij gietduq hung iq mbouj doengz, ndaw gietduq ciengz miz gvaenghlaep miz raemx, miz caengz i mbouj caezcienz, ndaw gietduq sanq miz doengh diemj haemq haenq roxnaeuz doengh diuz singhap, caiqlij baenz gai lo. Sihyih doiq cungj bingh neix mbouj miz maz ywfap daegbied, dan youq gietduq demhung seiz roxnaeuz gag raen binghhyiengh cingcuj seiz guh soujsuz daeuj yw.

Vagimngaenz singq caep、feih haemz, haeuj megbwt、megdungx. Goengnaengz dwg siu huj gaij doeg, yw binghraeuj fatndat、siu baezin doeg baenz foeg daengj. Ywdoj nyinhnaeuz, cungj bingh neix dingzlai dwg cumx huj gietduq, cungj yiengh cingzdoh mbouj doengz yaem haw yiengz haenq. Vagimngaenz ndaej bouj yaem bouj lwed, aeu daeuj yw gietduq baenz gyazcangsen foeg, hab gij fuengfap siu huj gaij doeg.

Daj cuj swhliu neix daeuj yawj, vagimngaenz yw gietduq baenz gyazcangsen foeg, doengh boux guh B cauh raen daengz miz bingh youh miz raemx roxnaeuz hun'yinh baenz bingh ywbingh yaugoj haemq ndei, dan dwg gietduq mizseiz yaugoj mbouj ndei geijlai, cuj neix mbouj miz yaugoj miz boux ndeu couh dwg cungj neix. Cungj daeuj gangj, aeu vagimngaenz yw gietduq baenz gyazcangsen foeghung, bienzngeiz youh fuengbienh, youh mbouj in, caemhcaiq ywbingh yaugoj haemq ndei, bouxbingh haemq haengj.

六、妇产科
Roek、Goh Mehmbwk Senglwg

怎样用单味远志治急性乳腺炎?

Baenzlawz dan aeu golaeng'aeuj daeuj yw yujsenyenz singqgip?

用单味中药远志治疗急性乳腺炎患者 62 例,疗效满意,现介绍如下。

【临床资料】

62 例患者年龄为 25～34 岁,均在哺乳期,就诊在发病后 1～5 天。轻者乳房出现肿块,有明显触痛,乳房皮肤温度高,乳汁瘀积;重者可出现发热(体温在 38～39 ℃),周身不适、肌肉酸痛等全身症状。

【治疗方法】

取远志 10 克,放入碗中,加食用白酒 10 毫升,浸泡 20 分钟后,将容器中的白酒点燃,烧至火灭,或稍加热,令酒精蒸发。取容器中液体一次服下。轻者一般 1 小时后症状减轻,体温下降,重者 6 小时后症状减轻,一般 1 剂可治愈。如不愈可加服 1 剂或 2 剂。

【治疗效果】

疗效标准:全身症状消失,肿块全部消散为治愈。

疗效:62 例患者经本方治疗后全部治愈,其中服 1 剂治愈 32 例,服 2 剂治愈 16 例,服 3 剂治愈 14 例。

【典型病例】

患者,女,27 岁。主诉:乳房肿胀疼痛 3 天,伴发热、周身不适 2 天。查体:右侧乳房外上象限有界限不清的肿块,有明显触痛,且表面皮肤红、肿、热、痛,未形成脓肿。白细胞计数增高,为 $13×10^9$/升。服用上述处方 1 剂后体温下降,继续服用 1 剂后治愈。随访 2 周未复发。

【体会】

哺乳期急性乳腺炎中医称为乳痈,是发生于乳房的一种急性感染性化脓性疾病,多见于初产妇。由于本病发病急、变化快、易化脓,给患者带来极大的痛苦,严重影响婴儿母乳喂养,对婴儿的健康发育不利。中医认为,急性乳腺炎的发生是由各种致病因素引起乳汁瘀积,乳络阻塞,气血瘀滞,化热酿毒以致肉腐成脓。临床治疗以活血化瘀、通络止痛为主。用远志治疗本病,疗效好,疗程短,深受患者欢迎。

Dan aeu Ywdoj golaeng'aeuj daeuj yw yujsenyenz singqgip 62 boux, ywbingh yaugoj haemq ndei, seizneix gaisau youq lajneix.

【Gij swhliu ywbingh】

62 boux bouxbingh cungj dwg 25~34 bi，cungj dwg geizguengcij，daeuj yawj bingh Seiz gaenq baenzbingh 1~5 ngoenz. Boux binghmbaeu raen rongzcij miz gaiq foeg，bungq deng couh in，naengnoh rongzcij haemq ndat，cwk miz raemxcij；boux binghnaek ndaej raen fatndat，dijvwnh sang daengz 38~39 ℃，daengx ndang binghyiengh mbouj cwxcaih、ndang naet.

【Ywfap】

Aeu golaeng'aeuj 10 gwz，cuengq haeuj ndaw vanj，gya laeujhau 10 hauzswng，cimq 20 faencung le，dawz gij laeujhau ndaw vanj diemj dawz，coemh daengz feiz ndaep，roxnaeuz loq gya'ndat yaep ndeu，hawj gij laeuj fwi deuz. Dawz gij raemx ndaw vanj baez ndeu gwn liux. Boux binghhmbaeu itbuen diemj cung ndeu le binghyiengh lai ndei lo，ndangraeuj doekdaemq，boux binghnaek 6 aen cungdaeuz binghyiengh lai ndei lo，itbuen fuk ndeu ndaej yw ndei. Danghnaeuz mbouj ndei ndaej lai gwn fuk ndeu roxnaeuz 2 fuk.

【Ywbingh yaugoj】

Baenzlawz dingh ndeirwix：Daengxndang binghyiengh cungj mbouj raen lo，gaiq foeg cungj sanq caez ndei liux.

Ywbingh yaugoj：62 boux bouxbingh yungh aen dan neix daeuj yw cungj yw ndei，ndawde gwn fuk ndeu yw ndei 32 boux，gwn 2 fuk yw ndei 16 boux，gwn 3 fuk yw ndei 14 boux.

【Binghlaeh denjhingz】

Bouxbingh，mehmbwk，27 bi. Bouxbingh naeuz：Rongzcij bongz in 3 ngoenz lij buenx miz fatndat、daengx ndang mbouj cwxcaih 2 ngoenz. Caz ndangdaej：Baihgwnz baihrog rongzcij mbiengj baihgvaz miz gaiq foeg gyaiq mbouj suenq cingcuj，bungq deng in lai，caemhcaiq naengnoh rongzcij hoengz、foeg、ndat、in，caengz foeg baenz nong. Sibauhhau demlai，dwg 13×10^9/ swng. Gwn gij yw aen dan baihgwnz fuk ndeu le ndangraeuj doekdaemq，laebdaeb gwn fuk ndeu le yw ndei. Dauq cam bouxbingh 2 aen singhgiz gvaq caengz raen dauqfat.

【Roxnyinh】

Geizguengcij baenz yujsenyenz singqgip Ywdoj naeuz dwg baezcij，dwg cungj binghrongzcij singqgip rox lah baenz nong ndeu，dingzlai dwg boux mehmbwk codaeuz senglwg bingh lai. Aenvih cungj bingh neix bingh ndaej gaenj、bienqvaq vaiq、heih baenz nong，hawj bouxbingh haemq haemzhoj，yingjyangj daengz mehlwg haemq youqgaenj，doiq lwgnyez sengmaj mbouj leih. Ywdoj nyinhnaeuz，baenz yujsenyenz singqgip dwg aenvih gak cungj baenzbingh yinhsu baenz rongzcij cwk miz raemxcij，gij meg rongzcij deng saek，heiq lwed saekgaz，vaq huj baenz doeg hawj noh naeuh ok nong. Ywbingh cujyau dwg siu cwk hawj lwed byaij、doeng meg dingz in. Aeu golaeng. Aeuj yw cungj bingh neix，ywbingh yaugoj ndei，ywbingh seizgan dinj，bouxbingh haemq haengj.

怎样用中药妙治乳腺增生病？
Baenzlawz aeu Ywdoj giuj yw yujsen demmaj?

用中药加减治疗乳腺增生患者 50 例，疗效颇佳，现介绍如下。

【临床资料】

50 例患者中，25～30 岁 25 例，35～40 岁 16 例，41～49 岁 9 例。症状均以乳房疼痛为主，局部可扪及条状及块状肿块，有触痛，痛剧者可放射至腋下及肩臂部，经前胀痛者大多数与情志有关。舌暗有瘀斑，苔腻，脉弦。中医辨证为气滞血瘀型。上述病例均经乳房红外线确诊。

【治疗方法】

处方：赤芍、当归、浙贝母各 12 克，柴胡、白术、茯苓、桂枝、瓜蒌各 10 克，桃仁、丹皮、三棱、莪术各 8 克。

加减：乳房肿大或微红者，加山慈姑、蒲公英各 12 克；以胀痛为主者，加郁金 15 克、香附 10 克；若呈条状乳管肿硬者，加王不留行 20 克；月经期乳腺有肿块、行经不畅者，加红花 10 克；结块坚硬者，加穿山甲 6 克。

用法：在症状发作期及月经来潮前服，每日 1 剂，水煎分 3 次服。

【治疗效果】

服用本方多数 4 剂即明显见效，服用 12 剂大多数痊愈，1 年内随访有 5 例复发，但症状很轻，再服用上方 4 剂即愈，随访 2 年内无复发。

【体会】

中医认为，乳腺增生病的病因主要有肝郁气滞、冲任失调、血瘀痰凝等。上述病例多以多种病机相互掺杂，尤以肝郁气滞、血瘀痰凝多见，而冲任失调以更年期为多见。本方以疏肝理气、活血化瘀、消痰散结为治则，药症相合，故疗效迅速确切。

Aeu Ywdoj gya gemj yw bouxbingh yujsen demmaj 50 boux，ywbingh yaugoj haemq ndei，seizneix gaisau youq lajneix.

【Gij swhliu ywbingh】

50 boux bouxbingh ndawde，25～30 bi 25 boux，35～40 bi 16 boux，41～49 bi 9 boux. Binghyiengh cungj dwg rongzcij in guhcawj，mbangj giz ndaej mo dawz gaiq foeg baenz diuz roxnaeuz baenz gaiq，bungq deng raen in，boux in ndaej youqgaenj haenx ndaej in daengz lajeiq caeuq bangxmbaq，yaek dawzsaeg cij ciengqin dingzlai dwg caeuq simcingz doxgven. Linxndaem miz banq cwk，ailinx nwk，meg ndongjsoh youh raez. Ywdoj duenq dwg yiengh heiq cwk lwed cwk. Gij bingh gwnzneix cungj ginggvaq rongzcij hungzvaisen duenqdingh.

【Ywfap】

Danyw：Gocizsoz、danghgveih、gobeimuj Cezgyangh gak 12 gwz，caizhuz、begsaed、maenzgex、go'gviq、gvefangz gak 10 gwz，ceh makdauz、naeng mauxdan、 ragsamlimq、ginghgunh gak 8 gwz.

Gya gemj: Boux rongzcij foeghung roxnaeuz loq hoengz, gya gimjlamz、golinxgaeq gak 12 gwz; boux ciengqin guhcawj, gya ginghgunh 15 gwz、rumcid 10 gwz; danghnaeuz dwg bouxsaicij baenz diuz ndongj foeg, gya makfob 20 gwz; boux geiz dawzsaeg yujsen miz gaiq foeg、mbouj swnh, gya govahoengz 10 gwz; boux giet ndaek ndongj, gya duzlinh 6 gwz.

Yunghfap: Youq seiz binghyiengh dauqfat caeuq yaek dawzsaeg gonq gwn, moix ngoenz fuk ndeu, cienq raemx faen 3 baez gwn.

【Ywbingh yaugoj】

Ywbingh yaugoj: Gwn dan yw neix dingzlai gwn 4 fuk couh raen miz yaugoj lai lo, gwn 12 fuk dingzlai cungj yw ndei, ndaw bi ndeu dauq cam miz 5 boux dauqfat, hoeng binghyiengh haemq mbaeu, dauq gwn aen dan gwnzneix 4 fuk couh ndei lo, dauq cam bouxbingh ndaw 2 bi cungj mbouj raen dauqfat gvaq.

【Roxnyinh】

Ywdoj nyinhnaeuz, gij baenzbingh yienzaen cungj bingh yujsen demmaj cujyau dwg daep cwk heiq gaz、megcung megyin mbouj huz、lwed cwk myaiz giet daengj. Gij bingh gwnzneix dingzlai dwg aenvih lai cungj baenzbingh yienzaen doxcab, daegbied dwg daep cwk heiq gaz、lwed cwk myaiz giet raen ndaej lai, megcung megyin mbouj huz youh dwg gwnghnenzgiz raen ndaej lai. Aen dan neix ywbingh fuengfap dwg soeng daep leix heiq, siu cwk hawj lwed byaij、siu myaiz sanq giet, roengz yw yawj bingh daeuj dingh, ywbingh yaugoj riengjret doekdingh.

如何用中药巧治功能性子宫出血？

Baenzlawz aeu Ywdoj giuj yw goengnaengzsingq baenz rongzva oklwed?

功能性子宫出血简称功血。用中药治疗围绝经期功能性子宫出血，疗效显著，现介绍如下。

【临床资料】

选择门诊患者63例，年龄40~56岁，全部已婚，经彩超及妇科检查排除生殖器官器质性病变及其他全身性疾患。症见经血非时而下，淋漓不止，色红，夹有血块，或伴全身乏力，倦怠，失眠多梦，舌质淡红，苔白，脉沉缓。中医辨证为脾虚挟瘀型。

【治疗方法】

处方：黄芪30克，党参15克，白术、茯苓、龙眼肉、酸枣仁、阿胶（烊化）、茜草、地榆各10克，当归9克，炙甘草6克，三七粉3克（冲服）。

用法：每日1剂，水煎分3次服，7日为1个疗程，连用2个疗程。

【治疗效果】

疗效标准：痊愈，治疗后经血止，连续2个月以上月经周期、经量、行经时间正常，自觉症状稍失；好转，月经周期、经量、行经时间基本正常，自觉症状明显好转，持续 2 个周期以上；无效，治疗后月经周期不规律，行经时间延长。

疗效：痊愈 42 例（占 66.7%），好转 18 例（占 28.6%），无效 3 例（占 4.8%），总有效率为 95.2%。

【体会】

功能性子宫出血是妇科常见病症，属中医学崩漏、经期延长、月经先后无定期等范畴。中医学认为，崩漏的发生多由于肝、脾、肾三脏功能失调。脾为后天之本，围绝经期女性因思虑劳倦，饮食不节，损伤脾气，脾统血失职，血不循经则出现月经过多，淋漓不止，经期延长。七情内伤，肝郁气滞，瘀血内阻，新血不能归经，则经血非时而下也；肾为先天之本，肾气受损，冲任不能固摄，也可致崩漏发生。故本病为本虚标实。治宜健脾益气固其本，祛瘀止血治其标。方中党参补脾胃之气为君；黄芪、白术、茯苓健脾益气为臣；当归补血活血；龙眼肉补血安神；阿胶补血止血，为血肉有情之品；茜草、地榆祛瘀止血；三七止血散瘀；酸枣仁养肝安神，共为佐药；炙甘草调和诸药为使。诸药合用，共奏益气健脾治其本，祛瘀止血治其标，使气血充沛，瘀血消散，新血归经。脏腑气血功能正常，则月经周期规律，崩漏自愈。然而崩漏的病症，并不是人人都相同，治疗本病必须辨证施治。本方主要用于脾气虚不能统血、瘀血内停的崩漏。血止之后，可服用人参归脾丸 2 个月左右，进一步调整肝、脾、肾三脏之间的平衡协调，则崩漏不易复发。

Goengnaengzsingq baenz rongzva oklwed genjdanh heuhguh goenglwed. Aeu Ywdoj yw geiz dawzsaeg raeg goengnaengzsingq baenz rongzva oklwed, ywbingh yaugoj haemq ndei, seizneix gaisau youq lajneix.

【Gij swhliu ywbingh】

Genj 63 boux bouxbingh mwnzcinj, nienzlingz 40~56 bi, cungj gaenq baenzgya, guh caijcauh caeuq gohmehmbwk genjcaz cungj mbouj dwg doengh aen swnghciz gi'gvanh miz bingh roxnaeuz daengx ndang baenzbingh. Binghyiengh raen daengz lwed dawzsaeg caengz daengz seizgan couh daeuj, dumzsub mbouj dingz, saek hoengz, cab miz gaiqlwed, daengx ndang mbouj miz rengz, ndang naiq, ninz loq lai ninz mbouj ndaek, diuzlinx saek hoengzmaeq, ailinx hau, meg caem youh menh. Ywdoj duenq dwg yiengh mamx haw lwed cwk.

【Ywfap】

Danyw：Vangzgiz 30 gwz, dangjcaem 15 gwz, begsaed, maenzgex, noh maknganx, ngveih caujcwx, ohgyauh（cawj yungz gvaq）、gohungzcen、maxlienzan gak 10 gwz, danghgveih 9 gwz, gamcauj cauj gvaq 6 gwz, mbasamcaet 3 gwz（gyaux raemx gwn）.

Yunghfap：Moix ngoenz fuk ndeu, cienq raemx faen 3 baez gwn, 7 ngoenz guh aen liuzcwngz ndeu, lienz yungh 2 aen liuzcwngz.

【Ywbingh yaugoj】

Gij byauhcunj ywbingh yaugoj：Yw ndei, yw le dawzsaeg dingz, laebdaeb 2 ndwen doxhwnj hopgeiz dawzsaeg、dawzsaeg liengh、dawzsaeg seizgan cingqciengz, gag raen binghyiengh siusaet; miz di ndei, hopgeiz dawzsaeg、dawzsaeg liengh、dawzsaeg seizgan gihbwnj cingqciengz, gag raen binghyiengh ndei lai lo, laebdaeb 2 aen hopgeiz doxhwnj; mbouj miz yaugoj, yw gvaq le hopgeiz dawzsaeg mbouj miz gveihliz, dawzsaeg seizgan nod raez.

Ywbingh yaugoj: Yw ndei 42 boux (ciemq 66.7%), ndei di 18 boux (ciemq 28.6%), mbouj miz yaugoj 3 boux (ciemq 4.8%), cungj miz yaugoj dwg 95.2%.

【Roxnyinh】

Goengnaengzsingq baenz rongzva oklwed dwg cungj bingh ciengzraen gohmehmbwk, dwg aen gvaengh Ywdoj gangj daengz loemqlaeuh、geiz dawzsaeg nod raez、dawzsaeg gonq laeng mbouj dinghgeiz. Ywdojyoz nyinhnaeuz, baenz loemqlaeuh dingzlai dwg gij goengnaengz daep、mamx、mak sam yiengh neix saetdiuz. Mamx dwg goekgaen bouxvunz ciengx ndang, mehmbwk geiz dawzsaeg raeg, aenvih siengj lai baeg lai, gwnndoet mbouj hanh, sieng daengz heiqmamx, mamx guenj lwed mbouj ndei, lwed mbouj swnh meg lae bae couh baenz dawzsaeg liengh lai, dumzsub mbouj dingz, geiz dawzsaeg nod raez. Caet cingz sieng ndaw ndang, daep cwk heiq gaz, cwk lwed gaz youq ndawndang, lwed moq mbouj ndaej dauq daengz ndaw meg, yienghneix lwed dawzsaeg couh mbouj ciuqseiz daeuj; aenmak dwg goekgaen diuzmingh, heiqmak deng sieng, megcung megyin dawz mbouj maenh heiq lwed, hix ndaej baenz loemqlaeuh. Yienghneix cungj bingh neix dwg goek haw rogndang saed. Ywbingh couh aeu cangq mamx bouj heiq hawj goek maenh, cawz cwk dingz lwed yawj gij yiengh rogndang. Ndaw dan dangjcaem dwg bouxvuengz ndaej bouj gij heiq mamx dungx; vangzgiz、begsaed、maenzgex dwg bouxhak cangq mamx bouj heiq; danghgveih bouj lwed hawj lwed byaij; noh maknganx bouj lwed dingh saenz; ohgyauh bouj lwed dingz lwed, dwg gij huq bouj lwed bouj noh mizcingz; gohungzcen、maxlienzan cawz cwk dingz lwed; dienzcaet siu cwk dingz lwed; ngveih caujcwx ciengx daep dingh saenz, cungj dwg gij yw bangbouj; gamcauj cauj gvaq dwg bouxbangfwngz diuzhuz gak cungj yw. Gak cungj yw caez yungh, caez daeuj bouj heiq cangq mamx yw daengz goek, cawz cwk dingz lwed yw daengz binghyiengh rogndang, hawj heiq lwed gaeuq, lwed cwk ndaej siu, lwedmoq ndaej dauq daengz ndaw meg. Gij goengnaengz heiq lwed dungxsaej cingqciengz, hopgeiz dawzsaeg dauq cingqciengz, loemqlaeuh couh ndei. Hoeng gij binghyiengh loemqlaeuh, mbouj dwg bouxboux cungj doengz, yw cungj bingh neix itdingh aeu yawj bingh daeuj yw. Aen dan neix cujyau dwg aeu daeuj yw doengh cungj bingh loemqlaeuh heiq mamx haw guenj mbouj ndaej lwed、lwed cwk youq ndaw. Lwed dingz le, ndaej gwn ywyienz yinzswnh gveihbizvanz 2 ndwen baedauq, caenh'itbouh diuzcingj daep、mamx、mak sam yiengh dungxsaej neix hawj gyoengqde doxdaengh doxhuz, couh mbouj heih dauqfat loemqlaeuh.

如何按摩穴位治痛经?

Baenzlawz naenx hezvei daeuj yw dawzsaeg in?

痛经是指月经期间或者经期前后发生难以忍受的下腹部阵痛。这里介绍一种简便的按摩止痛法。

【治疗方法】

以食指指腹点按合谷穴、三阴交穴，各按 1 分钟，有酸、麻、重、胀感时效果较好。也可在地机穴周围扣按，寻找最敏感点，用拇指指腹由轻到重地按压敏感点，以能忍受为度。持续按压 1 分钟，疼痛会缓解或消失。按压后局部可产生酸胀痛感，或向会阴及小腹部放射。此法可在经前数日及月经期间进行，每日 1 次或 2 次。

【体会】

现代医学将痛经分为原发性（功能性）和继发性两种。原发性痛经是指月经时腹痛不伴有盆腔病理改变，常见于初潮后 6～12 个月内，排卵周期初建立时。继发性痛经常发生在月经初潮后 2 年，常并发一些妇科疾病。中医学认为痛经发病机理有二：一为冲任瘀阻，气血运行不畅，胞宫经血流通受阻，以致"不通则痛"；二为冲任虚损，胞宫失却濡养而致"不荣则痛"。合谷穴别名虎口，具有显著的镇痛作用；三阴交穴在小腿内侧，当足内踝尖上 3 寸（注：此处及后文提到的"寸"，为针灸学的术语，即骨度的单位，并非旧制计量单位的"寸"），胫骨内侧缘后方，按压该穴具有健脾益气、调补肝肾之功，是治疗消化系统、生殖泌尿系统病的常用穴，也是治疗妇科病的第一要穴；地机穴位于小腿内侧，内膝眼下 5 寸，按压该穴多用治急性病症，故能主治痛经。本法简便易行，有一定疗效，尤其适用于原发性痛经。对于继发性痛经，还需积极治疗原发疾病，才能提高疗效，达到根治的目的。

Dawzsaeg in dwg gangj geiz dawzsaeg roxnaeuz yaek dawzsaeg roxnaeuz dawzsaeg gonqlaeng cungj bingh lajdungx yaep in yaep mbouj in nanz dingj. Gizneix gaisau cungj fap naenx dingz in genjdanh ndeu.

【Ywfap】

Aeu dungx lwgfwngzyinx diemjnaenx hozguzhez、sanhyinhgyauhhez, gak naenx faencung ndeu, raen sep、maz、naek、ciengq seiz yaugoj ceiq ndei. Hix ndaej youq seiqhenz digihhez naenx, ra daengz giz ceiq senz, aeu dungx mehfwngz menhmenh sien menh caiq naek naenx giz senz, naenx daengz dingj ndaej couh ngamj. Laebdaeb naenx faencung ndeu, in couh lai ndei roxnaeuz mbouj in lo. Naenx gvaq le mbangjgiz raen miz di naet ciengqin, roxnaeuz in coh laj veiyinhhez caeuq lajdungx. Cungj fuengfap neix ndaej youq yaek dawzsaeg gonq geij ngoenz caeuq ndaw geiz dawzsaeg guh, moix ngoenz baez ndeu roxnaeuz 2 baez.

【Roxnyinh】

Yihyoz ciuhneix dawz dawzsaeg in faen guh cungj bingh bonj faenh baenz (goengnaengzsingq) caeuq cungj bingh wnq song cungj. Cung jbingh bonjfaenh baenz dawzsaeg in dwg gangj seiz dawzsaeg lajdungx mbouj raen bwnzgyangh baenzbingh, ciengz raen doengh boux codaeuz dawzsaeg gvaqlaeng ndaw 6～12 ndwen, hopgeiz baizgyaeq ngamq miz seiz. Cungj bingh wnq baenz dawzsaeg in ciengz raen youq boux codaeuz dawzsaeg gvaq 2 bi, ciengz gyoebbaenz di bingh mehmbwk ndeu. Ywdojyoz nyinhnaeuz gij yienzaen baenz bingh dawzsaeg in miz song cungj cingzgvang：It dwg megcung megyin saekgaz, heiq lwed daehyinh mbouj swnh, megbaugung lwed lae deng gaz, baenz "mbouj doeng couh in"；dwg megcung megyin saekgaz haw sied, baugung ciengx mbouj ndei baenz "mbouj vuengh couh in". Hozguzhez coh wnq heuhguh bakguk, miz haemq ndei dingz in cozyung；sanhyinhgyauhhez youq mbiengj ndaw gahengh, youq byai dabaeubai hndaw 3 conq（gej：Gizneix caeuq faenzcieng baihlaeng gangj daengz "conq", dwg cungj suzyij cwnhgiuhyoz, dwg gij danhvei ndokdoh, mbouj dwg gij danhvei suenqsoq ciuhgonq "conq"）, baihlaeng henz baihndaw ndokhengh, miz cungj goengnaengz cangq mamx bouj heiq、diuz bouj daep mak, dwg aen hezvei ciengzyungh yw doengh cungj bingh siuvaq hidungj、swnghciz caeuq oknyouh hidungj, hix dwg aen hezvei ceiq youqgaenj yw binghmehmbwk；digihhez youq mbiengj baihndaw gahengh, baihlaj neicizyenjhez 5 conq, dingzlai aeudaeuj yw bingh singqgip, yienghneix ndaej yw dawzsaeg in. Cungj banhfap neix genjdanh heih guh, miz itdingh ywbingh yaugoj, daegbied hab yungh yw gij bingh bonjfaenh baenz dawzsaeg in, doiq cungj bingh wnq baenz dawzsaeg in, lij aeu cizgiz bae yw gij bingh bonjfaenh baenzbingh haenx, cij ndaej daezsang ywbingh yaugoj, dabdaengz ndei sat.

如何用中药熏洗治阴部炎症?
Baenzlawz aeu Ywdoj oenqswiq yaxyaem haenz?

用中药熏洗治疗各种阴部炎症，有较好疗效，现介绍如下。

处方：苦参、蛇床子各 30 克，黄柏、金银花各 15 克，苍术、白芷各 12 克，花椒、枯矾（兑入煎好的药液中溶化）各 9 克。

加减：滴虫性阴道炎，症见带下增多、色灰黄、呈肥皂泡状、有臭味，加百部、鹤虱各 15 克；霉菌性阴道炎，症见带下呈白色豆腐渣状，加虎杖、木槿皮各 30 克；阴部湿痒，或瘙痒剧烈，加白鲜皮、地肤子各 15 克；伴大量脓臭带，加鱼腥草 30 克；老年人阴痒，加当归 20 克。

用法：诸药煎水熏洗。阴道炎在治疗时，配合医用无菌纱布蘸药液抹洗，并用拴线棉球蘸药液塞入阴道，晚塞晨取。

主治：阴部炎症，包括外阴瘙痒、阴道炎、湿疹等。

Aeu Ywdoj oenqswiq yw gak cungj binghyinhdauyenz, miz haemq ndei ywbingh yaugoj, neix dawz fuengfap gaisau youq lajneix.

Danyw：Caemhgumh、gofaxndaeng gak 30 gwz, faexvuengzlienz、vagimngaenz gak 15 gwz, cangsaed、begcij gak 12 gwz, vaceu、begfanz cawj gvaq（cung haeuj gij raemxxyw cienq ndei hawj de yungz）gak 9 gwz.

Gya gemj：Conghced miz nengzdizcungz humz, binghyiengh raen begdaiq demlai, saek monghenj, baenz yiengh fugfauz genj、miz heiqhaeu, gya gobwzbu、go'haeuheiq gak 15 gwz; miz nengzmeizgin baenz conghced humz, begdaiq baenz gij nyaqdaeuhfouh hau, gya godiengangh、naengdiengangh gak 30 gwz; aen ced cumx humz, roxnaeuz humz ndaej youqgaenj, gya go naeng bwzsenh、ceh nyangjbaet gak 15 gwz; miz haujlai begdaiq haeungau, gya byaekvaeh 30 gwz; bouxlaux ced humz, gya danghgveih 20 gwz.

Yunghfap：Gak cungj yw itheij cienq raemx oenq swiq. yw conghced humz seiz, aeu gij baengzsa ywbingh yungh haenx caemj raemxyw uet swiq, doengzseiz aeu giuzfaiq cug miz cag caemj di raemxyw oet haeuj conghced bae, daengz haemh oet gyanghaet dawz okdaeuj.

Cujyau yw：Gij yenzcwng aenced, baudaengz yaxyaem humz、conghced humz、naeng humz naeng lot daengj.

怎样用中药熏洗治带下病？
Baenzlawz aeu Ywdoj oenqswiq yw binghbegdaiq?

带下病是指带下绵绵不断，量多腥臭，色泽异常，可伴有全身症状。可用中药熏洗治疗。

【治疗方法】

处方：蛇床子、土茯苓各 30 克，白鲜皮、百部各 15 克，黄柏、枯矾、苦参各 10 克。

用法：诸药水煎数沸，趁热熏蒸会阴部，待温度适宜取 200 毫升药液冲洗阴道，余液泡洗双脚。每日 2 次，每次 40 分钟，5 日为 1 个疗程。

【治疗效果】

疗效标准：显效，1 个或 2 个疗程症状消失；有效，2～4 个疗程症状消失；无效，4 个疗程后症状无改善。

疗效：治疗患者 58 例，其中显效 47 例，有效 9 例，无效 2 例。治疗最短 5 天，最长 4 个疗程。总有效率为 96.6%。

【体会】

中医认为带下病多为肝郁脾虚，湿热下注，或气血虚弱，外邪入侵所致。上方用于阴道局部熏蒸具有清热解毒、祛风燥湿、杀菌消炎、止痒的作用；用于泡洗足部则疏肝健脾、温肾固元。

Binghbegdaiq dwg gangj begdaiq mbouj dingz mbouj duenh, liengh lai haeusing, saek mbouj doengz, lij miz binghyiengh daengx ndang. Ndaej aeu Ywdoj oenqswiq daeuj yw.

【Ywfap】

Danyw：Gofaxndaeng、maenzgex gak 30 gwz，naeng bwzsenh、gobwzbu gak 15 gwz，faexvuengzlienz、begfanz cawj gvaq、caemhaemz gak 10 gwz.

Yunghfap：Gak cungj yw aeu raemx cienq goenj geij baez，swnh ndat oenq yaxyaem，caj dohraeuj habngamj le aeu 200 hauzswng raemxyw swiq conghced，gij raemxyw lw roengz aeu daeuj cimq swiq din. Moix ngoenz 2 baez，moix baez 40 faencung，5 ngoenz guh aen liuzcwngz ndeu.

【Ywbingh yaugoj】

Gij byauhcunj bingzdingh ywbingh yaugoj：Yaugoj haemq ndei，1 aen roxnaeuz 2 aen liuzcwngz binghyiengh cungj mbouj raen lo；miz yaugoj，2~4 aen liuzcwngz binghyiengh cungj mbouj raen lo；mbouj miz yaugoj，4 aen liuzcwngz le binghyiengh mbouj miz maz gaijbienq.

Ywbingh yaugoj：Yw bouxbingh 58 boux，ndawde yaugoj haemq ndei 47 boux，miz yaugoj 9 boux，mbouj miz yaugoj 2 boux. Yw ceiq vaiq 5 ngoenz，ceiq nanz 4 aen liuzcwngz. Cungj miz yaugoj dwg 96.6%.

【Roxnyinh】

Ywdoj nyinhnaeuz binghbegdaiq dingzlai dwg daep cwk mamx haw，cumx huj roengz laj，roxnaeuz heiq lwed haw，gij doeg baihrog famhdawz baenzbingh. Aen dan gwznneix aeu daeuj oenq conghced miz gij cozyung siu huj gaij doeg、cawz fung hawj cumx sauj、gaj nengz siuyenz、dingz humz；aeu daeuj cimq swiq din couh soeng daep cangq mamx、raeuj mak maenh yienzheiq.

如何用中药熏洗巧治外阴瘙痒？
Baenzlawz aeu Ywdoj oenqswiq giuj yw rog ced humz?

外阴瘙痒是外阴各种不同病变所引起的一种症状，但也可发生于外阴完全正常者，一般多见于中年妇女。当瘙痒严重时，患者多坐立不安，以致影响正常的生活和工作。

【治疗方法】

注意个人卫生，保持外阴的清洁干燥，患病时切忌挠抓，同时给予中药熏洗外阴部。

中药熏洗方组成如下：苦参、蛇床子各30克，白鲜皮20克，黄柏、败酱草各15克，花椒、荆芥各12克，枯矾9克。

【用法】

将以上中药加水2500毫升，浸泡20分钟，水煎去渣，熏洗外阴部，每日熏洗1次，每次15分钟左右，1剂药洗2日，症状好转后加用2日停药。

Ced humz dwg cungj binghyiengh gak cungj bingh baenz cix baenz cungj bingh rog ced humz, hoeng doengh boux rog ced cingqciengz hix ndaej baenzbingh, itbuen dwg mehmbwk cungnienz baenzbingh lai. Humz ndaej youqgaenj ne, bouxbingh naengh cungj mbouj onj, caiqlij yingjyangj daengz ngoenznaengz swnghhoz caeuq guhhong.

【Ywfap】

Haeujsim bonjfaenh cinghseuq, baujciz rog ced seuq sauj, baenzbingh seiz gaej aeu fwngz gaeu, doengzseiz aeu Ywdoj oenqswiq rog ced.

Aen dan Ywdoj oenqswiq baenz lajneix: Caemhaemz、gofaxndaeng gak 30 gwz, gonaengbwzsenh 20 gwz, faexvuengzlienz、haeunaeuh gak 15 gwz, vaceu、goheiqvaiz gak 12 gwz, begfanz cawj gvaq 9 gwz.

【Yunghfap】

Dawz gij yw gwnzneix gya raemx 2500 hauzswng, cimq 20 faencung, cienq raemx dawz nyaq deuz, oenqswiq rog ced, moix ngoenz oenqswiq baez ndeu, moix baez 15 faencung baedauq, fuk yw ndeu swiq 2 ngoenz, binghyiengh miz di ndei le caiq gya oenqswiq 2 ngoenz menh dingz yw.

为什么说中药治妇女特发性水肿疗效好？
Vihmaz naeuz Ywdoj yw mehmbwk fwt baenz foegraemx yaugoj ndei?

妇女特发性水肿是指不明原因的水肿。用中药治疗特发性水肿 45 例，效果满意，现介绍如下。

【临床资料】

45 例均为门诊患者，女性，年龄 30～52 岁；病程 1 个月至 2 年；全部患者查心电图、肝功能、肾功能、尿常规等无明显异常。

诊断标准：①多发于精神抑郁、自主神经功能紊乱的妇女。②水肿与月经无关，即使经前、中、后水肿加重，但两次月经之间水肿仍然存在。③晨起颜面水肿最多、最明显，其特征是晨起颜面水肿，晚间下肢水肿，多伴有胸闷、腹胀、喜叹息。④下肢水肿午后明显，立位、运动后加重，可有按压明显凹陷，下肢发紧，胀满而肿。⑤测量患者早晚体重，平均晚间体重增加 2 千克左右。⑥多数患者失眠。

【治疗方法】

处方：丹参、炒麦芽各 30 克，淫羊藿、巴戟天各 15 克，郁金、三棱、莪术各 10 克。

加减：胁肋胀满、烦躁易怒者，加柴胡、枳壳各 10 克；便秘腹胀者，加大黄 5 克；脾胃虚寒、大便溏泄者，加白术、茯苓各 10 克；瘀肿较重者，加泽泻、茯苓各 10 克；心悸怔忡者，加炒酸枣仁、炙远志各 10 克；舌有瘀斑、行经腹痛、经下瘀血者，加桃仁、红花、香附、川牛膝各 10 克；关节疼痛者，加威灵仙 10 克；心烦者，加淡竹叶 6 克。

用法：上药水煎，分 2 次温服，每日 1 剂，每周 6 剂，4 周为 1 个疗程。

【治疗效果】

疗效标准：治愈，水肿等症状全部消失，观察半年以上无复发；显效，症状消失，但过于劳累或情绪波动时出现轻度水肿，继以前方治疗仍获效；好转，水肿等症状仅部分改善；无效，水肿等症状无改善。

疗效：治愈 28 例（占 62.2%），显效 12 例（占 26.7%），好转 3 例（占 6.7%），无效 2 例（占 4.4%），总有效率为 95.6%。

【体会】

特发性水肿属于中医水肿、郁证范畴。本病临床表现虽较复杂，但总以全身瘀肿、胀满为主要症状。治疗时应补破结合、开通内外、调补阴阳，以达开郁散结、消肿除胀的目的。方中郁金既破有形的血瘀，又散无形的气郁；伍以三棱、莪术之意在于理气和血、化瘀消积；佐以丹参，功同四物，既可助三棱、莪术活血祛瘀，又可养血安神；佐以炒麦芽健脾消食，而又善疏肝气；为防攻伐太过，损伤正气，方中配伍淫羊藿、巴戟天，意在温补肾阳且温而不燥，能润肾，以壮元阳温五脏。诸药合用，寓破于补，使之破而不伤正气，补而不滞经脉，补破结合，针对特发性水肿而起调补阴阳、祛瘀散结、消肿除胀的功效。

Mehmbwk fwt baenz foegraemx dwg gangj mbouj rox vihmaz baenz foegraemx. Aeu Ywdoj daeuj yw fwt baenz foegraemx 45 boux, yaugoj haemq ndei, seizneix gaisau youq lajneix.

【Gij swhliu ywbingh】

45 boux cungj dwg bouxbingh mwnzcinj, mehmbwk, nienzlingz 30 ~ 52 bi; binghgeiz ndwen ndeu daengz 2 bi; daengxcungq bouxbingh cungj guh gvaq sinhdenduz、goengnaengz daep、goengnaengz aenmak、nyouh cangzgveih daengj cungj mbouj raen miz bingh.

Duenqbingh byauhcunj: ①Dingzlai dwg doengh boux mehmbwk simnyap、gij goengnaengz sinzgingh luenh baenzbingh lai. ②Caeuq foegraemx, dawzsaeg mbouj miz maz nanangq, couhcinj dwg dawzsaeg gonq、cingq dawzsaeg, dawzsaeg gvaq le foegraemx gya'naek, hoeng ndaw song baez dawzsaeg de lij dwg foegraemx. ③Gyanghaet hwnqdaeuj gwnz naj foeg, gyanghaemh song ga foeg, lij raen aekmwnh、dungxraeng、haengj danqheiq. ④Banringzgvaq foegraemx haemq youqgaenj, ndwn dwk、yindung gvaq le youh lai foeg, naenx gvaq ndaej raen gizmboep cingcuj, song ga gaenjdwt, raengciengq youh foeg. ⑤Haet haemh rau aenndang bouxbingh, gyanghaemh bingzyaenz lai naek 2 ciengwz baedauq. ⑥Bouxbingh dingzlai ninz mbouj ndaek.

【Ywfap】

Danyw: Dancaem、ngazmienh cauj gvaq gak 30 gwz, goyinzyangzhoz、gaeusaejgaeq gak 15 gwz, mauzginghgvum、ragsamlimq、gveiginghgvum gak 10 gwz.

Gya gemj: Boux rikdungx raeng、simnyap heih fatheiq, gya caizhuz、makdoengjhaemz gak 10 gwz; boux haexgaz dungxraeng, gya godavangz 5 gwz; boux mamx dungx haw hanz、haex yungz，gya begsaed、maenzgex gak 10 gwz；boux foeg ndaej haemq youqgaenj，gya gocagseq、maenzgex gak 10 gwz；boux yousim bubbub，gya ngveih caujcwx cauj gvaq、golaeng'aeuj cauj gvaq gak 10 gwz；boux linx miz banqaeuj、dawzsaeg lajdungx in、dawzsaeg miz lwed cwk，gya ngveih cehmakdauz、govahoengz、rumcid、godauqrod gak 10 gwz；boux hoh in，gya rag lingzsien 10 gwz；boux simfanz，gya go'gaekboux 6 gwz.

Yunghfap：Aeu raemx cienq gij yw gwnzneix，faen 2 baez swnh raeuj gwn，moix ngoenz fuk ndeu，moix aen singhgiz 6 fuk，4 aen singhgiz guh aen liuzcwngz ndeu.

【Ywbingh yaugoj】

Gij byauhcunj ywbingh yaugoj：Yw ndei，gij binghyiengh foegfouz cungj mbouj raen lo，dauq yawj buenq bi doxhwnj mbouj caiq dauqfat；yaugoj haemq ndei，binghyiengh cungj mbouj raen lo，hoeng baeg lai roxnaeuz cingzsi fubfeb couh raen miz di foegfouz，caiq aeu aen dan baihnaj daeuj yw lij miz yaugoj；miz di ndei，gij binghyiengh foegfouz dan miz dingz ndeu ndei di；mbouj miz yaugoj，gij binghyiengh foegfouz cungj mbouj ndei saek di.

Ywbingh yaugoj：Yw ndei 28 boux（ciemq 62.2%），yaugoj haemq ndei 12 boux（ciemq 26.7%），ndei di 3 boux（ciemq 6.7%），mbouj miz yaugoj 2 boux（ciemq 4.4%），cungj miz yaugoj dwg 95.6%.

【Roxnyinh】

Fwt baenz foegraemx dwg haeuj aen gvaengh Ywdoj gangj foegraemx、nyapnyuk. Cungj bingh neix haemq fukcab，seiz ywbingh raen gij cujyau binghyiengh dwg daengx ndang foegfouz、ciengqraeng. Yw bingh seiz aeu bouj buq giethab、hai doeng ndaw rog、diuz bouj yaem yiengz，dabdaengz hai cwk sanq giet、siu foeg cawz raeng. Ndaw dan goginghgunh ndaej buq gij lwed cwk raen yiengh lwedcwk，youh ndaej sanq gij heiqcwk yawj mbouj raen；aeu rag samlimq、ginghgunh daeuj boiq couh dwg aeu leix heiq huz lwed、siu cwk sanq raeng；aeu dancaem daeuj bang，goengyungh caeuq 4 cungj yw doxdoengz，ndaej bang ragsamlimq、ginghgunh siu cwk hawj lwed byaij，youh ndaej ciengx lwed dingh saenz；aeu ngazmienh cauj gvaq daeuj bang cangq mamx bang siuvaq，sanq heiq daep youh ak；vih fuengz dwkhoenx haenq lai，sied sieng cingqheiq，ndaw dan youh boiq goyinzyangzhoz、gaeusaejgaeq，eiqsei couh dwg raeuj bouj gij yiengzheiq aenmak raeuj cix mbouj sauj，ndaej nyinh aenmak，ndaej bouj yienzheiq yiengz heiq raeuj dungxsaej daepbwt. Gak cungj yw caez yungh，ndaej buq youh ndaej bouj，hawj de bouj youh mbouj sieng daengz cingqheiq，bouj cix mbouj cwk ndaw meg，bouj buq giethab，doiq fwt baenz foegraemx dabdaengz gij yaugoj diuz bouj yaem yiengz、cawz cwk sanq giet、siu foeg cawz raeng.

怎样用桂枝茯苓丸加味巧治卵巢囊肿?

Baenzlawz aeu ywyienz go'gviq fuzlingz gya feih giuj yw rongzva baenz foeg?

卵巢囊肿是女性常见良性肿瘤之一。采用桂枝茯苓丸加味治疗卵巢囊肿患者 37 例，疗效满意，现介绍如下。

【临床资料】

选择门诊诊断为卵巢囊肿的患者 37 例，年龄 17～40 岁；已婚 34 例，未婚 3 例；37 例患者均有小腹坠痛，20 例伴月经量多，8 例伴经期延长，7 例伴月经量少，2 例伴闭经。

【治疗方法】

处方：生牡蛎 30 克，茯苓 15 克，当归、炒白术、仙鹤草、浙贝母、赤芍、橘核各 12 克，丹皮、桃仁、川芎各 10 克，水蛭 7 克，桂枝 6 克。

用法：每日 1 剂，水煎分 3 次服，于月经干净后开始服药，1 个月经周期为 1 个疗程。

【治疗效果】

治疗前患者小腹坠痛 37 例，治疗后减为 5 例；治疗前月经量多 20 例，治疗后减为 6 例；治疗前经期延长 8 例，治疗后减为 0 例；治疗前闭经 2 例，治疗后减为 0 例。B 超检查：治疗前 B 超检查 37 例均有卵巢囊肿（单侧或双侧），治疗后复查 29 例完全消失，8 例较以前明显改善。

【体会】

卵巢囊肿属中医癥瘕范畴。临床表现多为气滞血瘀之证，治疗常以理气活血、破瘀消癥为主。方中用桂枝温通血脉；丹皮、赤芍、桃仁、川芎行气活血；生牡蛎、浙贝母、橘核软坚散结；水蛭具破血逐瘀之功，其力较猛，故佐以当归、仙鹤草益气养血止血；炒白术、茯苓渗利下行且益心脾之气，既有利于行瘀血，又不致伤气血。以上诸药合用，共奏软坚消癥、祛邪扶正之功，用于治疗卵巢囊肿取得一定疗效，值得进一步深入研究。

Rongzva baenz foeg dwg cungj baenzfoeg mehmbwk liengzsingq ndeu. Aeu ywyienz yuzgvei fuzlingz gya feih yw boux rongzva baenz foeg 37 boux, ywbingh yaugoj haemq ndei, seizneix gaisau youq lajneix.

【Gij swhliu ywbingh】

Senj bouxbingh mwnzcinj duenqdingh dwg rongzva baenz foeg 37 boux, nienzlingz 17～40 bi; gaenq baenzgya 34 boux, caengz baenzgya 3 boux; 37 boux bouxbingh cungj miz lajdungx duengh in, 20 boux dawzsaeg liengh lai, 8 boux geiz dawzsaeg nod nanz, 7 boux dawzsaeg liengh noix, 2 boux dawzsaeg gatsat.

【Ywfap】

Danyw: Gyapbangx haij ndip 30 gwz, maenzgex 15 gwz, danghgveih、begsaed cauj、nyacaijmaj、gobeimuj Cezgyangh、gocizsoz、ngveih makgam gak 12 gwz, naeng mauxdan、ngveih cehmakdauz、gociengoeng gak 10 gwz, duzbing 7 gwz, go'gviq 6 gwz.

Yunghfap：Moix ngoenz fuk ndeu, cienq raemx faen 3 baez gwn, dawzsaeg seuq le hainduj gwn yw, aen hopgeiz dawzsaeg guh aen liuzcwngz ndeu.

【Ywbingh yaugoj】

Ywbingh gonq bouxbingh lajdungx duengh in miz 37 boux, yw gvaq le in noix miz 5 boux；ywbingh gonq dawzsaeg liengh lai 20 boux, yw gvaq le liengh noix miz 6 boux；yw gonq geiz dawzsaeg nod raez 8 boux, yw gvaq le mbouj miz saek boux nod raez lo；yw gonq dawzsaeg gatsat 2 boux, yw gvaq le mbouj miz saek boux dawzsaeg sat lo. B cauh genjcaz：Yw gonq B cauh genjcaz 37 boux cungj miz rongzva baenz foeg（mbiengj ndeu roxnaeuz song mbiengj）, yw gvaq le dauq caz 29 boux cungj mbouj raen gij binghyiengh lo, 8 boux lai ndei gvaq gaxgonq haujlai.

【Roxnyinh】

Rongzva baenz foeg dwg haeuj aen gvaengh Ywdoj gangj daengz gaiqfoeg. Seiz ywbingh raen daengz dwg gij binghyiengh heiq cwk lwed cwk, ywbingh cujyau aeu leix heiq hawj lwed byaij、buq cwk siu foeg. Ndaw dan aeu go'gviq raeuj meg hawj lwed byaij；naeng mauxdan、gocizsoz、ngveih cehmakdauz、gociengoeng hawj heiq byaij hawj lwed byaij；gyapbangx haij ndip、gobeimuj Cezgyangh、ngveihmakgam sanq giet siu foeg；duzbing miz cungj goengnaengz siu cwk hawj lwed byaij, haemq rengz, yienghneix aeu danghgveih、nyacaijmaj daeuj bang bouj heiq ciengx lwed dingz lwed；begsaed cauj、maenzgex leih baiz haex nyouh caemhcaiq ndaej bouj gij heiq sim mamx, ndaej hawj lwed byaij siu cwk, youh mbouj sieng daengz heiq lwed. Gij yw gwnzneix caez yungh, itheij daeuj siu cwk sanq foeg、cawz doeg fuz cingq, aeu daeuj yw rongzva baenz foeg miz itdingh ywbingh yaugoj, ndaej caenh'itbouh bae guh yenzgiu.

如何用中药粉外敷治输卵管阻塞性不孕?
Baenzlawz aeu mba Ywdoj oep baihrog yw saigyaeq saekgaz baenz maen?

应用中药外敷治疗输卵管阻塞性不孕，取得较满意效果，现介绍如下。

【临床资料】

32例患者均符合以下条件：夫妻同居，性生活正常，男方生殖功能正常，未避孕2年及2年以上未受孕者；子宫输卵管碘油造影或B超双氧水（过氧化氢）造影证实输卵管不通。年龄24～35岁，平均年龄28.5岁，不孕时间为2～8年，其中5例一侧输卵管因患宫外孕已手术切除。

【治疗方法】

处方：透骨草、丹参各30克，路路通、威灵仙、乳香、没药各20克，鸡血藤、皂角刺各15克，川乌、水蛭、肉桂、红花各10克。

用法：以上诸药共研成粉末，装入长条形布袋中，加水适量，蒸20分钟后，洒上白酒，敷于小腹两侧。每月月经干净后敷 10～14 日，1 日 1 次，于睡前外敷，次日起床时取下，3 日更换 1 剂，3 个月为 1 个疗程。敷后局部皮肤过敏者停用。

【治疗效果】

疗效标准：治愈，治疗 1～3 个疗程，子宫输卵管碘油造影示一侧或双侧输卵管通畅，或已受孕；有效，治疗 1～3 个疗程，子宫输卵管碘油造影示一侧或双侧输卵管通而不畅；无效，治疗 3 个疗程，子宫输卵管碘油造影示双侧输卵管不通。

疗效：治愈 8 例（占 25%），有效 12 例（占 37.5%），无效 12 例（占 37.5%），总有效率为 62.5%。

【典型病例】

患者，28 岁。自诉结婚 3 年未孕。平素月经正常，7 年前因未婚先孕施行人流术一次。于月经干净后 3 日行子宫输卵管碘油造影示双侧输卵管阻塞。给予本方外敷，治疗 2 个月，每月 14 日，8 月因月经未来潮，化验尿 HCG 呈阳性，于次年足月顺产一女婴。

【体会】

现代医学认为，输卵管阻塞除少数属先天性发育异常外，大多数为感染引起的输卵管积水、积脓、粘连导致阻塞；或因输卵管管腔内膜被炎症破坏，管壁变僵硬，使内膜的纤毛运动及管壁蠕动功能丧失而致不孕。西医施行输卵管通液术，不仅患者痛苦，而且很难改善输卵管功能。

中医学认为，输卵管阻塞乃湿热瘀血阻滞胞宫、经脉不通、冲任受阻所致。其主要病因为血瘀，故治疗以活血化瘀、润管通管为主，佐以清热利湿。采用局部外敷，使药力直达病所，促进盆腔、胞宫、胞脉的血液循环，改善组织血供，以利于炎症吸收和消退，改善和恢复输卵管的生理功能，从而提高受孕率和输卵管复通率。而且局部外敷，简单方便，不会损伤胃气，患者易于接受，值得临床推广应用。

Aeu Ywdoj oep baihrog yw saigyaeq saekgaz baenz maen, aeu ndaej haemq ndei yaugoj, seizneix gaisau youq lajneix.

【Gij swhliu ywbingh】

32 boux bouxbingh cungj hab gij diuzgen lajneix: Gvanbaz caemh youq, gij saeh song gvanbaz cungj cingqciengz, gij goengnaengz senglwg bouxsai cingqciengz, caengz biyin 2 bi caeuq 2 bi doxhwnj caengz raen mizndang; saigyaeq rongzva guh denjyouz ingjsiengq roxnaeuz B cauh sanghyangjsuij （goyangjvagingh） ingjsiengq cingqsaed dwg saigyaeq mbouj doeng. Nienzlingz 24～35 bi, bingzyaenz nienzlingz 28.5 bi, 2～8 bi mbouj raen mizndang, ndawde miz 5 boux dwg aenvih youq rog rongzva mizndang miz mbiengj saigyaeq ndeu gaenq daet bae.

【Ywfap】

Danyw: Godouguzcauj、dancaem gak 30 gwz, makraeu、raglingzsien、yujyangh、mozyoz gak 20 gwz, gaeulwedgaeq、oenceugoeg gak 15 gwz, conhvuh、duzbing、gogviq、govahoengz gak 10 gwz.

Yunghfap: Gij yw gwnzneix caez nienj baenz mba, coux haeuj ndaw daehbaengz raez, gya dingz raemx ndeu, naengj 20 faencung le, saj laeujhau, oep youq song henz lajdungx. Ndwennaengz dawzsaeg seuq le oep 10～14 ngoenz, ngoenz oep baez ndeu, caengz ninz gonq oep baihrog, ngoenz daihngeih hwnqmbonq dawz deuz, 3 ngoenz vuenh fuk ndeu, 3 ndwen guh aen liuzcwngz ndeu. Oep gvaq le mbangj giz naeng rox gominj cix dingz yungh.

【Ywbingh yaugoj】

Gij byauhcunj bingzdingh ywbingh yaugoj: Yw ndei, yw 1～3 aen liuzcwngz, saigyaeq rongzva guh denjyouz ingjsiengq raen daengz mbiengj ndeu roxnaeuz song mbiengj saigyaeq doeng, roxnaeuz gaenq daiqndang; miz yaugoj, yw 1～3 aen liuzcwngz, saigyaeq rongzva guh denjyouz ingjsiengq raen mbiengj ndeu roxnaeuz song mbiengj saigyaeq doeng cix mbouj swnh; mbouj miz yaugoj, yw 3 aen liuzcwngz, saigyaeq rongzva guh denjyouz ingjsiengq raen song mbiengj saigyaeq mbouj doeng.

Ywbingh yaugoj: Yw ndei 8 boux (ciemq 25%), miz yaugoj 12 boux (ciemq 37.5%), mbouj miz yaugoj 12 boux (ciemq 37.5%), cungj miz yaugoj dwg 62.5%.

【Binghlaeh denjhingz】

Bouxbingh, 28 bi. Gag naeuz gietvaen 3 bi caengz mizndang. Bingzciengz dawzsaeg cingqciengz, 7 bi gonq aenvih caengz gietvaen couh mizndang bae guh baez yinzliuz soujsuz ndeu. Youq dawzsaeg seuq le 3 ngoenz guh rongzva saigyaeq denjyouz ingjsiengq raen daengz song mbiengj saigyaeq saekgaz. Aeu dan neix rogoep, yw 2 ndwen, moix ndwen 14 ngoenz, yw ndaej 8 ndwen le aenvih caengz raen dawzsaeg, caz ndaw nyouh HCG gaenq baenz yiengzsingq, youq bi daihngeih rim ndwen swnhleih seng dah lwg ndeu.

【Roxnyinh】

Yihyoz ciuhneix nyinhnaeuz, saigyaeq saekgaz, cawz miz dingznoix dwg mbwnseng sengmaj mbouj cingqciengz le, dingzlai dwg lah dawz baenz saigyaeq cwk raemx、cwk nong、doxnem baenz saekgaz; roxnaeuz dwg aenvih caengz i baihndaw saigyaeq fazyenz deng sienghaih, bangxhenz saigyaeq bienq ndongj, hawj bwnsenhmauz caengz i baihndaw saigyaeq noddoengh caeuq gij goengnaengz noddoengh ndaw bangx saigyaeq saetbae baenz maen. Sihyih guh cungj soujsuz hawj saigyaeq doeng raemx, mboujdanh bouxbingh hojsouh, caemhcaiq nanz gaijndei gij goengnaengz saigyaeq.

Ywdojyoz nyinhnaeuz, saigyaeq saekgaz dwg cumx huj cwk lwed saekgaz rongzva、gingmeg mbouj doeng、megcung megyin deng saek baenz bingh. Gij baenzbingh yienzaen de cujyau dwg lwed cwk, yienghneix ywbingh cujyau dwg siu cwk hawj lwed byaij、hawj saigyaeq doeng hawj saiqgyaeq nyinh, caiq bouj siu huj leih cumx bouj. Yungh oep mbangj giz baihrog, hawj yw cigsoh bae daengz giz bingh, hawj gij lwed bwnzgyangh、rongzva、megrongzva ndaej lae baedauq, gaijndei cujciz hawj lwed, fuengbienh yenzcwng supsou caeuq siu doiq, gaijndei caeuq dauqfuk gij sengmaj goengnaengz saigyaeq, yienghneix daeuj daezsang gij beijlwd daiqndang caeuq saigyaeq dauq doeng. Doengzseiz mbangj giz oep baihrog, genjdanh fuengbeinh, mbouj sieng heiq dungx, bouxbingh haengj guh, cigndaej seiz ywbingh doigvangq daeuj yungh.

为什么说指压气海穴治产妇尿潴留疗效好？

Vihmaz gangj aeu lwgfwngz naenx gihaijhez yw mehnaenghndwen nyouh saekgaz yaugoj ndei？

尿潴留是产后常见并发症之一，给产妇带来极大的痛苦，如处理不及时，可影响产后生殖器官的复旧，还可导致膀胱炎、肾盂肾炎等，甚至会引起膀胱局部坏死。以往多采用局部热敷、热水熏洗外阴、针灸、听流水声诱导排尿、肌注新斯的明等方法，但效果不甚满意。针对这一问题，经过临床摸索，采用单纯拇指按压气海穴这种简易方法来治疗产后尿潴留，收到良好效果。

【临床资料】

尿潴留患者 50 例，年龄 21～38 岁，其中初产妇 45 例，经产妇 5 例。

【治疗方法】

患者取仰卧位，治疗者站在患者左侧，用右手拇指垂直下压气海穴（位于体前正中线，脐下 1 寸半。取穴时，可采用仰卧姿势，在下腹部取肚脐与耻骨连线，将其分为 10 等份，距离肚脐 3/10 的位置，即为此穴），先轻后重，按压 5～15 分钟。也可根据患者的具体情况作时间上的调整，待患者有下腹发胀感并出现尿意即可停止。对膀胱潴留尿较多、症状明显的患者按压要适度，根据患者的情况灵活掌握。

【治疗效果】

50 例患者接受治疗后，当即排尿者 38 例，5 分钟后排尿者 10 例，治疗失败者 2 例，成功率为 96%。接受治疗成功者因尿潴留时间及程度不同，排尿量亦不同，为 600～1000 毫升不等。再次排尿时均能自行排尿，无须重复治疗。

Nyouh saekgaz dwg cungj bingh gyoebhab ciengz raen seng lwg gvaq le cungj ndeu, hawj mehnaenghndwen haemq hojsouh, danghnaeuz mbouj gibseiz cawqleix, ndaej yingjyangj daengz ngoenzlaeng gij gi'gvanh sengsanj dauqfuk, lij ndaej baenz rongznyouh in、 mak in daengj, caiqlij baenz mbangj giz rongznyouh vaih dai bae. Doenghbaez ciengz aeu gij fuengfap mbangj giz ndat oep、 raemxndat oenqswiq rog ced、 cim cit、 dingq sing raemx lae yinxson baiz nyouh、 aeu sinhswhdizmingz dajcim, hoeng yaugoj mbouj ndei geijlai. Doiq aen vwndiz neix, ging ywbingh damqra aeu cungj fuengfap genjdanh dan aeu lwgfwngz naenx giz gihaij daeuj yw seng lwg gvaq nyouh saekgaz, ndaej daengz haemq ndei yaugoj.

【Gij swhliu ywbingh】

Bouxbingh baenz nyouh saekgaz 50 boux, nienzlingz 21 ～ 38 bi, ndawde boux mehmbwk ngamq senglwg 45 boux, boux mehmbwk gaenq senglwg gvaq 5 boux.

【Ywfap】

Bouxbingh ninz daengjhai, canghyw ndwn baihswix bouxbingh, aeu mehfwngz fwngzgvaz daengjsoh naenx giz gihaij（youq diuz sienq cungqgyang baihnaj ndang, laj saejndw 1 conq buenq. Dingh hezvei seiz, ndaej yungh aen ndangninz daengjhai, youq laj dungx ra diuz sienq saejndw caeuq ndoklaj ndokbuenz doxlienz, dawz de faenguh 10 faenh doengz raez，liz saejndw giz 3/10，couh dwg aen hezvei neix），sien menh di caiq menhmenh roengzrengz, naenx 5～15 faencung. Hix ndaej ciuq gidij cingzgvang bouxbingh diuzcingj seizgan, caj bouxbingh raen lajdungx ciengq miz nyouh couh ndaej dingz. Doiq doengh bouxbingh rongznyouh rom nyouh haemq lai、binghyiengh haemq cingcuj naenx aeu habdoh, ciuq gij cingzgvang bouxbingh lingzvued bae dingh.

【Ywbingh yaugoj】

50 boux bouxbingh daeuj yw le, miz 38 boux sikhaek ndaej oknyouh, 10 boux 5 faencung ndaej oknyouh, miz 2 boux yw mbouj ndei, 96% ndaej yw ndei. Boux daeuj ywbingh ndaej yw ndei haenx baenz nyouh saekgaz seizgan caeuq binghhnaek cingzgvang mbouj doengz, oknyouh lai noix hix mbouj doengz，600～1000 hauzswng mbouj doengz. Dauq oknyouh seiz cungj rox gag oknyouh, mbouj miz saek boux caiq dauq daeuj ywbingh.

怎样用蛋黄油治产后乳头皲裂?
Baenzlawz aeu youzgyaeqhenj daeuj yw senglwg gvaq gyaeujcij dek?

婴儿吃奶时无法把握吮吸力度，加上产妇如果泌奶量不多，且不能使用正确的哺乳姿势，乳头很容易被婴儿吸破，进而造成乳头疼痛甚至皲裂。应用蛋黄油治疗本病 68 例，疗效甚佳，现介绍如下。

【临床资料】

68 例患者中，初产妇 65 例，经产妇 3 例；症状轻者 47 例，重者 21 例。

【治疗方法】

将熟鸡蛋黄研碎，用文火翻炒至蛋黄发出焦味，煎出蛋黄油，去渣取油。用时将蛋黄油涂于患侧乳头，每日数次。症状轻者每次哺乳后涂抹，重者宜暂停哺乳，每次先用吸奶器吸出乳汁，以免乳汁瘀积或回缩，以温水清洗乳头，拭干后涂抹蛋黄油。

【治疗效果】

本组 68 例患者均治愈，其中 2～3 日痊愈者 49 例，3～5 日痊愈者 19 例。

【体会】

蛋黄油有滋润、收敛、修复的作用。本法取材方便，使用简单，易于掌握，无副作用，不影响婴儿健康，值得推广。

Lwgnyez gwn cij seiz gij rengz supcij mbouj ndaej gag dingh, caiq gya bouxsenglwg danghnaeuz raemxcij noix, aen yiengh gueng cij mbouj deng ne, gyaeujcij couh heih deng lwgnyez sup sieng, yienghneix couh baenz gyaeujcij in caemhcaiq dek. Aeu youzgyaeqhenj daeuj yw cungj bingh neix 68 boux, ywbingh yaugoj haemq ndei, seizneix gaisau youq lajneix.

【Gij swhliu ywbingh】

Ndaw 68 boux bouxbingh de, boux codaeuz senglwg 65 boux, boux mehmbwk gaenq senglwg gvaq 3 boux; boux binghhmbaeu 47 boux, boux binghnaek 21 boux.

【Ywfap】

Dawz gyaeqhenj cauj cug nienj soiq, aeu feiznumq fan cauj daengz gyaeqhenj miz di remj, cen ok youzgyaeqhenj, cawz nyaq deuz dan aeu youz. Aeu youz gyaeqhenj cat mbiengj gyaeujcij dek, moix ngoenz geij baez. Boux binghhmbaeu baeznaengz gueng cij gvaq le cat, boux binghnaek hab sien dingz gueng cij, moix baez sien aeu doengh aensupcij daengj sup cij okdaeuj, mienx raemxcij cwk youq roxnaeuz suk dauq rongzcij, aeu raemxraeuj swiq seuq gyaeuj cij, uet hawq le cat youzgyaeqhenj.

【Ywbingh yaugoj】

Cuj neix 68 boux bouxbingh cungj ndaej yw ndei, ndawde 2～3 ngoenz couh yw ndei miz 49 boux, 3～5 ngoenz yw ndei miz 19 boux.

【Roxnyinh】

Youzgyaeqhenj miz gij cozyung nyinh、hob、coih. Cungj fuengfap neix ra caizliu fuengbienh, yungh daeuj genjdanh, heih guh, mbouj miz fucozyung, mbouj yingjyangj lwgnyez ndangcangq, cigndaej doigvangq.

如何用中药内服外敷治妇女盆腔瘀血综合征？

Baenzlawz aeu Ywdoj gwn gya oep baihrog daeuj yw gij binghgyoebhab mehmbwk bwnzgyangh cwk lwed？

盆腔瘀血综合征是由于慢性盆腔静脉回流不畅、充盈瘀血引起的一种独特疾病。多见于多次妊娠分娩或流产的育龄妇女，病人诉说的症状多而严重，往往与客观检查所见不符，被妇科医生视为难治之症。应用综合疗法治疗盆腔瘀血综合征患者 100 例，取得较好疗效，现介绍如下。

【临床资料】

治疗患者 100 例，年龄最小 25 岁，最大 45 岁，平均 36 岁；发病时间最短半年，最长 5 年，平均 1.2 年。全部病例经检查均排除其他相关疾病引起的盆腔痛。

【临床症状】

慢性下腹部疼痛，腰骶疼痛，经前乳房胀痛，性交痛，痛经，或伴白带过多，月经改变。气虚者兼见头晕倦息，神疲乏力，脉弱；兼湿热者见白带多，色黄秽臭，便秘，舌苔黄，脉弦数；寒凝者兼见小腹冷感，得温则舒，白带清晰，苔薄白，脉沉。妇科双合诊：子宫后位稍大或正常，宫颈肥大呈紫蓝色，光滑或糜烂，后穹隆触痛，双侧附件压痛，软如海绵，无慢性附件炎所常有的增厚及硬条索状物，无肌紧张及反跳痛。

【治疗方法】

内服处方：丹参、鸡血藤各 15 克，赤芍、当归、川芎、怀牛膝、泽兰、路路通、柴胡、郁金、延胡索各 10 克，川楝子、桃仁、红花各 7 克。

加减：气虚者，加党参、黄芪各 15 克，白术 10 克；兼湿热者，加红藤、败酱草各 15 克，蒲公英 10 克；寒凝者，加小茴香 10 克，肉桂、炮姜各 5 克。

用法：每日 1 剂，水煎分 3 次服。

外敷处方：上药饮服后将药渣加黄酒 100 克，以棉布袋包装蒸热，敷贴于小腹部，外加热水袋，热敷 1 小时，每日热敷 1 次或 2 次。

功能锻炼：每日中午、晚上各取膝胸卧位 10 分钟，再取侧卧位 10 分钟；每日中午、晚上休息时改习惯性的仰卧位为侧卧位；长期从事站立或坐位工作者开展工间操或适当进行功能锻炼。

【治疗效果】

疗效标准：临床治愈，疼痛解除，症状体征完全消失，工作生活无影响；显效，疼痛明显减轻，症状体征未完全缓解，工作生活无明显影响；无效，治疗前后症状体征无明显变化。

疗效：临床治愈 82 例（占 82%），显效 12 例（占 12%），无效 6 例（占 6%），总有效率为 94%。

【体会】

适当的体位功能锻炼，可增强盆腔肌张力，改善盆腔血液循环，协助中草药治疗盆腔瘀血。

Binghgyoebhab bwnzgyangh cwk lwed dwg aenvih megcingx bwnzgyangh dauq lae mbouj swnh、cwk lwed lai lai yinxhwnj baenz cungj binghmenhnumq daegbied he. Youq doengh boux mehmbwk cingq hab senglwg lai baez mizndang senglwg roxnaeuz lwglon seiz raen ndaej lai, bouxbingh gangj gij binghyiengh lai youh naek, ciengz caeuq genjcaz raen daengz gij cingzgvang mbouj doxdoengz, deng doengh boux canghyw gohmehmbwk yawj baenz cungj bingh nanz yw. Aeu cungj ywfap gyoebhab daeuj yw bouxbingh baenz binghgyoebhab bwnzgyangh cwk lwed 100 boux, ndaej daengz haemq ndei ywbingh yaugoj, seizneix gaisau youq lajneix.

【Gij swhliu ywbingh】

Yw bouxbingh 100 boux, nienzlingz ceiq oiq 25 bi, boux ceiq geq 45 bi, bingzyaenz 36 bi; baenzbingh seizgan ceiq dinj buenq bi, ceiq nanz 5 bi, bingzyaenez 1.2 bi. Gij binghlaeh neix ginggvaq genjcaz cungj mbouj dwg gij bingh wnq doxgven baenz bingh bwnzgyangh in.

【Gij binghyiengh seiz ywbingh】

Lajdungx in menhnumq, byai ndoksaen in, yaek dawzsaeg gonq rongzcij ciengq in, doxej in, dawzsaeg in, roxnaeuz begdaiq lai lai, dawzsaeg gaijbienq. Boux heiqhaw lij raen gyaeujngunh ndang naiq, ndangnaet mbouj miz rengz, meg unq; boux giem miz cumx huj raen begdaiq lai, saekhenj youh haeungau, haexgaz, ailinx henj, meg ndongjsoh youh raez, byaij youh vaiq; boux hanz cwk giem raen laj dungx caep, baez raeuj couh soeng, begdaiq saw, ailinx hau youh mbang, meg caem. Gohmehmbwk song gyoeb caz: Rongzva doenq laeng loq hung roxnaeuz cingqciengz, congh rongzva bizhung baenz saekaeujlamz, wenj roxnaeuz siengnaeuh, bakconghced bungq deng couh in, song mbiengj fugen naenx raen in, unq lumj haijmenz, mbouj miz doengh cungj bingh fugenyenz menhnumq raen daengz cungj cingzgvang demna caeuq gij doxgaiq baenz diuz lumj caggeng nei, mbouj raen noh gaenjcieng caeuq in fanjdiuq.

【Ywfap】

Danyw gwn: Dancaem、gaeulwedgaeq gak 15 gwz, gocizsoz、danghgveih、gociengoeng、godauqrod、caglamz、makraeu、caizhuz、ginghgunh、goyenzhuzsoz gak 10 gwz, makrenh、ngveih cehmakdauz、govahoengz gak 7 gwz.

Gya gemj: Boux heiq haw, gya dangjcaem、vangzgizi gak 15 gwz, begsaed 10 gwz; boux giem cumx huj, gya gaeuhoengz、haeunaeuh gak 15 gwz, golinzgaeq 10 gwz; boux hanz cwk, gya mbabatgak 10 gwz, noh go'gviq、hing cauj gvaq gak 5 gwz.

Yunghfap: Moix ngoenz fuk ndeu, cienq raemx faen 3 baez gwn.

Danyw oep baihrog: Gij yw gwnzneix cienq gwn gvaq le nyaqyw gya laeujhenj 100 gwz, aeu daehbaengz suek ndei naengj ndat, oep youq gwnz lajdungx, baihrog gya aen daehraemxndat, swnh ndat oep aen cungdaeuz ndeu, moix ngoenz ndat oep baez ndeu roxnaeuz 2 baez.

Goengnaengz lienhndang: Moix ngoenz banngaiz、gyanghaemh ninz dwk guh gyaeujhoq gwnz aek lienhndang 10 faencung, caiq guh ninz dwk ngengndang lienh 10 faencung; moix ngoenz banngaiz、gyanghaemh seiz yietnaiq gaij cungj yiengh ninz daengjhai sibgvenq baenz yiengh ngengndang; ciengzgeiz ndwn dwk roxnaeuz naengh dwk guhhong guh di gunghgenhcauh roxnaeuz habdangq guh di goengnaengz lienhndang dem.

【Ywbingh yaugoj】

Gij byauhcunj bingzdingh ywbingh yaugoj: Seiz ywbingh gaenq yw ndei, mbouj in lo, gij binghyiengh gwnzndang mbouj raen lo, gwndaenj guhhong cungj mbouj yingjyangj daengz; yaugoj haemq ndei, mbouj in geijlai lo, binghyiengh gwnzndang caengz ndei geijlai, gwndaenj guhhong mbouj miz maz yingjyangj; mbouj miz yaugoj, caengz yw caeuq yw gvaq gij binghyiengh gwnzndang mbouj miz maz bienqvaq.

Ywbingh yaugoj: Yw ndei 82 boux (ciemq 82%), yaugoj haemq ndei 12 boux (ciemq 12%), mbouj miz yaugoj 6 boux (ciemq 6%), cungj miz yaugoj dwg 94%.

【Roxnyinh】

Habdangq guh di goengnaengz lienhndang, ndaej demgiengz gij naeng bwnzgyangh lai gvangq, gaijndei gij lwed bwnzgyangh ndaej lae baedauq, bang Ywdoj daeuj yw gij cwk lwed bwnzgyangh.

七、儿科
Caet、Gohlwgnyez

如何外用胡荽治小儿感冒发热？
Baenzlawz aeu byaekrang baeng rogndang yw lwgnding dwgliengz fatndat?

发热是多种疾病的常见症状。小儿感冒常常有发热的表现，发热会给小儿带来全身不适，引起消化道功能下降、烦躁不安，部分6个月至6岁的发热患儿还可引起惊厥而造成大脑的损害。这里介绍一种东北民间广泛流传的治疗小儿感冒发热的方法。

【治疗方法】
取鲜胡荽整棵洗净晒干留用，勿切。取干胡荽10克，用白酒浸泡10分钟左右，待胡荽充分软化后，将它放在小儿的额头、颈部、腋窝、前胸、后背、手心、脚心反复涂擦2遍。加盖衣被后，30分钟至1小时体温可下降到正常水平。

【体会】
感冒是感受外邪引起的肺系疾病，发病率高，四时皆有。发热是感冒的最常见症状之一，是由于小儿脏腑娇嫩、腠理不密、卫外不固、肌表受邪、腠理开合失司所致。胡荽为伞形科一年生草本植物芫荽的全草，别名为芫荽、盐荽、满天星、香菜，我国各地均有种植。其味辛、性温，归肺、胃经。属于解表药中的发散风寒药，具有发表透疹、开胃消食的作用。正如《本草纲目》所言："芫荽辛温香窜，内通心脾，外达四肢，能辟一切不正之气。"胡荽外用治疗小儿感冒发热属于物理降温方法，胡荽含有挥发油，与白酒配合外用擦拭皮肤，降温迅速，故《嘉祐本草》中述"拔四肢热，止头痛，疗痧疹，豌豆疮不出，作酒喷之，立出"。此法简单方便，效果良好。

Fatndat dwg cungj binghyiengh lai cungj bingh. Lwgnding dwgliengz ciengzciengz raen gij binghyiengh fatndat, fatndat rox hawj lwgnding daengxndang mbouj cwxcaih, lumj gij goengnaengz siuvaq doekdaemq, simnyap mbouj dingh, mizmbangj nyezbingh 6 ndwen daengz 6 bi fatndat lij rox hawj lwgnyez lekmaez roxnaeuz sieng daengz aenuk. Gizneix gaisau cungj fuengfap ndawbiengz baih Doengbaek liuzcienz haemq gvangq yw lwgnding baenz dwgliengz fatndat ndeu.

【Ywfap】
Aeu daengxgo byaekrang swiq seuq dak sauj louz yungh, ronq. Aeu byaekrang sauj 10 gwz, aeu laeujhau cimq 10 faencung baedauq, caj byaekrang unq liux le, aeu byaekrang youq najbyak, gwnzhoz, lajeiq, najaek, baihlaeng, angjfwngz, gumzdin lwgnding fanjfuk cat 2 baez. Goemq buh goemq denz ndei, 30 faencung daengz aen cungdaeuz ndeu, ndangraeuj ndaej doekdaemq daengz cingqciengz suijbingz.

【Roxnyinh】

Dwgliengz dwg cungj bingh aenbwt lah dawz gij yak gij doeg baihrog, baenzbingh haemq lai, seiqgeiq cungj miz. Fatndat dwg cungj binghyiengh ciengz raen ndawde cungj ndeu, dwg aenvih gij dungxsaej lwgnding oiq lai、raizloh naengnoh caengz deih geijlai、rog ndang hen mbouj maenh、naengnoh famh dawz gij yak、raizloh naengnoh hai haep mbouj swnh baenz bingh. Byaekrang dwg daengxgo doenghgo nywj lumj aen liengj nei, daengx bi cungj maj ndaej, coh wnq dwg yenzsih、yiemzsae、manjdenhsingh、byaekrang, guek raeuz gak dieg cungj ndaem miz. Gij feih de manh、singq raeuj, haeuj megbwt、megdungx. Dwg cungj yw sanq funghanz aeu daeuj yw bingh rogndang ndeu, miz gij cozyung hawj doeg yak daj naengnoh sanq okdaeuj yw raet ndei、hawj aendungx sag gwn. Cingq lumj《Bwnjcauj Ganghmuz》gangj daengz："Byaekrang manh raeuj youh rang, baihndaw doeng daengz sim mamx, baihrog daengz dinfwngz, ndaej siu gij heiq yak heiq doeg liux bae." Aeu byaekrang daj baihrog yw lwgnding dwgliengz fatndat dwg cungj vuzlij fuengfap doekdaemq ndangraeuj ndeu, byaekrang hamz miz gij youzfwi, caeuq laeujhau gap yungh youq rogndang daeuj cat naeng, ndangraeuj doekdaemq vaiq, ndigah ndaw《Gyahyou Bwnjcauj》gangj "cawz gij huj seiqguengq, dingz gyaeujin, yw sa yw cimj, gij baezduhlanhdouq mbouj siu, dang laeuj byoq de, sikhaek couh siu". Cungj fuengfap neix genjdanh fuengbienh, yaugoj haemq ndei.

怎样用韭菜水治新生儿硬肿？
Baenzlawz aeu raemx coenggep yw lwg ngamq seng foegndongj?

采用韭菜水外涂治疗新生儿硬肿症患者 25 例，取得满意效果，现介绍如下。

【临床资料】

本组 25 例患者中，男性 14 例，女性 11 例，出生后 6～24 小时。

【治疗方法】

取新鲜韭菜适量，洗净捣烂，放少量水煮沸。待水温降至 30～34 ℃，取其外涂在硬肿处并配合按摩，每 2～3 小时 1 次，连用 2～4 日。

【治疗效果】

25 例新生儿全部治愈，局部无感染及不良反应。

【典型病例】

患儿，女性，出生后 6 小时。双下肢大腿外侧部硬肿，局部皮肤无溃烂。体温下降，入院后放置温箱保温，即给予韭菜水外涂，2 天后双下肢硬肿消退，皮肤恢复正常。

【体会】

本病多发生在寒冬季节，新生儿出生后，保暖不好，皮肤和皮下脂肪变硬，发凉，水肿，伴体温下降，容易造成双侧大腿外部、臀部硬肿。韭菜水有散瘀、活血、消肿、解毒的功能，对于新生儿硬肿有显著疗效。其药源广，费用低廉，方法简便，无不良反应，值得推广。

Aeu raemx coenggep cat baihrog yw lwg ngamq seng baenz foegndongj 25 boux, ndaej daengz haemq ndei yaugoj, seizneix gaisau youq lajneix.

【Gij swhliu ywbingh】

Cuj neix 25 boux bouxbingh ndawde, bouxsai 14 boux, mehmbwk 11 boux, doekseng ndaej 6～24 aen cungdaeuz.

【Ywfap】

Aeu dingz coenggep singjsien ndeu，swiq seuq dub yungz, cuengq dingz raemx ndeu cawj goenj. Caj raemx raeuj daengz 30～34℃, aeu raemx cat baihrog giz foegndongj caemhcaiq guh naenxnu, moix 2～3 aen cungdaeuz guh baez ndeu, lienz yungh 2～4 ngoenz.

【Ywbingh yaugoj】

25 boux lwg ngamq seng cungj yw ndei，mbouj miz mbangj giz deng lah caeuq mbouj ndei fanjying.

【Binghlaeh denjhingz】

Lwg baenzbingh，lwgmbwk，doekseng 6 aen cungdaeuz. Song cik ga mbiengj baihrog foegndongj, mbangj giz naengnoh mbouj raen siengnaeuh. Ndangraeuj daemq, haeuj yihyen le cuengq ndaw siengraeuj bauj raeuj, doq aeu raemx coenggep cat baihrog, 2 ngoenz le song ga foegndongj siu caez, naengnoh dauqfuk cingqciengz.

【Roxnyinh】

Cungj bingh neix lai youq aen geiqciet cawzdoeng nit baenzbingh, lwgnding doekseng le，bauj raeuj mbouj ndei, gij lauz ndaw naeng caeuq lajnaeng bienq ndongj, bienq liengz，foegraemx, lij miz ndangraeuj doekdaemq, heih baenz song mbiengj rog ga、caekhaex foegndongj. Raemx coenggep miz gij goengnaengz siu cwk、hawj lwed byaij，siu foeg、gaij huj，doiq lwg ngamq doekseng foegndongj miz haemq ndei ywbingh yaugoj. Yw youh lai，youh cienh，fuengfap genjbienh, mbouj miz maz fanjying mbouj ndei，cigndaej doigvangq.

如何用中药治小儿流涎？
Baenzlawz aeu Ywdoj yw lwgnding myaizrih?

【临床资料】

15 例患者中，6 个月至 3 岁 8 例，3～12 岁 7 例。

【治疗方法】

处方：炒白术、党参各 12 克，五倍子、当归、茯苓、陈皮、山药、石菖蒲、山萸肉、龟板各 8 克，远志 6 克，鸡内金 5 克，五味子 3 克。5 剂，每天 1 剂，水煎分 3 次服。使用本方无禁忌要求，不影响小儿正常生活。

【治疗效果】

本方连服 10 日后，流涎症状消失的有 5 例；连用 1 个月后，流涎症状明显好转的有

8 例；连用 2 个月后，15 例症状全消失。总有效率为 100％。

【体会】

本方之白术、党参有补脾胃、盈中气、燥湿和胃的作用，远志有养心安神的功能，茯苓可利水渗湿，陈皮能调和中气，五味子有益脾气、壮肾阳的功用，鸡内金能和胃消食。方中诸药相伍，功能健脾和胃，敛阴止涎，故对治疗脾胃不和、气虚不摄之小儿多涎症有良效。此方经济且效良，值得推广。

【Gij swhliu ywbingh】

15 boux bouxbingh ndawde, 6 ndwen daengz 3 bi 8 boux, 3～12 bi 7 boux.

【Ywfap】

Danyw: Begsaed cauj gvaq、dangjcaem gak 12 gwz, lwgnoenh、danghgveih、maenzgex、naeng makgam、maenzbya、goyiengzfuz、cazladbya、gyaepgvi gak 8 gwz, golaeng'aeuj 6 gwz, naeng dawgaeq 5 gwz, gaeucuenqiq 3 gwz. 5 fuk, moix ngoenz fuk ndeu, cienq raemx faen 3 baez gwn. Yungh aen dan neix mbouj yungh geih gijmaz, mbouj yingjyangj daengz ngoenznaengz lwgnding gwnndoet.

【Ywbingh yaugoj】

Aen dan neix lienz gwn 10 ngoenz le, miz 5 boux binghyiengh myaizrih cungj mbouj raen lo; gwn ndwen ndeu gvaq le, miz 8 boux binghyiengh myaizrih ndaej ndei haujlai; lienz gwn 2 ndwen le, 15 boux binghyiengh cungj mbouj raen lo. Cungj miz yaugoj dwg 100%.

【Roxnyinh】

Gij begsaed、dangjcaem ndaw dan neix miz gij cozyung bouj mamx dungx、hawj heiq gyangndang cuk、hawj cumx sauj hawj dungx huz, golaeng'aeuj miz gij goengnaengz ciengx sim dingh saenz, maenzgex ndaej leih cumx iemq cumx, naeng makgam ndaej diuzhuz gij heiq gyangndang, gaeucuenqiq miz gij cozyung cangq mamx bouj heiq、cangq heiqyiengz aenmak, naeng dawgaeq ndaej hawj dungx huz bang siuvaq. Ndaw dan gak cungj yw gyoeb guhdoih, goengnaengz dwg cangq mamx huz dungx, sou heiqyaem dingz myaiz, yienghneix doiq yw gij bingh lwgnding myaiz lai lumj mamx dungx mbouj huz、heiq haw dawz mbouj maenh miz yaugoj ndei. Aen dan neix bienzngeiz yaugoj ndei, cigndaej doigvangq.

怎样用四味中药治小儿夜啼？
Baenzlawz aeu 4 cungj Ywdoj yw lwgnding gyanghaemh daej?

夜啼是指小儿白天一切如常，入夜则啼哭不安，或者小儿每夜定时啼哭，甚则通宵达旦哭啼的一种疾病。中医学认为，本病病因无外乎寒、热、惊三个方面。近年来应用中药治疗本病，效果颇佳，现介绍如下。

【治疗方法】

处方：茯苓 5 克，钩藤 3 克，蝉蜕 2 克，灯芯草 1 克。水煎分 3 次服，每日 1 剂。

一般 5 剂即可缓解症状。

【体会】

中医学认为，小儿肝常有余，脾常不足。本方钩藤平肝，茯苓健脾为主药，蝉蜕疏风而辅钩藤镇惊，灯芯草泻心、小肠之火而辅茯苓宁心安神。四药合用，治疗夜啼、惊惕伴绿稀便、尿黄者。如有脾胃虚寒，尿清便溏者加生姜 1 片。本方效佳且汤液甘淡易服，临床应用未发现有明显毒副作用，值得推广应用。

Gyanghaemh daej dwg gangj cungj bingh lwgnding gyangngoenz cungj cingqciengz, haeuj haemh couh daej mbouj dingz, roxnaeuz lwgnding haemhnaengz dinghseiz daej, caemhcaiq daej baenz hwnz. Ywdojyoz nyinhnaeuz, gij baenzbingh yienzaen cungj bingh neix cungj dwg hanz、huj、linj sam yiengh bneix. Geij bi neix daeuj aeu Ywdoj yw cungj bingh neix, yaugoj haemq ndei, gaisau youq lajneix.

【Ywfap】

Danyw: Maenzgex 5 gwz, gaeugvaqngaeu 3 gwz, bokbid 2 gwz, mwnh dwnghsinhcauj 1 gwz. Cienq raemx faen 3 baez gwn, moix ngoenz fuk ndeu. Itbuen gwn daengz 5 fuk bingh couh ndei lai lo.

【Roxnyinh】

Cunghyih nyinhnaeuz, heiq daep lwgnding ciengz lw, heiq mamx cix mbouj cuk. Aen dan neix gaeugvaqngaeu hawj heiq daep bingz, maenzgex dwg cungj yw cujyau cangq mamx, bokbid doeng fung youh ndaej bang gaeugvaqngaeu daeuj dingh linj, mwnh dwnghsinhcauj baiz gij huj aensim、saejnyaeq daeuj bang maenzgex dingh sim dingh saenz. Seiq cungj yw gyoeb yungh, yw lwgnding gyanghaemh daej、deng linj ok haex heusaw、nyouhhenj. Danghnaeuz miz mamx dungx haw hanz, nyouh saw haex yungz ndaej gya gep hing ndeu. Aen dan neix yaugoj ndei raemxyw gam cit heih gwn, yungh daeuj yw bingh caengz raen miz maz doeg fucozyung, ndaej doigvangq daeuj yungh.

小儿发热辅助退热法有哪些?
Miz gij fuengfap lawz ndaej bang lwgnding doiq ndat?

小儿感冒发热，在正常服药后高热一时半会仍不退，家长不免焦急烦躁。根据笔者临床工作经验总结，有以下几种方法可辅助退热，操作起来也比较简单。

方法一：用新鲜生姜片反复擦患儿两足涌泉穴（位于足底，不包括足趾之前 1/3 处，足趾跖屈时足心凹陷中），一般 10 分钟左右，直至患儿汗出热退。

方法二：用生姜煎水泡足（也可泡浴），泡 10 分钟左右可出汗退热。

方法三：以适中力量按揉患儿两侧风池穴（在项部，胸锁乳突肌与斜方肌之间凹陷中，平风府穴处）10 分钟左右，可助汗出热退。

方法四：在前臂内侧正中，用食指、中指由腕推向肘，次数为 100～300 次；两中指端分揉两侧太阳穴 30～50 次，可助发汗解表退热。

上述四法均可帮助患儿提振正气，增强药力，有助退热。临床单用一种方法即有效，也可联合使用，简单方便，无不良反应。

Lwgnding dwgliengz fatndat, youq cingqciengz gwn yw gvaq le gij ndat yaep ndeu lij caengz ndaej doiq, bohmeh mienx mbouj ndaej simgip. Ciuq bouxsij gij gingniemh seiz ywbingh cungjgez, miz baihlaj geij cungj fuengfap ndaej bang doiqndat, guh hwnjdaeuj hix haemq genjdanh.

Fuengfap it: Aeu gep hing singjsien fanjfuk cat laj giz yungjcenz song din lwg baenzbingh (youq lajdaej din, mbouj lienz lwgdin giz baihnaj 1/3, lwgdin goz hwnjdaeuj seiz youq giz mboep angjdin), itbuen 10 faencung baedauq, cigdaengz lwg miz bingh okhanh doiqndat bae.

Fuengfap ngeih: Aeu hing cawj raemx swiq din (hix ndaej aeu daeuj cimq ndang), cimq 10 faencung baedauq couh okhanh doiqndat.

Fuengfap sam: Yungh rengz habngamj naenxnu song mbiengj giz funghciz lwg miz bingh (youq gwnz hoz, giz mboep ndaw gaiq noh rongzcij naj ndokgvaengzgiengz nangq daengz gaiq nohsamgak laeng mbaq, bingz giz funghfuj) 10 faencung baedauq, ndaej bang okhanh doiqndat.

Fuengfap seiq: Youq naj gen mbiengj baihndaw cungqgyang, aeu lwgfwngzyinx、lwgfwngzgyang daj mbiengj gengoenh doi coh gencueg, 100 ～ 300 baez; song cik lwgfwngzgyang faen daeuj naenx song mbiengj goekrumz 30 ～ 50 baez, ndaej bang okhanh gaij rognaeng doiqndat.

Baihgwnz seiq cungj fuengfap ndaej bang lwgnyez baenzbingh daezsang cingqheiq, demgiengz gij rengz yw, ndaej bang doiqndat. Seiz ywbingh dan aeu cungj fuengfap ndeu couh miz yaugoj, hix ndaej gyoebhab daeuj yungh, genjdanh fuengbienh, mbouj miz fucozyung.

怎样用槐花蜂蜜消退婴儿湿疹？

Baenzlawz aeu dangzrwi vaizvah daeuj siu lwgnding naeng humz naeng lot?

用槐花蜂蜜涂搽治疗婴儿湿疹患者 36 例，取得了满意的临床效果，现介绍如下。

【临床资料】

儿科就诊湿疹患儿 36 例，其中男性 19 例，女性 17 例；2～4 个月大的 19 例，5～10 个月大的 14 例，11～12 个月大的 3 例；病程 2 天内 19 例，3～5 天 12 例，6～10 天 5 例。

【治疗方法】

取槐花蜂蜜 250 毫升，放在搪瓷罐内，用小火加热慢慢蒸发，去除蜂蜜中的泡沫及水分，冷却后备用。将婴儿头面部湿疹用温水洗净，擦干，以棉签蘸取冷却后的纯蜂

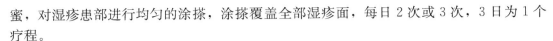

蜜，对湿疹患部进行均匀的涂搽，涂搽覆盖全部湿疹面，每日 2 次或 3 次，3 日为 1 个疗程。

【治疗效果】

疗效标准：显效，涂搽 1 个疗程，湿疹消退，渗出物减少，痒感消退；有效，涂搽 2 个疗程，大部分湿疹消退，痒感减轻，有少量分泌物渗出；无效，涂搽 3 个疗程，湿疹不消退，痒感不消失，水疱破损，甚至形成渗出性糜烂面。

疗效：显效 29 例，占 80.6%；有效 5 例，占 13.9%；无效 2 例，占 5.6%。总有效率为 94.4%。

【体会】

婴儿湿疹俗称奶癣，是发生在婴儿头面部的一种急性或亚急性湿疹。好发于 2～3 个月大的婴儿，多发生于面颊、额部、眉间和头部，严重时躯干、四肢也可累及。初发皮损为对称性分布的红斑，后逐渐出现丘疹、丘疱疹、水疱，常因搔抓、摩擦导致水疱破损，形成渗出性糜烂面。水疱干涸后可形成黄色结痂，自觉瘙痒。如继发感染可出现脓疱和脓痂，可伴有局部淋巴结肿大和发热等全身症状。

蜂蜜性平、微寒，味甘，归肺、脾、大肠经。具有补中润燥、止痛解毒的功效，对大肠杆菌、痢疾杆菌、伤寒杆菌、副伤寒杆菌、葡萄球菌、链球菌及霉菌具有抑制作用。实验表明，纯蜂蜜培养基内接种致病菌和其他感染细菌，不久后所有细菌全部死亡。实验还表明，蜂蜜以多种形式使用均可减弱乌头的毒性，并以水煎液解毒效果最佳。婴儿湿疹病因尚不完全清楚，目前不少学者认为本病是婴儿期特应性皮炎的表现。临床除外用糖皮质激素软膏外，无特效药物根治。涂搽纯槐花蜂蜜，对婴儿无毒副作用，方法简便，价钱便宜，治疗效果稳定，不易复发，病程越短，疗效越佳，有着较高的临床推广应用价值。

Aeu dangzrwi va govaiz daeuj cat yw bouxbingh lwgnding naeng humz hwnjcimj 36 boux, aeu ndaej haemq ndei ywbingh yaugoj, seizneix gaisau youq lajneix.

【Gij swhliu ywbingh】

Gohlwgnyez daeuj yw naeng humz hwnjcimj 36 boux, ndawde nyezsai 19 boux, nyezmbwk 17 boux; 2～4 ndwen hung 19 boux, 5～10 ndwen hung 14 boux, 11～12 ndwen hung 3 boux; binghgeiz ndaw 2 ngoenz 19 boux, 3～5 ngoenz 12 boux, 6～10 ngoenz 5 boux.

【Ywfap】

Aeu dangzrwi va govaiz 250 hauzswng, cuengq ndaw guenqvax, diemj di feiz ndeu hawj de menhmenh fwi deuz, vez gij fugfauz caeuq raemx ndaw dangzrwi deuz, cuengq caep le bwh yungh. Aeu raemxraeuj seuq gyaeuj naj lwgnding baenz naeng humz hwnjcimj, cat hawq, aeu faiqmienz caemj di dangzrwi caep gvaq, cat yinz giz naeng humz hwnjcimj, cat goemq giz naeng humz hwnjcimj, moix ngoenz 2 baez roxnaeuz 3 baez, 3 ngoenz guh aen liuzcwngz ndeu.

【Ywbingh yaugoj】

Gij byauhcunj bingzgyaq ywbingh yaugoj: Yaugoj haemq ndei, cat aen liuzcwngz ndeu，naeng humz giz cimj cungj doiq liux，gij doxgaiq iemq ok haenx gemjnoix，mbouj raen humz lo; miz yaugoj，cat 2 aen liuzcwngz，daih dingzlai naeng humz giz cimj doiq liux，mbouj humz geijlai lo，miz dingz doxgaiq ndeu iemq ok; mbouj miz yaugoj，cat 3 aen liuzcwngz，naeng humz giz cimj caengz doiq，lij humz，bopraemx vaih sieng，caemhcaiq naj naeng naeuh iemq raemx.

Ywbingh yaugoj：Yaugoj haemq ndei 29 boux，ciemq 80.6%; miz yaugoj 5 boux，ciemq 13.9%; mbouj miz yaugoj 2 boux，ciemq 5.6%. Cungj miz yaugoj dwg 94.4%.

【Roxnyinh】

Lwgnding baenz naeng humz hwnjcimj vahsug heuh gyakcij，dwg cungj binghgip roxnaeuz ca mbouj lai dwg dwg binghgip lwgnding gwnz naj naeng humz hwnjcimj ndeu. Gij lwgnding ngamq ndaej 2～3 ndwen hung baenzbingh lai，lai youq song gemj、najbyak、ndaw meizda caeuq gwnz gyaeuj，seiz binghnaek lienz aenndang、dinfwngz cungj humz. Seiz ngamq baenzbingh naeng sieng dwg gij banqhoengz doxdoiq faenbouh，doeklaeng menhmenh raen miz cimj、cimjraemx、bopraemx，ciengz aenvih gaeu lai，ngad lai baenz bop sieng，baenz mienh siengnaeuh iemq raemx. Bop hawq le baenz gij gyak saekhenj，gag raen humz. Danghnaeuz gij bingh'wnq lah dawz couh baenz baeznong caeuq gyaepnong，ndaej raen mbangj giz boq foeghung caeuq fatndat daengj gij binghyiengh daengx ndang.

Dangzrwi feih gam，singq bingz、loq caep，haeuj megbwt、megmamx、megsaejlaux. Miz gij yaugoj bouj gyang nyinh sauj、dingz in gaij doeg，doiq dacangz ganjgin、liciz ganjgin、sanghhanz ganjgin、fusanghhanz ganjgin、buzdauzgiuzgin、lengiuzgin caeuq meizgin cungj miz ganhhaed cozyung. Sawqniemh gangjmingz，gij beizyangjgih ndaw dangzrwi cingq daeuj ciepndaem gij nengzsigin baenzbingh caeuq gij nengzsigin deng lah，gvaq mbouj geijlai nanz gij nengzsigin cungj dai liux. Sawqniemh lij gangjmingz，aeu lai cungj hingzsik daeuj yungh dangzrwi cungj ndaej gemjnyieg gij doegsingq govuhdouz，caemhcaiq aeu raemx cienq daeuj gaij doeg yaugoj ceiq ndei. Caengz rox dwg maz yienzaen baenzbingh naeng humz hwnjcimj lwgnding，seizneix miz mbouj noix yozcej nyinhnaeuz cungj bingh neix dwg gij binghyiengh geiz lwgnding cungj naenghumz gag miz ndeu. Seiz ywbingh cawz aeu gauunq gizsu dangzbizciz cat baihrogle，lij caengz miz maz yw daegbied daeuj yw ndei cungj bingh neix. Cat dangzrwi govavaiz，doiq lwgnding mbouj miz maz doeg fucozyung，fuengfap genjbienh，gyaqcienz bienzngeiz，ywbingh yaugoj onjdingh，mbouj heih dauqfat，binghgeiz yied dinj，ywbingh yaugoj yied ndei，miz doigvangq wngqyungh gyaqciz haemq sang.

如何用神阙穴敷药加艾灸治小儿遗尿？

Baenzlawz youq giz sinzgiz oep yw cit ngaih daeuj yw lwgnding raengqnyouh?

3 岁以上的小儿经常在睡眠中不知不觉地排尿，称为遗尿症，轻者隔数夜一次，重者每夜一次或一夜数次，遗尿多发生在深夜，尿后能继续熟睡。近年来运用神阙穴敷药加艾灸治疗遗尿患者 50 例，临床疗效较好，现介绍如下。

【临床资料】

50 例患者中，男性 23 例，女性 27 例；年龄最大者 17 岁，最小者 4 岁；每晚尿床者 17 例，间断尿床者 33 例。

【治疗方法】

取麻黄 20 克，肉桂、益智仁各 10 克，共研细粉，用醋调和成糊状，取适量敷于脐上，然后点燃艾条灸之，持续约半小时。灸毕用纱布将药糊盖上，以胶布固定，每日换药 1 次。

【治疗效果】

一般连续用药 1 周即见效。治愈 40 例，占 80%；好转 6 例，占 12%；无效 4 例，占 8%。总有效率为 92%。

【典型病例】

患者，女，15 岁。自诉几乎每夜尿床 15 年，其余无明显不适。查体：发育、营养中等，精神好，无痛苦面容。心肺正常，肝脾未触及，腹软无压痛。腹部 B 超检查无异常。予以上药敷脐加艾灸治疗 3 次后即夜间起床排尿，不再尿床。为巩固疗效，连续用药敷脐 1 个月。半年后随访未复发。

【体会】

神阙穴连接十二经脉、五脏六腑、四肢百骸，能通达百脉，故有转输上下、承上接下的作用。麻黄辛温，既可上开肺气而发汗，又能通调水道，下输膀胱而利水；肉桂辛甘大热，能补火助阳，助汗外泄；益智仁辛温气香，能益火暖肾，补肾缩尿。以上药物敷贴于神阙穴加艾条灸，通过温热刺激，可进一步疏通经络，促进药物吸收，达到治疗目的。

Gij lwgnyez 3 bi doxhwnj ciengz youq seiz ninz mbouj rox mbouj nyinh nyouh conh, heuhguh binghraengqnyouh, binghmbaeu couh gek haemh raengq baez nyouh ndeu, binghnaek cix haemhnaengz raengq baez ndeu roxnaeuz lai baez, raengqnyouh lai youq gyanghwnz, oknyouh gvaq le ndaej dauq ninz. Geij bi neix daeuj aeu cungj fuengfap youq giz sinzgez oep yw gya guh ngaih cit yw bouxraengqnyouh 50 boux, ywbingh yaugoj haemq ndei, seizneix gaisau youq lajneix.

【Gij swhliu ywbingh】

50 boux bouxbingh ndawde, bouxsai 23 boux, mehmbwk 27 boux; boux ceiq geq 17 bi, boux ceiq oiq 4 bi; boux haemhnaengz cungj raengqnyouh 17 boux, dingzdingz

duenhduenh raengqnyouh 33 boux.

【Ywfap】

Aeu gomazvangz 20 gwz, go'gviq、makhing gak 10 gwz, caez nienj baenz mba, aeu meiq gyaux baenz giengh, aeu dingz ndeu oep youq gwnz saejndw, yienzhaeuh diemj dawz diuzngaih cit, laebdaeb cit buenq aen cungdaeuz. Cit sat aeu baengzsa goemq dawz gienghyw, aeu baengzgyau dinghmaenh, moix ngoenz vuenh baez yw ndeu.

【Ywbingh yaugoj】

Itbuen laebdaeb yungh yw aen singhgiz ndeu couh raen yaugoj. yw ndei 40 boux, ciemq 80%; ndei di 6 boux, ciemq 12%; mbouj miz yaugoj 4 boux, ciemq 8%. Cungj miz yaugoj dwg 92%.

【Binghlaeh denjhingz】

Bouxbingh, mehmbwk, 15 bi. Gag naeuz ca mbouj lai haemhnaengz cungj raeng nyouh gaenq ndaej 15 bi, gijwnq mbouj miz maz mbouj cwxcaih. Caz ndangdaej: Fatmaj、yingzyangj cunghdwngj, cingsaenz ndei, gwnz naj mbouj raen hoj youq. Sim bwt（—）, daep mamx caengz mo dawz, dungx unq naenx mbouj raen in. Aen dungx guh B cauh genjcaz mbouj miz maz vwndiz. Aeu gij yw gwnzneix oep saejndw gya aeu ngaih cit yw 3 baez le gyanghaemh hwnqdaeuj oknyouh, mbouj caiq nyouh dwk mbonq lo. Vih gungjgu ywbingh yaugoj, laebdaeb aeu yw oep saejndw ndwen ndeu. Buenq bi gvaq le dauq cam mbouj raen dauqfat.

【Roxnyinh】

Giz sinzgez lienz dawz cibngeih gingmeg、dungxsaej、daengx ndang, ndaej doeng daengz gak diuz gingmeg, yienghneix miz gij cozyung cienjsoengq gwnzlaj、ciep gwnz swnj laj de. Gomazvangz manh raeuj, ndaej hai gij heiqbwt baihgwnz daeuj hawj okhanh, youh ndaej doeng diuz roenraemx, soengq daengz rongzyouh leih baiz raemx; go'gviq manh gam youh haemq hwngq, ndaej bouj huj bang yiengz, bang baiz hanh ok ndang; makhing manh raeuj heiq rang, ndaej bouj huj raeuj mak, bouj mak yup nyouh. Gij yw gwnzneix oep nem youq gwnz giz sinzgez gya aeu diuzngaih daeuj cit, doenggvaq raeuj hwngq daeuj gikcoi, ndaej caenh'itbouh doeng gingmeg, coicaenh supaeu yw, dabdaengz yw bingh muzdiz.

为什么说润舒滴眼液外治小儿阴茎包皮水肿疗效好？

Vih maz gangj aeu raemx ywda yinsuhdizyenjyiz daj baihrog yw lwgnding naengviz foegraemx yaugoj ndei?

小儿阴茎包皮水肿多发生于 3 岁前，以春、夏季节多见，俗称蚯蚓风、吹地风。小儿阴茎包皮水肿发病迅速，来势很凶，多有瘙痒肿痛不适，甚至小便困难。用润舒滴眼液外用治疗，效果满意，现介绍如下。

【临床资料】

36 例患儿均为门诊病例，年龄 9 个月至 3 岁，病程 1～4 日。患儿有不同程度的阴茎局部肿胀、瘙痒不适、排尿困难。

【治疗方法】

取润舒滴眼液（药店有售）3 滴或 4 滴于适量温水中（以能浸过水肿部分的包皮为宜），溶解后将患儿的阴茎包皮水肿部分全部浸泡在溶液中，15～30 分钟，每日 3 次。不合作的患儿可以在入睡后进行操作或使用棉签蘸药液频频外涂患处。1～4 日为 1 个疗程。

【治疗效果】

疗效标准：显效，患儿用药 1 天后肿胀明显减轻，2 天后症状消失；有效，患儿用药后 2 天肿胀减轻，第 3 天症状消失；无效，治疗后症状无改善甚至恶化。

疗效：显效 32 例，占 88.9%；有效 4 例，占 11.1%。总有效率为 100%。

【体会】

小儿阴茎包皮水肿发作时龟头包皮呈球状水肿，色泽淡红发亮，柔软有弹性，指压后无凹陷，无外伤痕迹，局部无发热、充血等症状。全身多无异常改变，偶有烦躁、啼哭等现象，但水肿严重时可影响尿的排泄。阴茎包皮的这种异常改变属于血管神经性水肿，其致病原因比较复杂，多种原因均可导致此症状的发生。阴茎包皮水肿的预防，首先要注意保持龟头部卫生，并避免搔抓及局部擦拭，每日可用温水清洗多次，但不要滥用带刺激性的药水涂搽。治疗期间忌吃煎炸、香燥、海鲜和辛辣食物。

润舒滴眼液又名氯霉素滴眼液，内含保湿增稠剂玻璃酸钠和广谱抗菌药物氯霉素，表面活性高，黏附性强，应用后能在表面形成一层网状透气膜，既不影响氧代谢，又能缓慢释放药物，增加药物作用时间及提高疗效。本品黏稠度高，澄清透明，无刺激性，对包皮部耐受性好，尤其适用于小儿患者。将其溶解于水中利于药液渗透吸收，操作简单，效果显著，值得临床推广应用。

Lwgnding naeng'viz foegraemx dingzlai youq 3 bi doek gonq baenzbingh，cawzcin、cawzhah raen ndaej lai, vahsug gangj dwg fung duzndwen、fung boqdieg. Lwgnding naeng'viz foegraemx baenzbingh vaiq, bingh ndaej youqgaenj, dingzlai dwg foeg in humz mbouj cwxcaih, caiqlij oknyouh cungj nanz. Aeu raemxyw yinsuhdizyenjyiz daj baihrog daeuj yw, yaugoj haemq ndei, seizneix gaisau youq lajneix.

【Gij swhliu ywbingh】

36 boux lwgnyez baenzbingh cungj dwg bouxbingh mwnzcinj, nienzlingz 9 ndwen daengz 3 bi, binghgeiz 1～4 ngoenz. Boux lwgnyez baenzbingh cungj miz cingzdoh mbouj doengz mbangj giz foeg、humz mbouj cwxcaih、oknyouh nanz.

【Ywfap】

Aeu raemxyw yinsuhdizyenjyiz（bouqyw miz gai）3 ndik roxnaeuz 4 ndik haeuj dingz raemxraeuj（ndaej cimq gvaq giz naeng'viz foegraemx couh hab）bae, yungzgaij gvaq le cungj cimq naengceuq foegraemx haeuj ndaw raemxyw bae 15～30 faencung, moix ngoenz 3 baez. Lwgnyez baenzbingh mbouj siengj cimq ne couh caj de ninz le caiq guh roxnaeuz aeu faiqmienz caemj raemxyw deihdeih dwk cat gizbingh. 1～4 ngoenz guh aen liuzcwngz ndeu.

【Ywbingh yaugoj】

Gij byauhcunj ywbingh yaugoj: Yaugoj haemq ndei, lwg baenzbingh yungh yw ngoenz ndeu le foeg ndaej gemjmbaeu lai lo, 2 ngoenz le binghyiengh cungj mbouj raen lo; miz yaugoj, lwg baenzbingh yungh yw gvaq 2 ngoenz foeg ndaej noix lo, ngoenz daihsam binghyiengh cungj mbouj raen lo; mbouj miz yaugoj, yw gvaq le binghyiengh cungj mbouj ndei caiqlij lai naek dem.

Ywbingh yaugoj: Yaugoj haemq ndei 32 boux, ciemq 88.9%; miz yaugoj 4 boux, ciemq 11.1%. 100% cungj miz yaugoj.

【Roxnyinh】

Lwgnding naeng'viz foegraemx fatcak seiz naeng gyaeujviz foeg baenz aengiuz nei, saekmaeq caemhcaiq rongh, unq youh miz danzsingq, lwgfwngz naenx cungj mbouj mboep, mbouj miz riz rogsieng, mbangjgiz mbouj raen gij binghyiengh fatndat、cunglwed daengj. Daengx ndang mbouj miz maz vwndiz gaijbienq, saekseiz raen simnyap、daej-nauh daengj, hoeng foeg ndaej youqgaenj seiz yingjyangj daengz oknyouh. Naeng'viz baenz cungj cingzgvang daegbied neix dwg sinzgingh sailwed baenz foegraemx, gij yienzaen baenzbingh de haemq fukcab, lai cungj yienzaen cungj ndaej baenz cungj bingh neix. Yaek fuengz naeng'viz foegraemx, sien aeu haeujsim baujciz gyaeujviz veiswngh, caemhcaiq gaej gaeu roxnaeuz mbangj giz nucat de, ngoenznaengz ndaej aeu raemxraeuj daeuj swiq lai baez, hoeng gaej luenh yungh gij raemxyw gikcoi haenx daeuj cat, seiz ywbingh geih gwn gij doxgaiq ciencaq、rang sauj、byagungq ndaw haij caeuq gijgwn manh.

Raemxyw yinsuhdizyenjyiz youh heuhguh luzmeisu dizyenjyiz, ndawde hamz miz cungj bohlizsonhnaz, dwg cungj doxgaiq mbwnseng bauj cumx dem gwd seizneix gwnz gozci ngamq raen daengz ndeu, caeuq cungj yw dingj nengz gvangjbuj luzmeizsu, baihrog de hozsingq sang, ak nem, yungh le ndaej youq baihrog baenz caengz i ok heiq lumj muengx ndeu, mbouj yingjyangj daengz yangj guh daise, youh ndaej menhmenh cuengq yw okdaeuj, demgya gij yw lai miz seizgan miz cozyung caeuq daezsang ywbingh yaugoj. Cungj yw neix haemq niu, seuqsaw ronghcingx, mbouj miz maz gikcoi, hawj giz naengviz lai dingj ndaej yw, daegbied hab boux lwgnding baenzbingh yungh. Dawz de yungz haeuj ndaw raemx fuengbienh raemxyw iemq haeuq ndaw naeng caeuq supsou, guhfap genjdanh, yaugoj haemq ndei, cigndaej seiz ywbingh doigvangq daeuj yungh.

为什么说敷脐法治婴幼儿腹泻简易有效?

Vihmaz gangj oep saejndw yw lwgnding oksiq genjdanh heih guh youh miz yaugoj?

婴幼儿迁延性非感染性腹泻是临床上的常见病,多发生于2岁以下小儿,用常规西药治疗效果欠佳。采用中药敷脐疗法治疗本病患者50例,疗效满意,现介绍如下。

【临床资料】

所选50例病例均为非感染性腹泻,其中男性28例,女性22例;年龄1～32个月;病程14～90天。诊断标准:大便次数增多,每日5次或6次,但每次大便量不多,稀薄或带水,呈黄色或黄绿色或夹杂黄白色奶瓣及未消化食物,或有泡沫,但无脱水症状;反复发作,精神倦怠,好哭,食欲不振,偶有溢奶或呕吐,发育落后,身材瘦小。大便镜检见脂肪球(＋～＋＋)、白细胞(—),大便细菌培养(—)。

【治疗方法】

处方:党参、陈皮、胡椒、石榴皮各6克,五倍子5克,附子3克。

用法:诸药共研粉,以陈醋调匀,敷满脐部,并高出脐部外3厘米,外用伤湿止痛膏固定,同时用热水袋覆盖保温,并按摩脐周20分钟。每日1次,1个疗程为5日。如胶布过敏可用纸胶布或绷带绕腹部固定。

【治疗效果】

疗效标准:治愈,大便成正常软便,次数恢复正常,全身症状消失;有效,大便次数减少,为稀糊状,全身症状明显改善;无效,大便性状无明显改变,未达到有效标准或加重。

疗效:治愈39例(占78%),有效9例(占18%),无效2例(占4%),总有效率为96%。

【体会】

敷脐疗法是中医外治方法之一,具有悠久的历史。脐部皮下脂肪少,脐下又有腹壁下动脉、静脉及丰富的毛细血管,药物易于透过皮肤渗入经脉,发挥其健脾止泻作用,使脾得健,泻自止。小儿的生理特点是脏腑娇嫩,中医有"小儿脾常不足"的说法,因此,以健脾温阳止泻为治疗原则治疗本病,正中病机。方中党参、陈皮健脾益气,渗湿止泻;胡椒温中散寒止痛,助脾胃之阳气;附子温脾肾,以燥湿,辛香透达,引药深入,直达脏腑;五倍子、石榴皮收敛固涩以止泻。用药同时加热水袋覆脐,并按揉脐部可在穴位直接作用,通过局部刺激,达到调理经气、疏通经络的目的,适温刺激也使药物有效成分充分发挥。此法用药数量少,取材方便,价格低,不需特殊医疗器材,且易于为小儿和家长接受,值得临床推广应用。

Cungj bingh lwgnding lwgnyez oksiq dwg cungj bingh haemq ciengz raen ndeu, de youz binghgoek fazcanj baenz cix mbouj dwg lah dawz, dingzlai dwg doengh gij lwgnyez 2 bi doxroengz baenzbingh lai, aeu gij yw Sihyih daeuj yw yaugoj mbouj ndei. Aeu

Ywdoj oep saejndw aen fuengfap neix daeuj yw cungj bingh neix 50 boux, ywbingh yaugoj haemq ndei, seizneix gaisau youq lajneix.

【Gij swhliu ywbingh】

Genj daengz 50 boux bouxbingh neix, cungj dwg oksiq mbouj dwg lah dawz baenzbingh, ndawde bouxsai 28 boux, mehmbwk 22 boux; nienzlingz $1 \sim 32$ ndwen; binghgeiz $14 \sim 90$ ngoenz. Duenqbingh byauhcunj: Okhaex baezsoq demlai, moix ngoenz 5 baez roxnaeuz 6 baez, hoeng moix baez okhaex liengh mbouj lai, saw roxnaeuz miz raemx, baenz saekhenj roxnaeuz saekhenjheu roxnaeuz cab dingz cij hauh'enj caeuq gij doxgaiq caengz siuvaq ndeu, roxnaeuz miz fugfauz, hoeng mbouj miz gij binghhyiengh saetraemx; fanjfuk dauqfat, ndang naiq, haengj daej, mbouj siengj gwn doxgaiq, saekseiz dwnx cij roxnaeuz rueg, maj mbouj vuengh, ndang byom. Gingq haex caz raen giuzlauz (+~++)、sibauhhau (—), aeu haex beizyangj sigin (—).

【Ywfap】

Danyw: Dangjcaem、naeng makgam、hozceu、naeng siglouz gak 6 gwz, lwgnoenh 5 gwz, vuhdouz 3 gwz.

Yunghfap: Gij yw neix caez nienj baenz mba, aeu meiqgaeuq gyaux, oep rim saejndw, caemhcaiq sang ok rog saejndw 3 lizmij, baihrog aeu sanghsiz cijdunggauh daeuj dingh maenh, doengzseiz aeu daehraemxndat daeuj goemq baujraeuj, caemhcaiq nunaenx seiqhenz saejndw 20 faencung. Moix ngoenz baez ndeu, aen liuzcwngz ndeu dwg 5 ngoenz. Danghnaeuz baengzgyau gominj ndaej gaij aeu baengzgyauceij roxnaeuz aeu saibwnghdai heux aendungx daeuj dingh maenh.

【Ywbingh yaugoj】

Baenzlawz dingh ndeirwix: Yw ndei, haex baenz gij unq cingqciengz, baezsoq dauqfuk cingqciengz, daengx ndang binghhyiengh cungj mbouj raen lo; miz yaugoj, okhaex baezsoq gemjnoix, lumj oemjsaw nei, daengx ndang binghhyiengh gaijndei haemq lai; mbouj miz yaugoj, gij yiengh haex mbouj miz maz gaijbienq, caengz daengz aen byauhcunj miz yaugoj roxnaeuz gya'naek.

Ywbingh yaugoj: Yw ndei 39 boux (ciemq 78%), miz yaugoj 9 boux (ciemq 18%), mbouj miz yaugoj 2 boux (ciemq 4%), cungj miz yaugoj dwg 96%.

【Roxnyinh】

Oep saejndw ywfap dwg cungj fuengfap Ywdoj daj baihrog yw ndawde cungj ndeu, lizsij haemq nanz. Gij lauz lajnaeng saejndw noix, laj saejndw youh miz gij doenghmeg、megcingx naengdungx caeuq sailwedsaeq haemq lai, gij heiq yw haemq yungzheih doenggvaq naeng iemq haeuj meg bae, fazveih gij cozyung cangq mamx dingz siq, hawj mamx cangq, siq couh gag dingz. Gij swnghlij daegdiemj lwgnding dwg dungxsaej oiqwt, Ywdoj miz cungj gangjfap "mamx lwgnding mbouj gaeuq cangq", yienghneix, aen yenzcwz yw cungj bingh neix dwg cangq mamx hawj yiengz raeuj daeuj dingz siq, cingq yw cinj aen baenzbingh yienzaen de. Ndaw dan dangjcaem、naengmakgam cangq mamx bouj heiq, baiz cumx dingz siq; hozceu raeuj gyang sanq caep dingz in, bouj heiqyiengz mamx dungx; vuhdouz raeuj mamx raeuj mak, baengh sauj cumx, manh rang doengrad, hawj yw haeuj daengz ndaw ndang, soh daengz dungxsaej; lwgnoenh、naeng siglouz hob saep dingz siq. Yungh yw seiz doengzseiz gya daehraemxndat goemq saejndw, caemhcaiq naenxnu saejndw ndaej youq hezvei cigsoh miz cozyung, doenggvaq mbangjgiz gikcoi, dabdaengz aen muzdiz diuz meg diuz heiq、doeng gingmeg, dohraeuj habdangq daeuj gikcoi hix ndaej hawj gij cwngzfwn mizyau ndaw yw fazveih cozyung liux. Cungj fuengfap yungh yw noix, ra yw fuengbienh, youh bienzngeiz, mbouj yungh daengz gij doxgaiq ywbingh daegbied, caemhcaiq heih hawj lwgnding caeuq bohmeh de haengj guh, cigndaej seiz ywbingh doigvangq daeuj yungh.

如何用蜂蜜油膏治新生儿红臀?
Baenzlawz aeu gauyouz dangzrwi daeuj yw lwgnding gumqhoengz?

采用蜂蜜油膏治疗新生儿红臀患者 61 例,疗效显著,现介绍如下。

【临床资料】

共治疗患者 61 例,全部为出生 3～28 天的新生儿,其中轻度红臀 41 例,中、重度红臀 20 例。

【治疗方法】

取蜂蜜和芝麻油按 2:1 的比例调制成糊状,加热煮沸约 1 分钟,待冷却后即可使用。将患儿臀部用温水洗净,用纱布或净洁软布轻轻拭干后,用棉签蘸油膏均匀涂于患处。更换尿布时可随机使用。

【治疗效果】

轻度红臀使用油膏后第二天即见效,2～3 天即可治愈;重度红臀(表皮已破溃)使用油膏后第二天创面逐渐干燥,3～4 天就能治愈。总有效率为 100%。

【典型病例】

患儿,男,臀部及腹股沟潮红,局部表皮已破,有渗血。用温水洗净拭干后,用棉签蘸油膏均匀涂患处,第二天破溃处即开始干燥愈合,3 天后治愈。

【体会】

新生儿的皮肤防御功能不够完善,对外部环境敏感,适应能力差,易形成红臀。《本草纲目》载:蜂蜜生则性凉,故能清热;甘而和平,故能解毒;缓可去急,故能止肌肉疮疡之痛。蜂蜜油膏治疗新生儿红臀有其独特疗效,且无任何不良反应。

Aeu gauyouz dangzrwi daeuj yw lwgnding gumqhoengz 61 boux, ywbingh yaugoj haemq ndei, seizneix gaisau youq lajneix.

【Gij swhliu ywbingh】

Gungh yw bouxbingh 61 boux, cungj dwg gij lwgnding ngamq doekseng 3～28 ngoenz, ndawde gumq loq hoengz 41 boux, loq hiengz、haemq youqgaenj 20 boux.

【Ywfap】

Aeu dangzrwi caeuq youzlwgraz ciuq gij beijlaeh 2 : 1 heuz baenz giengh, cawj goenj daihgaiq faencung ndeu, caj caep le couh ndaej yungh. Aeu raemxraeuj swiq seuq gumq lwgnding, aeu baengzsa roxnaeuz baengzunq seuq menhmenh uet hawq le, yungh faiqmienz caemj di youzgau cat yinz giz bingh. Vuenh vaj nyouh seiz ndaej swnhbienh dwk yw.

【Ywbingh yaugoj】

Loq miz di gumqhoengz ngoenz daihngeih couh raen yaugoj lo, 2~3 ngoenz couh ndaej yw ndei; gumqhoengz haemq youqgaenj ne (rognaeng gaenq siengnaeuh) yungh youzgau ngoenz daihngeih giz hoengznding couh menhmenh sauj lo, 3~4 ngoenz couh ndaej yw ndei. 100% cungj miz yaugoj.

【Binghlaeh denjhingz】

Lwg baenzbingh, nyezsai, caekhaex caeuq ndaw goekga cumxhoengz, mbangjgiz naeng gaenq sieng, miz lwed iemq. Aeu raemxraeuj swiq cengh cat hawq le, yungh faiqmienz caemj youzgau cat yinz giz bingh, ngoenz daihngeih giz siengnaeuh couh hainduj hob lo, 3 ngoenz gvaq le couh ndei.

【Roxnyinh】

Gij naeng lwgnding fuengzhoh goengnaengz caengz caezcienz, doiq gij vanzging baihrog haemq lingz, sikhab naengzlig ca, heih baenz gumqhoengz. 《Bwnjcauj Ganghmuz》 geiq naeuz: Dangzrwi singq liengz, yienghneix ndaej siu huj; gam youh huz bingz, yienghneix ndaej gaij doeg; menh cix ndaej cawz gip, yienghneix ndaej dingz gij in naengnoh siengnaeuh. Youzgau dangzrwi yw lwgnding gumqhoengz miz ywbingh yaugoj daegbied, caemhcaiq mbouj miz maz fanjying mbouj ndei.

八、其他
Bet、Gizyawz

为什么说外治法治老年高血压疗效好?
Vihmaz gangj daj rog yw bouxgeq hezyaz sang ywbingh yaugoj ndei?

采用钩藤(加醋)浸泡足部,或复方双仁糊外敷涌泉穴,或复方吴茱萸外敷涌泉穴等方法治疗老年高血压病,可维持血压,减轻症状。

【临床资料】

共收集 20 例患者,为经医院确诊的 1 级高血压(轻度)老年人群,血压为,(140~159)/(90~99)毫米汞柱〔(18.66~21.20)/(12~13.20)千帕〕。其中男性 10 例,女性 10 例;年龄 55~75 岁,平均 67 岁。

【治疗方法】

方法一:取钩藤 20 克捣碎,用布包好,以适量水煮沸,加少许食醋(含 5%~8% 醋酸),浸泡足部,每次 30~40 分钟,并不断加热水,保持温度在 50 ℃左右(以能够耐受为度),双足底不断地在药包上摩揉,刺激足底涌泉穴。每晚 1 次,10 天为 1 个疗程。本法适用于服钙拮抗剂(CA)类脉率增快的 1 级高血压患者。

方法二:取吴茱萸 100 克、龙胆草 60 克、川芎 20 克。混匀,共研细粉。每次取药粉 15 克,加食醋调为糊状制成大小、厚度同硬币的药饼,敷于双足涌泉穴上,上盖一塑料纸、纱布,并用胶布固定。24 小时换药 1 次,5 日为 1 个疗程,每次先用 50 ℃热水浸泡足部后再敷药。本法适用于 1 级高血压(轻度)伴失眠及用钙拮抗剂后心率增快者。

方法三:取桃仁、杏仁各 12 克,栀子 3 克。共研细粉,用 50% 甘油及 75% 酒精数滴调成糊状,制成大小、厚度同硬币的药饼敷于双足涌泉穴上,上盖一塑料纸、纱布,并用胶布固定。每晚 1 次,6 日为 1 个疗程,外敷前先用 50 ℃热水浸泡足部后再敷药。本法适用于 1 级高血压(轻度)伴咳嗽、失眠者。

【治疗效果】

治疗后,无自觉症状者 6 例,自觉症状减轻者 12 例,症状无改善者 2 例,总有效率为 90%。

【体会】

高血压属中医眩晕、头痛、肝阳上亢范畴,以头痛、头晕、血压升高为主症。钩藤入肝、心包经,既能熄肝风,又能清肝热,含有钩藤碱、异钩藤碱等多种生物碱,都有降压作用。水中加食醋,醋酸与钩藤生物碱生成盐后,可增加其有效成分的溶解,加强降压效果。吴茱萸入肝经,上治肝气上冲之厥阴头痛及眩晕。龙胆草入肝、胆二经,善泄肝胆经实火,益肝胆之气。川芎入肝、胆、心包经,辛温升散,上行头目,祛风止痛。桃仁入肝经，活血通络，祛瘀生新。杏仁的有效成分苦杏仁苷能降低血管平滑肌张力而降压，苦杏仁蛋白组分 KRA、KRB 有镇痛作用。栀子的酒精提取物有降压作用，并可减慢心率，有镇静作用。诸药加 75％酒精可使有效成分释出，发挥疗效。

诸方剂均外敷于涌泉穴，药物透皮吸收后发挥疗效。涌泉穴是少阴肾经的起点，中医学认为刺激该穴位可治疗高血压、失眠、眩晕、头痛。中医学早就有"上病取下""百病治足"之说。现代医学研究表明，经常刺激足心，能调节自主神经和内分泌功能，促进血液循环，消除疲劳，改善睡眠，利于维持血压的稳定。热水泡足又可扩张外周血管，改善血循环，利于药物透皮吸收后发挥疗效，从而稳定血压。

Aeu gaeugvaqngaeu (gya meiq) cimq din, roxnaeuz aeu fuzfangh sanghyinzhuz oep giz yungjcenz, roxnaeuz fukfueng cazlad oep giz yungjcenz daengj yw bouxgeq hezyaz sang, ndaej hawj hezyaz bingzonj, gemjmbaeu yienghbingh.

【Gij swhliu ywbingh】

Gungh sou 20 laeh bouxbingh, dwg bouxgeq deng yihyen duenq baenz 1 gaep hezyaz sang (mbaeu), hezyaz dwg (140～159) / (90～99). Ndawde, bouxsai 10 laeh, mehmbwk 10 laeh; nienzgeij 55～75 bi, bingzyaenz 67 bi.

【Ywfap】

Guhfap it: Aeu gaeugvaqngaeu 20 gwz dub soiq, aeu baengz duk ndei, dwk raemx ngamj le cawj byouz, gya di meiq (hamz 5％～8％ meiqsoemj), cimq din, moix baez 30～40 faencung, caiqlix mboujduenh gya raemxndat, hawj raemxraeuj miz 50℃ baenzneix (souh ndaej couh ngamj), song din mbouj dingz dwk youq gwnz bau yw cu, gik giz yungjcenz angjdin. Moix haemh baez ndeu, 10 ngoenz guh aen liuzcwngz ndeu. Yiengh guhfap neix hab yungh youq bouxbingh 1 gaep hezyaz sang cingq gwn doenghgij yw gaigezgangci (CA) meg diuq gyavaiq haenx.

Guhfap ngeih: Aeu gocazlad 100 gwz、lungzdanjcauj 60 gwz、ciengoeng 20 gwz. Gyaux yinz, ngenz baenz mba. Moix baez aeu 15 gwz mba, gya meiq ndau baenz giengh, guh baenz benq yw hung na lumj ngaenzdih yienghhaenx, oep haeuj giz yungjcenz song din bae, aeu suliu baengzsa duk gvaq cug ndei. 24 aen siujseiz vuenh baez yw ndeu, 5 ngoenz guh aen liuzcwngz ndeu, moix baez yungh raemxndat 50 ℃ baenzneix cimq din le caiq oep yw. Yiengh guhfap neix hab yungh youq bouxbingh 1 gaep hezyaz sang (mbaeu) buenx miz ninz mbouj ndaek nem gwn gij yw gaigezgangci le meg diuq gyavaiq haenx.

Guhfap sam: Aeu ngveihdauz、ngveihmakgingq gak 12 gwz, vuengzgae 3 gwz. Itheij ngenz baenz mba, yungh 50％ ganhyouz caeuq 75％ ciujcingh geij ndik ndau baenz giengh, guh baenz benq yw hung na lumj ngaenzdih yienghhaenx, oep haeuj gwnz giz yungjcenz song din bae, aeu suliu baengzsa duk gvaq cug ndei. Moix haemh baez ndeu, 6 ngoenz guh aen liuzcwngz ndeu, moix baez aeu yungh raemxndat 50 ℃ baenzneix cimq din le caiq oep yw. Yiengh guhfap neix hab yungh youq bouxbingh 1 gaep hezyaz sang （mbaeu）buenx miz ae、ninz mbouj ndaek haenx.

【Ywbingh yaugoj】

Yungh yw le，boux mbouj roxnyinh bingh mbaeu de 6 laeh，boux gag rox nyinh bingh mbaeu de 12 laeh，boux mbouj raen miz yungh de 2 laeh，gyonj daeuj 90% miz yaugoj.

【Roxnyinh】

Hezyaz sang gvi haeuj daraiz、gyaeujdot、daephuj gvaengh Ywdoj neix，cujyau yienh ok gyaeujdot、gyaeujngunh、hezyaz swng sang. Gaeugvaqngaeu haeuj ging daep、sim、gawq ndaej hawj daep fung ndaep，youh ndaej hawj daepndat liengz，de hamz miz gij ndaengq gaeugvaqngaeu、gij ndaengq mbouj doengz gaeugvaqngaeu daengj lai cungj ndaengq，cungj ndaej hawj hezyaz doekdaemq. Ndaw raemx gya meiqgwn，meiqsoemj caeuq gij ndaengq gaeuqgvaqngaeu doxgyaux bienqbaenz gyu le，ndaej yungz gij yw miz yungh de engq lai，baenzneix ndaej hawj hezyaz doek roengz engq miz yaugoj. Gocazlad haeuj ging daep，yw daepheiq bongh hwnj baenz gyaeujdot daraiz. Lungzdanjcauj haeuj ging daep、mbei，ndaej siq bae daephuj mbeindat，doeng heiq daep mbei. Conhgungh haeuj ging daep、mbei、sim，raeuj manh swng sanq，hwnj daengz gyaeuj da，cawz fung haed in. Ngveihdauz haeuj ging daep，doeng lwed doeng meg，siu cwk ok moq. Gij cwngzfwn haemz ngveih mak gingq ndaej gyangqdaemq gij rengz cengq guenjlwed，baenzneix cix ndaej gyangqdaemq hezyaz，gij haemz haugyaeq ngveihgingq faen miz KRA、KRB，cungj ndaej haed indot. Gij huq vuengzgae aeu ciujcingh lienh ndaej haenx，ndaej gyangqdaemq hezyaz，caemhcaiq gemjmenh sim diuq vaiq，ndaej hawj sim dingh. Doengh cungj yw neix gya 75% ciujcingh，ndaej hawj gij cwngzfwn miz yungh de iemq ok，yw ndaej engq miz yaugoj.

Doengh aen dan neix cungj dwg oep youq giz yungjcenz，gij yw iemq haeuj supsou le couh miz yaugoj. Giz yungjcenz dwg giz nduj ging mak sauyinh，Ywdojyoz nyinhnaeuz gik giz de ndaej yw hezyaz sang、ninz mbouj ndaek、daraiz、gyaeujdot. Cunghyihyoz senq couh miz gangj "bingh gwnz laj yw"、"bak bingh yw din" aen gangjfap neix. Gij yihyoz ciuhneix yenzgiu gangjmingz，ciengzseiz gik giz angjdin，ndaej diuz sinzgingh caeuq neifwnhmi，hawj lwed byaij engq ndei，siu bae naetnaiq，ninz ndaej ndei，hawj hezyaz onjdingh. Raemxndat cimq din ndaej hawj guenjlwed cengq hung，lwed byaij ndaej ndei，hawj gij yw daj naengnoh supsou de engq miz yaugoj，baenzneix hawj hezyaz onjdingh.

怎样用何首乌治口水过多？
Baenzlawz aeu maenzgya yw myaiz lai?

【临床资料】

20 例患者中，男性 12 例，女性 8 例；年龄最小 6 岁，最大 70 岁；病程 20 年的 1

例，5年的6例，3年的3例，2年的4例，1年之内的6例。

【治疗方法】

取制何首乌适量，研成粉装瓶备用。每次取5克，用温开水冲服，每日1次或2次。

【治疗效果】

20例患者全部治愈，其中7例用药3日，5例用药2日，6例用药1日，2例用药7日，治愈率为100%。

【典型病例】

患者，男，42岁。误食生冷食物，2天后出现口中唾液增多，每进食冰冷食物或水果之类病情则加重。用何首乌研粉，每次服5克，每日1次，2日后病情减轻，7日后痊愈。1年后随访，未见复发。

【体会】

脾开窍于口，主运化，喜燥恶湿。过食生冷食物，导致湿浊内盛，困伤脾胃，脾胃运化失调，则口水增多。何首乌性微温，味苦、甘、涩，故治疗本症能收到较好效果。

【Gij swhliu ywbingh】

Bouxbingh 20 laeh, ndawde bouxsai 12 laeh, mehmbwk 8 laeh; ceiq iq 6 bi, ceiq hung 70 bi; bingh raez 20 bi 1 laeh, 5 bi 6 laeh, 3 bi 3 laeh, 2 bi 4 laeh, bi dauqndaw 6 laeh.

【Ywfap】

Aeu maenzgya habngamj, ngenz baenz mba cuengq roengz bingz caj yungh. Moix baez aeu 5 gwz, yungh raemxraeuj cung gwn, moix ngoenz baez ndeu roxnaeuz 2 baez.

【Ywbingh yaugoj】

Bouxbingh 20 laeh yw ndei liux, ndawde 7 laeh yungh yw 3 ngoenz, 5 laeh yungh yw 2 ngoenz, 6 laeh yungh yw 1 ngoenz, 2 laeh yungh yw 7 ngoenz, 100% yw ndei.

【Binghlaeh denjhingz】

Bouxbingh, bouxsai, 42 bi. Gwn loeng gwn gij huq ndip gyoet, song ngoenz le ndaw bak myaiz lai, baez gwn huqgyoet roxnaeuz lwgmak le myaiz engq lai. Aeu maenzgya ngenz baenz mba, moix baez gwn 5 gwz, moix ngoenz baez ndeu, gvaq 2 ngoenz bingh bienq mbaeu, gvaq 7 ngoenz bingh ndei liux. Gvaq bi ndeu caiq cam de, mbouj dauq fat gvaq.

【Roxnyinh】

Mamx doeng bak, guenj yinh siu, haengj hawq mbouj haengj caep. Gwn gij huq ndip gyoet gvaq lai, yinx ndaw ndang caep heiq lai, sieng dungx mamx, dungx mamx yinh siu mbouj ngamj, myaiz couh lai. Maenzgya singq loq raeuj, feihdauh haemz、gam、saep, baenzneix yw myaiz lai yaugoj haemq ndei.

怎样用平喘汤巧治哮喘？

Baenzlawz aeu dangdingzbaeg daeuj yw ae'ngab？

平喘汤由苏子降气汤、三子养亲汤、金水六君煎化裁而来。苏子降气汤降气平喘、祛痰止咳，三子养亲汤降气顺膈、化痰消食，金水六君煎滋养肺肾、燥湿化痰。综而用之，组方平喘汤用于临床，治疗住院的肺实肾虚的哮喘病人 55 例，临床观察疗效显著，现介绍如下。

【临床资料】

治疗 55 例患者，男性 28 例，女性 27 例；年龄 19～76 岁，平均 56 岁；病程 5～45 年，平均 28.5 年。病情程度轻度 14 例，中度 35 例，重度 6 例。符合西医慢性阻塞性肺疾病诊断及中医喘证之肺实肾虚型，症见病程较长，哮喘持续不已，动则喘甚，面色欠华，小便清长，常伴咳嗽、喉中痰鸣，舌淡苔薄腻，脉细弱。无心脑血管、肝、肾等严重危及生命的疾病。

【治疗方法】

处方：生地、葶苈子、紫苏子各 15 克，莱菔子、杏仁、浙贝母、制半夏、陈皮、当归各 10 克，白芥子 5 克，沉香 3 克（后下）。

加减：畏寒肢冷者，加肉桂 3 克；咳甚者，加百部 9 克；咳痰黄稠者，去沉香、生地，加黄芩 9 克；咳痰不畅者，加瓜蒌皮 9 克。

用法：每日 1 剂，水煎分 3 次服。

【治疗效果】

临床控制 6 例（占 10.9%），显效 26 例（占 47.3%），好转 20 例（占 36.4%），无效 3 例（占 5.5%），总有效率为 94.5%。

【体会】

喘证病因有虚、实、寒、热的不同，但临床中发现大多哮喘证患者均为肺系统疾患反复发作，迁延不愈，久之肺肾气虚为本，而发作时又因感受外邪，而致肺实为标，故在治疗中需标本兼顾。肺为气之本，肾为气之根，肺主呼气，肾主纳气，咳喘之因在肺为实，实则气逆，多因痰浊壅阻；在肾为虚，虚不纳气，故喘咳之因关乎肺肾；又因脾为生痰之源，治痰应不忘理脾，故健脾应贯穿始终。方中白芥子温肺利膈豁痰；莱菔子利气行滞消痰；葶苈子泻肺化痰利水；紫苏子降气消痰，止咳平喘。四者合用，共奏化痰之功。取沉香温肾纳气平喘，生地滋肾培本，且制诸药之燥，佐以杏仁、浙贝母化痰止咳；半夏、陈皮燥湿健脾；久病必见血瘀，取当归养血活血。全方配伍，有行有补，有燥有润，降纳并施，标本兼顾，是一剂治疗肺实肾虚之喘的良方。

Dangdingzbaeg daj gij sijsu dangsiuheiq, sanhswj dangciengxcaen, ginhsuij cien loeggunh gyagemj cix ndaej daeuj. Sijsu dangsiuheiq ndaej hawj heiq roengz baeg bingz, myaiz cawz ae dingz, sanhswj dangciengxcaen ndaej hawj heiq roengz dangqfung swnh, siu myaiz sag gwn, ginhsuij cienqloeggunh bouj ciengx bwt mak, siu cumx vaq myaiz.

Gyoeb fueng gapbaenz dangbingzbaeg daeuj ywbingh, yw bouxbingh haebgyawh bwt saed mak haw youq ndaw yihyenz haenx 55 laeh, yungh yw le yaugoj haemq ndei.

【Gij swhliu ywbingh】

Yw bouxbingh 55 laeh, bouxsai 28 laeh, mehmbwk 27 laeh; nienzgeij 19～76 bi, bingzyaenz 56 bi; baenzbingh raez 5～45 bi, bingzyaenz 28.5 bi. Bingh haemq mbaeu 14 laeh, haemq naek 35 laeh, naek 6 laeh. Hab yiengh bwt bingh menhsingq lanzsaek sihyih gangj haenx, caeuq yiengh bwt caek mak haw haebgyawh Ywdoj gangj haenx. Baenzbingh raez naih, haebgyawh mbouj dingz, mbat doengh haebgyawh engqgya youqgaenj, saeknaj mbouj rongh, ok nyouh saw raez, ciengz buenx miz ae, ndaw hoz myaiz rongx, linx cit linx na, meg diuq nyieg. Mbouj miz yiengh bingh guenjlwed sim gyaeuj, daep, mak daengj bingh naek aeu mingh haenx.

【Ywfap】

Danyw: Swnghdi, ceh dingzli, ceh sijsu gak 15 gwz, ceh lauxbaeg, ngveihmakgingq, cezbeimuj, ceihbuenqhah, naengmakgam, danghgveih gak 10 gwz, ceh bwzgaiq 5 gwz, cinzyangj 3 gwz (doeklaeng cuengq).

Gyagemj: Boux lau nit dinfwngz caep de, gya naenggviq 3 gwz; boux ae youqgaenj de, gya maenzraeulaux 9 gwz; boux ae ok myaiz henj gwd de, gemj bae cinzyangh、swnghdi, gya vuengzcwnz 9 gwz; boux ae myaiz mbouj swnh de, gya naeng manfangz 9 gwz.

Yunghfap: Moix ngoenz fuk ndeu, cienq raemx faen 3 baez gwn.

【Ywbingh yaugoj】

Yw ndaej hawj bingh mbouj bienq naek 6 laeh (ciemq 10.9%), miz yaugoj lai 26 laeh (ciemq 47.3%), miz di ndei 20 laeh (ciemq 36.4%), mbouj miz yungh 3 laeh (ciemq 5.5%), gyoeb daeuj gangj ndaej miz yaugoj ciemq 94.5%.

【Roxnyinh】

Bingh haebgyawh miz haw、saed、caep、ndat gak yiengh mbouj doengz, hoeng cazyawj bouxbingh haebgyawh ndawde, dingzlai cungj dwg aenbwt fanfoek baenzbingh, rag raez mbouj ndei, naihnanz le bwt mak heiq haw, deng baihrog heiqsez ciemqhaeuj cix fatbingh, hawj bwt caet bae, baenzneix mwh ywbingh de couh aeu goek byai caez yw. Bwt dwg goek heiq, mak dwg giek heiq, bwt guenj diemheiq, mak guenj sou heiq, haebgyawh yienzaen youq bwt saed ne, saed cix heiq nyig, myaiz gwd lumx saek; yienzaen youq mak couh haw, haw mbouj sou heiq, baenzneix haebgyawh aenvih gvendaengz bwt mak, youh aenvih mamx dwg goek seng myaiz, yw myaiz couh aeu leix mamx, yienghneix hawj mamx ak couh aeu con gvaq rienggyaeuj. Ndaw danyw ceh bwzgaiq raeuj bwt leih dangqfung doeng myaiz; ceh lauxbaeg leih heiq doeng saek siu myaiz; ceh dingzli siq bwt siu myaiz leih raemx; ceh sijsu roengz heiq siu myaiz, dingz ae bingz baeg. Seiq yiengh gyoeb yungh, caez ndaej siu myaizlauz. Cinzyangh raeuj mak sou heiq bingz baeg, swnghdi nyinh mak lumx goek, caiqlix ndaej haed gij hawq yw wnq、boiq ngveihmakgingq、cezbeimuj siu myaiz dingz ae；buenqhah、naenggam hawq nyinh cangq mamx；bingh naih biet raen lwed gyamx，aeu danghgveih ciengx lwed doeng lwed. Daengx fueng doxboiq，miz byaij miz bouj，miz hawq miz nyinh，miz roengz miz sou，goek byai caez goq，dwg danyw bwt saed mak haw bingz baeg ndei ndeu.

怎样用食盐敷脐治急性泌尿系感染？
Baenzlawz aeu gyu oep saejndw yw sainyouh deng lah singqgip?

临床以食盐敷脐治疗急性泌尿系感染 38 例，取得非常满意的效果，现介绍如下。

【临床资料】

本组患者共 38 例，其中男性 6 例，女性 32 例；年龄最小的 1 岁，最大的 56 岁；病程最短者 2 日，最长者 10 日。

【治疗方法】

取食盐适量，置于患者肚脐中，以稍高出腹部为宜，然后用胶布或创可贴（不要用膏药贴）做敷料，将置满食盐的肚脐封包固定。24 小时后重新换盐，3～5 日为 1 个疗程。

【治疗效果】

疗效标准：痊愈，临床症状消失，小便恢复正常为近期治愈，追踪 6 个月无复发者为完全治愈；显效，临床症状消失或基本消失；有效，临床症状减轻；无效，临床症状无变化。

疗效：治疗 5 日后近期治愈 30 例，治疗 10 日后近期治愈 8 例，追踪 6 个月无 1 例复发，均完全治愈，总治愈率为 100%。

【典型病例】

车某，女，10 岁，学生。自诉有尿频、尿急、尿痛，小便灼热感 2 天。伴便意频频，但又无大便排出，小便色黄味臊臭，低热，未见肉眼血尿，无呕吐、腹痛、里急后重、下痢赤白脓血等症。诊为急性泌尿系感染。予以食盐少许，置于患者脐中，然后以胶布封包脐眼，并嘱卧床休息，每天饮水不少于 1500 毫升，少吃辛辣、刺激性食物。次日复诊时，患者已无尿频、尿急、尿痛以及小便灼热感，热退，亦不再频频如厕。因此嘱其父母继续以此法治疗 2～3 天。3 天后再诊，诸症悉除。3 个月后随访再未复发。

【体会】

急性泌尿系感染的发病原因，西医认为多属细菌性感染引起，临床以尿频、尿急、尿痛为主症。中医称其为淋证之热淋，临床见症以小便短，次数多，急迫不爽，灼热刺痛，尿色黄赤，小腹拘急胀痛为主。治当清热解毒，利湿通淋。食盐味咸、性寒，归胃、肾、大肠、小肠经，功能为涌吐、清火、凉血、解毒，主治食停上脘、二便不通、牙龈出血、牙痛、目翳等。脐部又称神阙穴，主治中风虚脱、四肢厥冷、风痫、形羸体乏、绕脐腹痛、水肿鼓胀、脱肛、泻利、便秘、小便不禁、五淋、妇女不孕。神阙穴与肾的关系密切，而肾与膀胱相表里，故膀胱病从神阙穴入手治疗可以取效。本法使用方便，效果明显，安全可靠，经济实用，值得临床推广使用。

Aeu gyu oep saejndw yw bouxbingh sainyouh deng lah singqgip 38 laeh，yaugoj haemq ndei.

【Gij swhliu ywbingh】

Cuj bouxbingh neix miz 38 laeh，ndawde bouxsai 6 laeh，mehmbwk 32 laeh；nienzgeij ceiq iq bi ndeu，ceiq hung 56 bi；baenz bingh boux ceiq dinj 2 ngoenz，boux ceiq nanz 10 ngoenz.

【Ywfap】

Aeu gyu habngamj，cuengq haeuj saejndw bouxbingh，loq sang gvaq naengdungx cix baenz，liux le aeu baengzgyauh（mbouj ndaej aeu baengzywgau）daengj fung ndei cug ndaet. 24 diemjcung vuenh baez gyu ndeu，3～5 ngoenz guh aen liuzcwngz ndeu.

【Ywbingh yaugoj】

Baenzlawz dingh ndeirwix：Ndei liux，yiengh bingh mbouj miz lo，ok nyouh cingqciengz，gaenriz 6 ndwen mbouj miz boux dauq bingh couh dwg ndeidingh；miz yaugoj，yiengh bingh siu bae roxnaeuz daihgaiq siu bae；miz yungh，yiengh bingh gemjmbaeu；mbouj miz yungh，yiengh bingh mbouj bienq saek di.

Yw miz yaugoj：Yw 5 ngoenz le seizgyawj yw ndei 30 laeh，yw 10 ngoenz le seizgyawj yw ndei 8 laeh，gaen caz 6 ndwen mbouj miz saek laeh dauq fat，cungj yw ndei liux.

【Binghlaeh denjhingz】

Ceh xx，mbwk，10 bi，hagseng. Bouxbingh naeuz miz nyouh deih、nyouh gaenj、nyouh in，ok nyouh byangj 2 ngoenz，hoeng youh mbouj miz haex ok，ok nyouh saek henj heiq gyaenq，miz di ndat，da yawj mbouj raen nyouh lwed，mbouj rueg、dungx in、nyouh gaenj cix naek、dungxmbit haex lwed daengj. Yawj duenh sainyouh gip deng ganjyenj. Hawj de aeu gyu cuengq saejndw，aeu baengzgyauh nem ndei cug gaenj，ninz mbongq yietnaiq，moix ngoenz gwn raemx mbouj noix gvaq 1500 hauzswng，noix gwn gij huq manh、gik de. Ngoenz daihngeih dauq daeuj yawj，bouxbingh gaenq mbouj miz nyouh deih、nyouh gaenj、nyouh in nem ok nyouh byangj ndat，fatndat doiq lo，cix mbouj caiq deihdeih haeuj diengzhaex. Ndigah，daengq bohmeh de，laebdaeb aeu yiengh guhfap neix yw 2～3 ngoenz. Gvaq 3 ngoenz daeuj yawj，bingh de ndei liux. 3 ndwen gvaqlaeng cam de，mbouj caiq dauq fat.

【Roxnyinh】

Gij yienzaen sainyouh gip deng ganjyenj，Sihyih nyinhnaeuz deng nengz ganjyenj cix baenzbingh，yiengh bingh de raen miz nyouh deih、nyouh gaenj、nyouh in. Ywdoj heuh guh nyouhniuj，yiengh bingh de ok nyouh dinj，ok nyouh deih，nyouh gip ok mbouj swnh，ndat byangj in camx，saek nyouh henjhoengz，dungxiq bongq in. Yungh yw aeu siu ndat gaij doeg，leih caep doeng niuj. Gyu ndaengq、caep，haeuj gij meg dungx、

mak、saejlaux、saejsaeq，yunghcawq dwg roenx rueg、siu huj、liengz lwed、gaij doeg、
cujyau yw baihgwnz aendungx raeng、haexnyouh mbouj doeng、nohheuj ok lwed、heuj
in、da mueg daengj. Giz saejndw youh heuh sinzgez，cujyau yw mauhfung duet haw、
seiq fwngzga caep、rumzbag、ndang naiq、dungxndw in、bongq foeg、gywnj conh、
oksiq、nyouhniuj、nyouhroh、nyouh in、mehmbwk mbouj mizndang. Giz sinzgez caeuq
mak lienz ndaej ndaet，mak caeuq rongznyouh dwg ndawrog gvanhaeh，yienghneix，
bingh rongznyouh daj giz sinzgez roengz yw couh ndaej miz yaugoj. Cungj ywfap neix
fuengbienh，yaugoj haemq ndei，mbouj miz haih youh noix ngaenz，cigndaej doigvangq
bae yungh.

怎样用中药熏洗加敷脐治慢性前列腺炎？

Baenzlawz aeu Ywdoj oenq-swiq nem oep saejndw yw daehmok binghmenhnumq?

应用中药熏洗加药粉敷脐治疗慢性前列腺炎，取得了满意的临床效果，现介绍如下。

【临床资料】

选择慢性前列腺炎住院病人 33 例，年龄 36～51 岁，病程最短 6 个月，最长 3 年。表现为尿频、尿急、尿痛、排尿不畅，腰骶部、肛门、会阴等部位坠胀或疼痛。所有病例均排除膀胱、前列腺等恶性疾患。

【治疗方法】

熏洗法：取车前子 30 克，龙胆草 25 克，虎杖、白芷各 20 克，地龙 10 克，甘草 5 克。将上述药物加水 8000 毫升，浸泡 2 小时，用旺火煮沸，小火煎至 6000 毫升，将药汤倒入容器内，对会阴部进行熏蒸，外以布单盖严。待药液降温后，再进行局部坐浴。每日 2 次，每次 30 分钟，每剂药可煎汤 2 次。10 日为 1 个疗程，待临床症状、体征消失，化验前列腺液正常后，再用 1 个疗程巩固疗效。

敷脐法：取车前子 30 克，龙胆草 25 克，虎杖、白芷各 20 克，地龙 10 克，甘草 5 克。将上述中药研成细粉，装瓶密封备用。患者每晚按上法熏洗，用棉签清洗脐部，待干后，取备用药粉 10 克填塞入脐眼内，外用敷贴或胶布固定脐眼药粉，每晚更换 1 次，10 日为 1 个疗程，一般连用 4 个疗程。待临床症状、体征消失，化验前列腺液正常后，再用 1 个疗程巩固疗效。

【治疗效果】

疗效标准：治愈，临床症状体征消失，前列腺指诊正常，前列腺液白细胞小于 10 个/HP；显效，患者偶尔病情反复，化验前列腺液白细胞略高于正常；无效，患者临床症状、体征、化验前列腺液白细胞无改变。治愈率加显效率为总有效率。

疗效：经药物熏蒸加药粉敷脐治疗 2 个疗程，有 2 例患者治愈，再巩固疗效应用 1 周无复发；治疗 3 个疗程，有 4 例治愈，再巩固疗效应用 1 周无复发；治疗 4 个疗程，有 12 例患者治愈，再巩固疗效应用 1 周无复发；治疗 5 个疗程，有 8 例患者治愈，再巩

固疗效应用 1 周无复发；治疗 5 个疗程后，有 3 例患者显效，4 例患者无效。总有效率为 87.9%。

【体会】

前列腺炎属中医学淋证、精浊、癃闭等范畴。中药汤熏洗是利用药物煎汤的热蒸汽熏洗患处，待温后以药液淋洗局部的一种治疗方法。它是借助药力与热力，通过皮肤黏膜作用于机体，促使腠理疏通，脉络调和，气血流畅。药粉敷脐简称"脐疗"，是将药物置于脐眼或脐部，以治疗疾病的一种外治方法。脐中心即神阙穴，外理诸经百脉，内系五脏六腑，敷脐后药物可迅速吸收，调节周身的气血阴阳，扶正祛邪，从而达到治疗的目的。中药地龙具有清热定惊、通络、平喘利尿的功能，车前子具有清热利尿、渗湿通淋、明目祛痰的功能。中草药巧妙配方，通过药汤熏洗加药粉敷脐，达到清热化瘀、补肾通淋的目的，对治疗慢性前列腺炎有特效，具有较高的临床推广应用价值。

Aeu Ywdoj oenqswiq gya mbayw oep saejndaw yw daehmok binghhmenhnumq, yw ndaej haemq miz yaugoj.

【Gij swhliu ywbingh】

Senj bouxbingh youq yihyen yw daehmok binghhmenhnumq de 33 laeh, nienzgeij 36~51, baenz bingh ceiq dinj 6 ndwen, ceiq raez 3 bi. Yiengh bingh yienh ok nyouh deih、nyouh gaenj、nyouh in、ok nyouh mbouj doeng, byaihwet、conghhaex、ngamzga daengj roxnyinh bongqduix roxnaeuz indot. Sojmiz binghlaeh cungj baizcawz rongznyouh、daehmok miz bingh yak.

【Ywfap】

Oenq swiq: Aeu ceh maxdaez 30 gwz, mbeilungzgeng 25 gwz, godiengangh、gobwzcij gak 20 gwz, duzndwen 10 gwz, gamcauj 5 gwz. Dawz gij yw gwnzneix gya raemx 8000 hauzswng, cimq 2 diemjcung, aeu feizhaenq cawj byouq, feiz iq goen daengz 6000 hauzswng, raix yw roengz doengj, oenq ngamzga, baihrog aeu sujbaq goemq red. Caj ywraemx raeuj le, caiq naengh roengzbae swiq. Moix ngoenz 2 baez, moix baez 30 faencung, moix fuk yw ndaej goen 2 baez. 10 ngoenz guh aen liuzcwngz ndeu, caj yiengh bingh siu bae、niemh raemx daehmok cingqciengz le, caiq yw mboengq ndeu gyamaenh bingh ndei.

Oep saejndw: Aeu ceh maxdaez 30 gwz, mbeilungzgeng 25 gwz, godiengangh、gobwzcij gak 20 gwz, duzndwen 10 gwz, gamcauj 5 gwz. Dawz gij yw gwnzneix ngenz baenz mba, coux bingz bwh yungh. Bouxbingh moix haemh ciuq yiengh oenqswiq guh le, aeu faiqmienz swiq cingh saejndw, hawq le aeu mbayw 10 gwz oep haeuj saejndw bae, caiq baengzgyauh fung ndei cug gaenj, moix haemh vuenh 1 baez, 10 ngoenz guh aen liuzcwngz ndeu, itbuen lienz guh 4 aen liuzcwngz. Caj yiengh bingh siu bae、niemh raemx daehmok cingqciengz le, caiq yw aen liuzcwngz ndeu gyamaenh bingh ndei.

【Ywbingh yaugoj】

Baenzlawz dingh ndeirwix: Yw ndei, yiengh bingh siu bae, daehmok yawjduenh cingqciengz，gij bwzsibauh daehmok noix gvax 10 aen/HP；yaugoj haemq ndei, gij bingh bouxbingh saekseiz miz fat，niemh gij bwzsibauh daehmok beij cingqciengz loq sang；mbouj miz yaugoj，bouxbingh yiengh bingh、ndangdaej、niemh gij bwzsibauh daehmok mbouj bienq saek di. Gyonj daeuj gangj，daih dingzlai yw ndaej miz yaugoj.

Yw miz yaugoj：Aeu ywraemx oenq-swiq gya mbayw oep saejndw yw 2 aen liuzcwngz le，miz 2 laeh bouxbingh yw ndei，caiq gyamaenh yungh yw aen singhgiz ndeu le mbouj dauq fat gvaq；yw 3 aen liuzcwngz le，miz 4 laeh bouxbingh yw ndei，caiq gyamaenh yungh yw aen singhgiz ndeu le mbouj dauq fat gvaq；yw 4 aen liuzcwngz le，miz 12 laeh bouxbingh yw ndei，caiq gyamaenh yungh yw aen singhgiz ndeu le mbouj dauq fat gvaq；yw 5 aen liuzcwngz le，miz 8 laeh bouxbingh yw ndei，caiq gyamaenh yungh yw aen singhgiz ndeu le mbouj dauq fat gvaq；yw 5 aen liuzcwngz le，miz 3 laeh bouxbingh miz yaugoj，miz 4 laeh bouxbingh mbouj miz yaugoj. 87.9% miz yaugoj.

【Roxnyinh】

Bingh daehmok gvi gvaengx nyouhniuj、moknoengz、nyouhgaz daengj. Aeu raemx Ywdoj oenq-swiq dwg yungh gij fwi raemxyw oenqswiq giz bingh de，caj raemxyw raeuj le youh naengh swiq giz de. De hawj gij yw gij ndat daj naengnoh con daengz giz bingh，coisawj meg doeng meg diuz，lwedheiq byaij doeng. Mbayw oep saejndw，dwg daj baihrog yw bingh ndaw，saejndw gapdawz haujlai megging，riengh daengz ngux cang loeg fouj，yw oep saejndw supsou ndaej vaiq，diuz daengx ndang lwedheiq yaemyiengz，rex cingq cawz sez，baenzneix couh ndaej yw ndei bingh. Ywdoj duzndwen miz yiengh ndei siu ndat dingh lek、doeng megloh、bingz baeg leih nyouh，ceh maxdaez miz yiengh ndei siu ndat leih nyouh、iemq mbaeq doeng nyouh、rongh da siu myaiz haenx. Ywdoj doxboiq ndei，doenggvaq ywraemx oenqswiq gya mbayw oep saejndw，ndaej guh daengz siu ndat siu gyamx、bouj mak doeng nyouh，doiq yw daehnyouh binghmenhnumq haemq miz yaugoj，cigndaej doigvangq ywbingh.

如何用中药妙治前列腺增生？
Baenzlawz aeu Ywdoj yw daehnyouh gawh?

采用滋肾清热化瘀中药治疗前列腺增生患者 20 例，取得了一定的疗效，现介绍如下。

【临床资料】

本组患者 20 例，年龄 35～60 岁，平均 49 岁，病程 2 个月至 1 年。中医诊断标准：①腰膝酸软，手心足心发热；②尿频、尿急、尿痛，小便灼热或不畅；③有血精和血尿，小腹、会阴、睾丸、腰骶部坠胀不适，小便滴沥，舌质红，苔胖有齿痕，脉弦滑数。中医辨证为肝肾阴虚、湿热挟瘀型。

【治疗方法】

处方：滑石 30 克，续断、蒲公英、丹参、车前子各 15 克（包煎），赤芍 10 克，生地 9 克，杜仲、川牛膝、怀牛膝各 8 克，黄芩、黄柏各 6 克，丹皮、甘草各 5 克。

用法：诸药加水浸泡 30 分钟，小火煎沸 2 次，每次 30 分钟，取煎液 200 毫升，分 2 次口服，每日 1 剂，30 日为 1 个疗程。

【治疗效果】

疗效标准：治愈，临床症状、体征消失或基本消失，半年未复发；显效，临床症状、体征明显改善；有效，症状、体征均有好转；无效，临床症状、体征无改变或加重。

疗效：经过 2 个疗程的治疗，治愈 13 例，显效 4 例，无效 3 例，总有效率为 85%。

【体会】

前列腺增生的中医病机为本虚标实，肾虚精虚为本，湿热、气滞血瘀为标，肾气不足，气化无权，生精藏精、升清降浊失序，肾不升清，脾不运化，湿热内蕴，热壅下焦，气机逆乱而郁滞，瘀血内郁则肛门坠胀，精血、尿血；气血瘀滞则小便滴沥不畅，热涩赤痛或尿如脂膏，混浊不清，具有肾无实证特点，阳损及阴，阴损及阳，最后导致阴、阳两虚，腰酸肢软或恶寒肢冷阳虚等症。本方取续断、杜仲滋肾补肾以壮腰；丹参、赤芍、丹皮、生地活血化瘀，清热养阴，凉血止血；黄芩、黄柏乃清热燥湿的峻剂；生地、车前子、滑石、甘草清热甘淡利湿。全方具有滋阴补肾、利湿清热、活血化瘀的功效。君臣佐使得当，理法方药合理，用药准确，故收捷效。又根据久病入络、久瘀入血之理，着重通化，改善微循环，减轻血管阻力，增加通透性，解除血管痉挛，从而减轻炎症和渗出，改善缺血缺氧状态。清热解毒药乃中药广谱抗生素，对细菌、支原体、衣原体有较好的杀灭作用；清热利湿药具有减轻水肿、清除炎性介质的作用。全方滋肾以治其本，清热利湿解毒、活血化瘀以治其标。标本兼治，其病乃愈。从临床观察来看，本方组方严谨，用药得当，适合肝肾阴虚、湿热挟瘀型患者服用，未发现明显的毒副作用。

Aeu gij Ywdoj miz yiengh ndei bouj mak siu ndat siu gyamx de yw bouxbingh daehnyouh gawh 20 laeh, yw ndaej maqhuz miz yaugoj.

【Gij swhliu ywbingh】

Cuj neix miz 20 laeh bouxbingh, nienzgeij 35～60 bi, bingzyaenz 49 bi, baenzbingh 2 ndwen daengz bi ndeu. Ywdoj yawjduenh: ①Hwet ga unq naet, angjfwngz angjdin ndat nyap; ②nyouh deih, nyouh gip, nyouh in, ok nyouh byangjndat roxnaeuz mbouj doeng; ③miz lwed mok caeuq lwed nyouh, dungxiq, ngamzga, gyaeqraem, byaihwet bongq duix mbouj cwxcaih, ok nyouh ndik rih, linx nding linx na miz vunq heuj, sienq meg nyieg raeuz. Ywdoj nyinhnaeuz daep mak yaemhaw, mbaeq ndat geb gyamx.

【Ywfap】

Danyw: Mba rinraeuz 30 gwz, lauxbaegbya、golinzgaeq、rag byalwed、ceh maxdaez gak 15 gwz (duk goen), cizsoz 10 gwz, swnghdi 9 gwz, goducung、conhbaihdoh、vaizbaihdoh gak 8 gwz, vuengzgaemz、govuengzbeg gak 6 gwz, naengmauxdan、gamcauj gak 5 gwz.

Yunghfap: Dawz doenghgij yw neix gya raemx cimq 30 faencung, feiz iq goen byouz 2 baez, moix baez 30 faencung, aeu raemxyw 200 hauzswng, faen 2 baez gwn, moix ngoenz fuk ndeu, 30 ngoenz guh aen liuzcwngz ndeu.

【Ywbingh yaugoj】

Baenzlawz dingh ndeirwix: Yw ndei, yiengh bingh siu bae roxnaeuz daihdaej siu bae, buenq bi mbouj dauq fat; yaugoj haemq ndei, yiengh bingh、ndangdaej gaijndei yienhda; miz yaugoj, yiengh bingh、ndangdaej miz bienq ndei; mbouj miz yaugoj, yiengh bingh、ndangdaej mbouj bienq roxnaeuz gya'naek.

Yw miz yaugoj : Yw 2 aen liuzcwngz le, yw ndei 13 laeh, yaugoj haemq ndei 4 laeh, mbouj miz yaugoj 3 laeh, cungj daeuj gangj 85％ miz yaugoj.

【Roxnyinh】

Daehnyouh gawh, Ywdoj nyinhnaeuz goek haw byai caem, mak haw mok haw dwg goek, mbaeq ndat、heiq nywngh lwed gyamx dwg byai, heiq mak mbouj cuk, heiq vaq mbouj rengz, cauh mok caeng mok、swng saw gyangq noengz luenh, mak mbouj swng saw, mamx mbouj yinh siu, mbaeq ndat cwk ndaw, ndat saek laj remj, heiq luenh cix nywngh, lwed gyamx comz ndaw cix hawj conghhaex bongq duix, lwed mok、lwed nyouh; heiq saek lwed gyamx cix hawj ok nyouh ndik rih mbouj doeng, saep ndat in nding roxnaeuz nyouh lumj lauzgwd, noengznwd mbouj seuq, miz yiengh mak haw, yiengz haih daengz yaem, yaem haih daengz yiengz, doeklaeng cauxbaenz yaem、yiengz cungj haw, hwet naet fwngzga unq roxnaeuz fwngzga lau nit yiengz haw daengj. Aen dan neix lauxbaegbya、goducung nyinh mak bouj mak ndaej ak hwet; ragbyalwed, cizsoz、naengmauxdan、swnghdi doeng lwed siu gyamx, cing ndat ciengx yaem, liengz lwed dingz lwed; vuengzgaemz、govuengzbeg dwg yiengh yw ndei cing ndat gangq mbaeq; swnghdi、ceh maxdaez、mba rinraeuz、gamcauj cing ndat leih mbaeq. Daengx danyw cungj miz yiengh nyinh yaem bouj mak、leih mbaeq cing ndat、doeng lwed siu gyamx neix. Gap yw habngamj, ywfap hableix, yungh yw cinjdeng, yienghneix miz yaugoj cix vaiq. Youh gaengawq gij leix bingh naih haeuj meg、gyamx naih haeuj lwed, dawznaek doeng siu, gaijndei lwedmeg byaijdoengh, gemjmbaeu guenjlwed lanzgaz, gyarem doengswnh, cawz bae guenjlwed hwnjgeuq, baenzneix gemjmbaeu gawhfoeg caeuq iemq ok, gaijndei yiengh giep lwed giep yangj. Gij yw cing ndat gaij doeg dwg yiengh gangswnghsu Ywdoj yunghcawq gvangqlangh he, ndaej haemq ndei bae gaj gij nengz、cihyenzdij、yihyenzdij; gij yw cing ndat leih mbaeq ndaej gemjmbaeu foegfouz、siu gawh. Daengx fueng bouj mak yw giz goek de, cing ndat leih mbaeq gaij doeg、doeng lwed siu gyamx yw gij byai de. Byai goek caez yw, bingh de cij ndei. Daj ywbingh daeuj yawj, aen dan neix gap fueng yiemz, yungh yw ngamj, hab bouxbingh daep mak yaem haw、mbaeq ndat geb gyamx haenx gwn, caengz raen miz ok gijmaz mbouj ndei.

怎样用足浴法巧治早期糖尿病肾病？
Baenzlawz cimq din yw binghnyouhdiemz baenz binghmak geizcaeux?

糖尿病肾病是糖尿病的常见并发症之一。以中药足浴法治疗 28 例早期糖尿病肾病患者，取得较好疗效，现介绍如下。

【临床资料】

28 例患者均为门诊及住院患者，其中男性 16 例，女性 12 例；年龄 35～69 岁，平均 50.9 岁；病程 8～14 年，平均 10.5 年。所有患者均排除急性肾小球肾炎、慢性肾小球肾炎、泌尿系结石、泌尿系感染以及发热等影响尿蛋白定性检查的因素。

临床表现：多发生在病程 5 年以上的糖尿病患者，尿微量蛋白持续在 30～300 毫克/天，血压升高，小便混浊，畏寒肢冷，尿频量多，腰膝冷痛，倦怠乏力，脘腹胀满，食少纳呆，大便不实，或有下肢水肿，舌质淡或有齿痕，脉沉无力。中医辨证为脾肾阳虚、瘀浊互结型。

【治疗方法】

处方：菟丝子、黄芪、丹参、山药、当归、白术、茯苓各 20 克，川芎 15 克，制附子 9 克。

用法：诸药装入纱布袋封好，用热水浸泡，待水温降至 40 ℃，令病人将双足至膝浸入药液中，适应后不断加入热水，以使患者出汗为度。全过程历时 40 分钟，汗后静卧。每日 1 次，20 日为 1 个疗程。

注意：做好足部检查，观察患者趾间、趾甲、足底皮肤有无破损、红肿、溃疡、坏死等，如有上述情况，则不宜施行足浴治疗；足浴前应排空大小便；空腹及饭后 30 分钟内不宜立刻施行足浴治疗，以免发生意外情况及末梢血管扩张影响消化；反复询问患者有无头昏、心悸、周身乏力等不适情况，若症状明显，且有气促、面色苍白者，应立即停止药浴，并给予相应处理；水温不宜过高或过低，以免灼伤皮肤，影响治疗效果。

【治疗效果】

疗效标准：显效，24 小时尿蛋白定量下降 2/3 以上，症状大部分消失；有效，24 小时尿蛋白定量下降 1/3 以上，症状好转；无效，24 小时尿蛋白定量下降未达到上述指标，症状仍然存在。

疗效：治疗 1 个疗程后，显效 11 例（占 39.3%），有效 14 例（占 50.0%），无效 3 例（占 10.7%），总有效率为 89.3%。

Gij binghmak aenvih binghnyouhdiemz cix cauxbaenz haenx, dwg yiengh bingh baenz binghnyouhdiemz le ciengzseiz buenx miz ndeu. Aeu Ywdoj cimq din yw boux binghmak geizcaeux aenvih binghnyouhdiemz cix baenz haenx, yw ndaej maqhuz miz yaugoj.

【Gij swhliu ywbingh】

Bouxbingh 28 laeh cungj dwg bouxbingh youq mwnzcinj nem youq ndaw yihyen yw, ndawde, bouxsai 16 laeh, mehmbwk 12 laeh; nienzgeij 35～69 bi, bingzyaenz 50. 9 bi; baenz bingh 8～14 bi, bingzyaenz 10. 5 bi. Sojmiz bouxbingh cungj cawz bae makgawh binghgip, makgawh menhnumq, sainyouh giet rin, sainyouh ganjyenj nem fatndat doengh yiengh caz ok nyouh hauxgyaeq neix.

Yiengh bingh yienh ok: Lai raen youq bouxbingh baenz binghnyouhdiemz 5 bi doxhwnj de, gij nyouh miz di hauxgyaeq ngoenz miz 30～300 hauzgwz, hezyaz swng sang, ok nyouh noengz, lau nit dinfwngz caep, nyouh deih cix lai, hwet gyaeujhoq nit dot, naetnaiq rengz unq, dungxraeng dungxcaeng, gwn noix cwk ngoenh, ok haex mbouj ndongj, roxnaeuz song ga foegfouz, linx cit roxnaeuz miz vunq heuj, meg caem mbouj miz rengz. Ywdoj yawjduenh dwg mamx mak yiengz haw, gyamx noengz doxgeuj.

【Ywfap】

Danyw: Faenzsenjfa、vangzgiz、rag byalwed、maenzcienz、danghgveih、begsaed、 fuzlingz gak 20 gwz, ciengoeng 15 gwz, cifuswj 9 gwz.

Yunghfap: Aeu daehbaengzriep coux yw cug ndei, raemx ndat cimq yw, caj raemx raeuj daengz 40 ℃, song ga cimq roengz raemxyw daengz gyaeujhoq, habngamj le mboujduenh gya raemxndat, hawj bouxbingh ok hanh couh ngamj. Cimq 40 faencung, ok hanh le dingh ninz youq. Moix ngoenz baez ndeu, 20 ngoenz guh aen liuzcwngz ndeu.

Louzsim: Aeu cazyawj song din, yawj lwgdin、ribdin、angjdin miz mbouj miz naeng lot、gawh、naeuh daengj. Danghnaeuz miz doengh yiengh neix, cix mbouj hab cimq din; cimq din gaxgonq aeu ok haex ok nyouh bae; dungx iek roxnaeuz gwn imq 30 faencung dauqndaw mbouj hab sikhaek cimq din, mienx ndaej oksaeh roxnaeuz guenjlwed bongq ok yingjyangj siuvaq; fanfoek cam bouxbingh miz mbouj miz doengh yiengh gyaeujngunh、simlinj、daengx ndang unqnyieg haenx, danghnaeuz miz doengh yiengh neix, caemhcaiq heiq gaenj、saeknaj hau ne, aeu sikhaek dingz cimq, caiqlix guh doxwngq cawqleix; raemxraeuj mbouj ndaej caep ndat mbouj dingh, mienx ndaej ndat sieng naengnoh, yingjyangj ywbingh.

【Ywbingh yaugoj】

Baenzlawz dingh ndeirwix: Yaugoj haemq ndei, 24 diemjcung gij hauxgyaeq nyouh dinghliengh doekroengz 2/3 doxhwnj, yiengh bingh dingzlai siu bae; miz yaugoj, 24 diemjcung gij hauxgyaeq nyouh dinghliengh doekroengz 1/3 doxhwnj, yiengh bingh miz bienq ndei; mbouj miz yaugoj, 24 diemjcung gij hauxgyaeq nyouh dinghliengh doekdaemq mbouj dabdaengz gij cijbyauh baihgwnz neix, yiengh bingh vanzlij miz.

Yw miz yaugoj: Yw aen liuzcwngz ndeu le, yaugoj haemq ndei 11 laeh (ciemq 39. 3%), miz yaugoj 14 laeh (ciemq 50. 0%), mbouj miz yaugoj 3 laeh (ciemq 10. 7%), cungj daeuj gangj 89. 3% miz yaugoj.

单方验方集锦
Gyoebcomz Danndei

一、呼吸内科
It、Sai Diemheiq Gohndawndang

怎样用中药方预防感冒？
Baenzlawz aeu dan Ywdoj fuengz dwgliengz?

处方：苏叶、佩兰、陈皮各 6 克。每日 1 剂，水煎，分 3 次服用。

主治：预防感冒，适用于常有口黏、腹胀、便溏者。

Danyw：Sijsu、gobeilanz、naenggam gak 6 gwz. Moix ngoenz fuk ndeu，cienq raemx，faen 3 baez gwn.

Cujyau yw：Fuengz dwgliengz，hab yungh youq boux ciengzseiz miz bak niu、dungxraeng、haex niu de.

怎样用中药方治流行性感冒？
Baenzlawz aeu dan Ywdoj yw dwgliengz banhraih?

处方：贯众 30 克，板蓝根 9 克。每日 1 剂，水煎，分 3 次服用。

主治：流行性感冒，中医辨证为热毒型。症见高热咳嗽，痰黏，口渴喜饮，咽痛目赤，舌红苔黄，脉数。

Danyw：Gutseujouj 30 gwz，banjlanzgwnh 9 gwz. Moix ngoenz fuk ndeu，cienq raemx，faen 3 baez gwn.

Cujyau yw：Yiengh dwgliengz banhraih，Ywdoj yawjduenh dwg yiengh doeg ndat. Yiengh bingh fatndat cix ae，myaiz niu，hozhawq haengj gwn raemx，conghhoz in lwgda hoengz，linx nding ailinx henj，meg byaij vaiq.

如何用中药方治风热感冒？
Baenzlawz aeu dan Ywdoj yw funghuj baenz dwgliengz?

处方：竹叶、白茅根各 12 克，桑叶、菊花各 5 克，薄荷 3 克。共用沸水浸泡，白糖适量调味，当饮料多次饮用，每日 1 剂。

主治：风热感冒。症见恶寒轻，发热重，咽喉肿痛，咳嗽痰黄，口干欲饮，身楚、有汗，苔白而燥，脉浮数。

Danyw: Mbaw faexcuk、raghaz gak 12 gwz, mbawsangh、vagut gak 5 gwz, byaekhomnyaeuq 3 gwz. Aeu raemxgoenj cung cimq, cuengq di begdangz diuz feih, dangguh gwn raemx lai baez, moix ngoenz fuk ndeu.

Cujyau yw: Funghuj baenz dwgliengz. Yiengh bingh raen lau nit, fatndat naek, conghhoz gawh in, ae miz myaiz henj, bak hawq siengj gwn raemx, ndang dot、miz hanh, linx hau cix hawq, meg fouz byaij cix vaiq.

怎样用中药方治暑湿感冒？
Baenzlawz aeu dan Ywdoj yw hwngq cumx baenz dwgliengz?

处方：扁豆花、藿香、佩兰、金银花各 9 克。水煎后加白糖适量，分 3 次服用，每日 1 剂。

主治：暑湿感冒。症见发热头晕，心中烦热，身倦无汗，口渴喜饮，恶心呕吐，小便黄短，舌苔黄腻，脉濡数。

Danyw: Vaduhbenj、gogozyangh、gobeilanz、vagimngaenz gak 9 gwz. Gya raemx goen ndaej le cuengq di begdangz, faen 3 baez gwn, moix ngoenz fuk ndeu.

Cujyau yw: Hwngq cumx baenz dwgliengz. Yiengh bingh miz fatndat gyaeuj ngunh, simnyap hwngqndat, ndang naiq mbouj miz hanh, hozhawq ngah raemx, dungxfan doenxrueg, ok nyouh henj noix, ailinx henj na, meg fouz unq byaij youh vaiq.

如何用中药方治咳嗽？
Baenzlawz aeu dan Ywdoj yw baenzae?

处方一：鲜生姜 7 片，芝麻油适量。将生姜用芝麻油炸黄，加白砂糖一次吃下，轻者当日见效，3 日即愈，久咳者 7 日左右见效。

主治：感冒或流行性感冒引起的咳嗽、久咳不愈。

处方二：鲜百合 60 克（干品 30 克），鸡蛋 2 个。将百合洗净，再与洗净的鸡蛋一同入锅内，加水适量，煮至蛋熟，去蛋壳即成。食蛋和百合，饮汤，每日 1 剂。

主治：肺虚久咳。

处方三：麻黄（先煎，去浮沫）6 克，姜半夏、干姜、甘草、浙贝母各 3 克。每日 1 剂，水煎，分 3 次服用。

主治：风寒咳嗽。症见吐较多泡沫痰，甚至吐清水，舌苔白腻微黄，脉滑。

处方四：杏仁（打碎先煎）9 克，全瓜蒌、前胡、桔梗、浙贝母各 6 克，甘草 3 克。梨子 1 个取皮同煎，取煎液分 3 次服用，每日 1 剂。

主治：风寒咳嗽。症见风寒化热，咳嗽有痰，痰稠微黄，鼻塞不通，唇干口微渴，大便不爽，舌苔白腻微黄，脉滑数。

Danyw it: Hing ndip 7 gep, youzlwgraz habngamj, aeu youzlwgraz caq gij cien henj bae, gya begdangz baez dog gwn liux, boux binghmbaeu de, dangngoenz miz yaugoj, 3 ngoenz couh ndei liux, boux ae naih de 7 ngoenz baedauq miz yaugoj.

Cujyau yw: Yiengh ae、ae naih mbouj ndei youz dwgliengz roxnaeuz dwgliengz banhraih cauxbaenz haenx.

Danyw ngeih: Bakhab ndip 60 gwz (sauj 30 gwz), gyaeqgaeq 2 aen. Swiq cingh bakhab, caiq caeuq aen gyaeq swiq haenx itheij cuengq roengz gu bae, gya raemx habngamj, cawj daengz gyaeq cug, bok byakgyaeq bae. Gwn gyaeq、bakhab caeuq dang, moix ngoenz fuk ndeu.

Cujyau yw: Bwt haw ae naih.

Danyw sam: Mazvangz (sien goen, vet fugfauz bae) 6 gwz, gobuenqhah、hingsauj、gamcauj、cezbeimuj gak 3 gwz. Moix ngoenz fuk ndeu, cienq raemx faen 3 baez gwn.

Cujyau yw: Ae dwgliengz. Yiengh bingh myaiz fugfauz haemq lai, cigdaengz biq myaiz saw, ailinx hau na loq henj, meg raeuz.

Danyw seiq: Ngveih mak gingq (dub soiq goen gonq) 9 gwz, lwgmanfangz、bah'anbya、gizgwngj、cezbeimuj gak 6 gwz, gamcauj 3 gwz. Makleiz aen ndeu lienz naeng caeuq goen, moix ngoenz gwn 3 baez, moix ngoenz fuk ndeu.

Cujyau yw: Ae dwgliengz. Yiengh bingh raen dwgliengz bienq ndat, ae miz myaiz, myaiz gwd loq henj, ndaengsaek, hozhawq, okhaex mbouj swnh, linx hau ailinx loq henj, meg byaij vaiq cix raeuz.

怎样用中药方治燥热咳嗽?
Baenzlawz aeu dan Ywdoj yw sauj ndat baenzae?

处方：沙参、百合各30克，冰糖50克。水煎2次，煎液混合后，分3次饮汤食药，每日1剂，连服3～5日。

主治：燥热咳嗽（见于急性支气管炎）。症见咳声嘶哑，干咳无痰或痰少黏稠难出，鼻咽干燥，便干，尿黄，舌红，苔薄黄而干，脉略数。

Danyw: Sahsinh、bakhab gak 30 gwz, binghdangz 50 gwz. Cienq raemx 2 baez, raemx yw gyaux ndei le, faen 3 baez nyaqyw dang itcaez gwn, moix ngoenz fuk ndeu, lienzdaemh gwn 3～5 ngoenz.

Cujyau yw: Ae sauj ndat (raen youq baenzae binghgip). Yiengh bingh raen ae sing hep, gan ae mbouj miz myaiz roxnaeuz myaiz noix niu hoj biq, conghndaeng hawqsauj, haex geng, nyouh henj, linx hoengz, ailinx mbang henj cix hawq, meg loq vaiq.

如何用中药方治咯血？

Baenzlawz aeu dan Ywdoj yw rueglwed?

处方：海螵蛸、仙鹤草各 10 克。每日 1 剂，水煎，分 3 次服用。

主治：咯血，见于各种肺部疾病，中医辨证为肺热型。症见咳嗽，痰中带血，血色鲜红，口干，面红，便秘，舌红苔黄，脉数。

Danyw：Byamaeg ndaw haij、nyacaijmaj gak 10 gwz. Moix ngoenz fuk ndeu, cienq raemx, faen 3 baez gwn.

Cujyau yw：Rueglwed, raen youq gak cungj bingh bwt, Ywdoj yawjduenh dwg bwt ndat. Yiengh bingh dwg ae, ndaw myaiz miz lwed, saek lwed sienhoengz, bak hawq, naj hoengz, haexgaz, linx hoengz ailinx henj, meg byaij vaiq.

怎样用中药方治肺寒咳嗽？

Baenzlawz aeu dan Ywdoj yw bwt hanz baenzae?

处方：白果（煨）6 颗，麻黄 6 克，炙甘草 3 克。每日 1 剂，水煎，分 3 次服用。

主治：肺寒咳嗽，见于慢性支气管炎、支气管哮喘，中医辨证为风寒闭肺型。症见咳嗽气喘，痰多清稀，胸膈痞闷，舌苔白滑，脉弦紧。

Danyw：Cehngaenzgingq（saz）6 naed, mazvangz 6 gwz, gamcauj gangq 3 gwz. Moix ngoenz fuk ndeu, cienq raemx, faen 3 baez gwn.

Cujyau yw：Bwt haw nit baenzae, lai raen youq baenzae menhnumq, baenzae haebgyawh, Ywdoj yawjduenh nyinhnaeuz dwg bwt dawz rumz nit baenz bingh. Yiengh bingh raen ae baeg, myaiz lai cix saw, aek oem, ailinx hau raeuz, meg ndongjsoh youh raez youh gaenj.

如何用中药方治呛咳？

Baenzlawz aeu dan Ywdoj yw ae'gyanq?

处方：胡萝卜 120 克，大枣 40 克。先将大枣洗净，浸泡 2 小时，再将胡萝卜洗净，与大枣一并放入砂锅内，加入清水，煮约 1 小时，以大枣熟烂为度。每日 1 剂，分早、晚 2 次服用。

主治：呛咳阵作，中医辨证为气阴不足、肺气上逆型，伴口干自汗，精神疲乏，舌红少苔，脉细弱。

Danyw：Huzlauxbaeg 120 gwz, makcanghcij 40 gwz. Swiq cengh makcanghcij, cimq 2 diemjcung, caiq swiq cengh huzlauxbaeg, itheij cuengq roengz gu, gya raemx goen 1 diemjcung, aeu makcanghcij cugnaemz couh ngamj. Moix ngoenz fuk ndeu, haet haemh gak gwn baez ndeu.

Cujyau yw: Seiz mbouj seiz ae'gyanq, Ywdoj nyinhnaeuz heiq yaem mbouj cuk、 heiq bwt nyig hwnj, buenx miz bak hawq ok hanh, saenzheiq naiqnuek, linx hoengz ailinx noix, meg saeq youh nyieg.

怎样用中药方治风寒咳嗽?
Baenzlawz aeu dan Ywdoj yw funghanz baenzae?

处方: 苏叶、前胡、杏仁各 10 克, 甘草 6 克, 炙麻黄 3 克。每日 1 剂, 水煎, 分 3 次服用。

主治: 风寒咳嗽。症见咳嗽新起, 咳声重浊, 痰稀色白, 鼻塞流涕, 舌苔薄白, 脉浮数。

Danyw: Sijsu、cenzhuz、ngveih mak gingq gak 10 gwz, gamcauj 6 gwz, mazvangz gangq 3 gwz. Moix ngoenz fuk ndeu, cienq raemx, faen 3 baez gwn.

Cujyau yw: Funghanz baenzae. Yiengh bingh ngamq baenzae, sing ae naek noengz, myaiz noix saek hau, ndaeng saek mug rih, ailinx mbang hau, meg fouz byaij ndaej youh vaiq.

如何用中药方治痰湿咳嗽?
Baenzlawz aeu dan Ywdoj yw myaiz cumx baenzae?

处方: 硼砂、胆南星、白芥子各等量。共研成细粉, 每次服 2 克, 每日 2 次, 以温开水送服。

主治: 痰湿咳嗽。症见久咳痰多, 痰白黏或稀, 易出, 胸脘满闷, 神疲乏力, 舌苔白腻, 脉濡滑。

Danyw: Bungzsa、gonoegnueg、ceh bwzgaiq gak lai doxdoengz. Gyaux ngenz baenz mba, moix baez gwn 2 gwz, moix ngoenz 2 baez, aeu raemxraeuj soengq.

Cujyau yw: Yw ae cwk mbaeq. Yiengh bingh raen ae naih myaiz lai, myaiz hau niu roxnaeuz saw, yungzheih baenz byaiz, aek oem, cingsaenz naiqnuek, linx na ailinx hau, meg raeuz.

怎样用中药方治咳嗽痰多？
Baenzlawz aeu dan Ywdoj yw ae myaiz lai?

处方：浙贝母 10 克，粳米 50 克，冰糖适量。将浙贝母研粉，把淘净的粳米加水以大火煮沸，再以小火熬至半熟，将浙贝母粉及冰糖加入粥内，继续煮至熟烂，分 3 次温服，每日 1 剂。

主治：咳嗽痰多。

Danyw：Cezbeimuj 10 gwz, haeuxsuen 50 gwz, binghdangz habngamj. Dawz cezbeimuj ngenz baenz mba, haeuxsuen dauz ndei gya raemx hai feizhaenq cawj byouz, caiq aeu feiznumg cawj daengz buenq cug, dawz mba cezbeimuj nem binghdangz cuengq roengz souh bae, cigdaengz cawj yungz, faen 3 baez gwn raeuj, moix ngoenz fuk ndeu.

Cujyau yw：Ae myaiz lai.

怎样用中药方治肺阴虚咳嗽？
Baenzlawz aeu dan Ywdoj yw bwt yaemhaw baenzae?

处方：麦冬 15 克，木蝴蝶 3 克。泡茶含咽饮服，每日 1 剂。

主治：肺阴虚咳嗽。症见干咳少痰或痰中带血，午后潮热，手足心发热，失眠盗汗，舌红少苔，脉细数。

Danyw：Megdoeng 15 gwz, gogoeg 3 gwz. Cimq caz hamz gwn, moix ngoenz fuk ndeu.

Cujyau yw：Bwt yaemhaw baenzae. Yiengh bingh raen ae sauj myaiz noix roxnaeuz myaiz daiq lwed, banringz le cumxndat, angj fwngzdin fatndat, ninz mbouj ndaek ok hanhheu, linx hoengz ailinx noix, meg gaeb byaij vaiq youh naiq.

如何用中药方治久咳不愈？
Baenzlawz aeu dan Ywdoj yw ae nanz mbouj ndei?

处方一：甘草粉 60 克，远志粉 30 克。两药和匀，每次服 5 克，每日 3 次。

主治：久咳不愈，伴痰黏胸闷，面红口干。

处方二：鱼腥草、百合各 30 克，白茅根、苏梗、桑白皮、野菊花、板蓝根、甘草各 10 克，罗汉果 1 个。每日 1 剂，水煎，分 3 次服用。

主治：久咳不愈，痰多色黄。

Danyw it：Mba gamcauj 60 gwz, mba yenjci 30 gwz. Dawz song yiengh yw ndau yinz，moix baez gwn 5 gwz，moix ngoenz 3 baez.

Cujyau yw：Ae nanz mbouj ndei，buenx miz myaiz niu aek oem，naj hoengz bak hawq.

Danyw ngeih：Byaekvaeh、bakhab gak 30 gwz，raghaz、ganj sijsu、naeng gosangh、vagutcwx、banjlanzgwnh、gamcauj gak 10 gwz，maklozhan aen ndeu. Moix ngoenz fuk ndeu，cienq raemx，faen 3 baez gwn.

Cujyau yw：Ae nanz mbouj ndei，myaiz lai saek henj.

怎样用中药方治干咳久咳?
Baenzlawz aeu dan Ywdoj yw ae nanz ae sauj?

处方：蜂蜜35克，鸡蛋1个。将蜂蜜加水300毫升煮沸，打入鸡蛋，煮至微沸，一次空腹服下，早、晚各1剂。

主治：干咳久咳，伴咽干口燥。

Danyw：Dangzrwi 35 gwz，gyaeqgaeq aen ndeu. Dangzrwi gya raemx 300 hauzswng cawj byouz，dub gyaeq roengzbae，cawj loq byouz，dungx byouq mbat dog gwn liux，haet haemh gak fuk ndeu.

Cujyau yw：Ae nanz ae sauj，buenx miz ndwnj genx bak hawq.

怎样用中药方治肺阴虚久咳?
Baenzlawz aeu dan Ywdoj yw bwt yaemhaw baenzae nanz?

处方：石斛30克，麦冬15克，桑叶10克。水煎分3次服，每日1剂。

主治：肺阴虚久咳。症见干咳少痰或痰中带血，午后潮热，两颧红，手足心发热，失眠盗汗，消瘦疲乏，舌红少苔，脉细数。

Danyw：Davangzcauj 30 gwz，megdoeng 15 gwz，mbawsangh 10 gwz. Cienq raemx，faen 3 baez gwn，moix ngoenz fuk ndeu.

Cujyau yw：Bwt yaemhaw baenzae nanz. Yiengh bingh raen ae hoengq myaiz noix roxnaeuz myaiz daiq lwed，banringz le naj ndat，song dongq naj hoengz，angjfwngz angjdin fatndat，ninz mbouj ndaek ok hanhheu，vunz byom naiqnuek，linx hoengz ailinx noix，meg gaeb byaij vaiq youh naiq.

怎样用中药方治慢性支气管炎?
Baenzlawz aeu dan Ywdoj yw baenzae menhnumq?

处方一：豆腐500克，麻黄100克。将麻黄切成3厘米长小段，插入豆腐内，放入瓷盘中，入蒸笼内蒸 1 小时，去除麻黄后把豆腐烘干研粉。以开水冲服，每日 3 次，每次服 9 克。

处方二：百部 200 克，浙贝母（研粉）100 克，冰糖 500 克。先将百部加水 500 毫升，小火煎成 300 毫升，加入浙贝母粉，再煎取液。然后把冰糖加水熬成滴水成珠时同上药混合均匀，小火熬 1 小时后装瓶备用。以开水溶化冲服，每日 3 次，每次服 3 毫升。

主治：慢性支气管炎。

Danyw it：Daeuhfouh 500 gwz, mazvangz 100 gwz. Dawz mazvangz ronq baenz song hohfwngz baenz raez, cap haeuj ndaw daeuhfouh bae, cuengq ndaw buenz, dwk roengz caengq bae naengj diemj cung ndeu, dawz mazvangz ok, gangq daeuhfouh hawq, ngenz baenz mba, Moix ngoenz 3 baez, moix baez 9 gwz, aeu raemxraeuj soengq.

Danyw ngeih：Maenzraeu 200 gwz, cezbeimuj (ngenz mba) 100 gwz, binghdangz 500 gwz. Maenzraeu gya raemx 500 hauzswng, feiz iq goen daengz 300 hauzswng, gya mba cezbeimuj, caiq goen aeu raemx. Yienzhaeuh binghdangz gya raemx cienq daengz ndik baenz naed le caeuq ywraemx gyaux yinz, feiz iq cienq diemj cung ndeu le coux bingz bwhyungh. Moix ngoenz gwn 3 baez, moix baez 3 hauzswng, aeu raemxgoenj cung yungz le gwn.

Cujyau yw：Baenzae menhnumq.

如何用中药方治哮喘？
Baenzlawz aeu dan Ywdoj yw haebgyawh?

处方：木香、桑白皮、清半夏、茯苓、甘草、当归、浙贝母、杏仁、五味子各 6 克。每日 1 剂，水煎，分 3 次服用，每次服药后再喝一杯冰糖水。

主治：哮喘。

Danyw：Cinzyangh、naeng gosangh hau、gohaubuenqhah、fuzlingz、gamcauj、danghgveih、cezbeimuj、ngveih mak gingq、gaeucuenqiq gak 6 gwz. Moix ngoenz fuk ndeu, cienq raemx, faen 3 baez gwn, moix baez gwn yw le caiq gwn boi raemx binghdangz ndeu.

怎样用中药方治热证哮喘？
Baenzlawz aeu dan Ywdoj yw hujndat baenz haebgyawh?

处方：土鳖虫（烘焙）2 克，地龙（炙）3 克。若痰多，加炙僵蚕 2 克。共研成细粉，分 2 次用开水送服，每日 1 剂。

主治：热证哮喘。症见呼吸急促，气粗，喉中痰鸣，咳嗽，痰黄稠，难于咯出，胸膈烦闷，口渴喜饮，尿黄，便秘，舌苔黄腻，脉滑数。

Danyw：Duzdaeuhlaux（gangq）2 gwz, duzndwen（gangq）3 gwz. Danghnaeuz myaiz lai, gya gangq nonsei daigyaengj 2 gwz. Caez ngenz baenz mba, faen 2 baez aeu raemxraeuj soengq gwn, moix ngenz fuk ndeu.

Cujyau yw：Yiengh hujndat baenz haebgyawh. Yiengh bingh raen diemheiq gip, heiq ngaeb, conghhoz myaiz rongx, ae myaiz niu, ae mbouj ok, aek oem, bak hawq ngah raemx, nyouh henj, haexgaz, ailinx henj na, meg byaij vaiq youh raeuz.

怎样用中药方治支气管哮喘?
Baenzlawz aeu dan Ywdoj yw baenzae haebgyawh?

处方：陈醋 100 毫升，红糖 30 克。共煮沸，每次服 20 毫升，每日 3 次。

主治：支气管哮喘，中医辨证为寒哮型。症见冬季发作较剧，咳嗽气短，痰稀色白，多泡沫，喉中有痰鸣音，胸闷，怕冷，舌苔薄白，脉浮而紧。

Danyw：Meiqgeq 100 hauzswng, dangznding 30 gwz. Caez cawj byouz, moix baez gwn 20 hauzswng, moix ngenz 3 baez.

Cujyau yw：Baenzae haebgyawh, Ywdoj nyinhnaeuz dwg yiengh haebgyawh nit baenz. Seizdoeng lai fat cix haenq, ae heiq gaenj, myaiz saw saek hau, fugfauz lai, ndaw hoz miz myaiz rongx, aek oem, lau nit, ailinx mbang hau, meg fouz youh gaenj.

怎样用中药方治肺结核?
Baenzlawz aeu dan Ywdoj yw lauzbingh?

处方：鹿衔草、白及各 12 克。水煎，分 3 次服用，每日 1 剂。

主治：肺结核，中医辨证为肺阴不足型。症见干咳少痰，或有少量黏痰，有时痰中夹血，或有潮热，手心足心发热，口燥咽干，舌边尖红，脉细数。

Danyw：Goloeggamz、gobwzgiz gak 12 gwz. Cienq raemx, faen 3 baez gwn, moix ngoenz fuk ndeu.

Cujyau yw：Lauzbingh, Ywdoj nyinhnaeuz dwg bwt yaem mbouj cuk. Yiengh bingh raen gan ae myaiz noix, roxnaeuz miz di myaiz niu, mizseiz ndaw myaiz daiq lwed, roxnaeuz miz cumxndat, angjfwngz angj din ndat, bak hawq hoz sauj, henz linx soem hoengz, meg gaeb byaij vaiq youh nyieg.

如何用中药方治潮热？
Baenzlawz aeu dan Ywdoj yw cumxndat?

处方：鳖甲 15 克，知母 12 克，青蒿 10 克。水煎，分 3 次温服，每日 1 剂。

主治：肺结核引起的潮热。

Danyw：Gyapfw 15 gwz, gocihmuj 12 gwz, nyayungz 10 gwz. Cienq raemx, faen 3 baez gwn raeuj, moix ngoenz fuk ndeu.

Cujyau yw：Yiengh cumxndat cauxbaenz lauzbingh.

二、消化内科
Ngeih、Siuvaq Gohndawndang

怎样用中药方治呃逆？
Baenzlawz aeu dan Ywdoj yw saekwk?

处方：鲜柠檬1个，酒适量。将鲜柠檬浸在酒中，打呃时吃酒浸过的柠檬（但不能吃柠檬皮）。

主治：打嗝（呃逆）。

Danyw：Makcengz ndip aen ndeu, laeuj habngamj. Makcengz ndip cimq laeuj, mwh saekwk gwn gij makcengz cimq gvaq laeuj de（gaej gwn naeng）.

Cujyau yw：Saekaek.

如何用中药方治顽固性呃逆？
Baenzlawz aeu dan Ywdoj yw saekwk mbouj dingz?

处方：鲜花椒叶7片。将叶去净刺，切碎，以白酒冲服，一般1次即愈。

主治：顽固性呃逆。

Danyw：Mbaw vaceu ndip 7 mbaw. Cawz gij oen de bae, ronq mienz, aeu laeujhau soengq gwn, itbuen gwn baez ndeu couh ndei.

Cujyau yw：Saekwk mbouj dingz.

怎样用中药方治呕吐？
Baenzlawz aeu dan Ywdoj yw rueg?

处方：粳米（炒黄）20克，煨姜（将生姜剖开，放入少量食盐，用湿纸包裹煨熟，切碎）15克，蜂蜜30克，食盐（爆炒）1克。先将粳米加水250毫升煮烂，再将煨姜倒入煮粥，然后加入炒好的食盐和蜂蜜，拌匀后即可服用。令患者先服3～5匙，10分钟后再徐徐服之，一般30分钟呕吐可止。

主治：呕吐伴胃痛。

Danyw：Haeuxsuen（ceuj henj）20 gwz, hing saz（hing ndip buqhai, cuengq di gyu, aeu ceij mbaeq duk ndei saz cug, ronq soiq）15 gwz, dangzrwi 30 gwz, gyu ceuj

1 gwz. Haeuxsuen gya raemx 250 gwz cawj yungz, caiq dwk hing saz、gyu ceuj caeuq dangzrwi roengz cuk, gyaux ndei couh ndaej gwn. Sien gwn 3 ～ 5 beuzgeng, 10 faencung le caiq menhmenh gwn, itbuen 30 faencung le couh mbouj caiq rueg.

Cujyau yw：Rueg buenx miz dungxin.

如何用中药方治胃脘痛？
Baenzlawz aeu dan Ywdoj yw dungxvanz in?

处方：高良姜、香附、乌药、木香、草豆蔻、槟榔、元胡、川楝子、佛手、枳壳、白术、丁香、藿香各 10 克。共研极细粉末，密封保存。每次取药粉 5 克，姜汁半汤匙，以白开水送服。

主治：胃脘痛，中医辨证为寒凝气滞型。症见胃脘冷痛、胀闷，嗳气痛减，舌淡苔白，脉弦紧。

Danyw：Hingvuengz、gocidmou、fwnzcenzdongz、cinzyangh、makga、makbinghlangz、goyenzhuz、 makrenhconh、 makfuzsouj、 makdoengjndangj、 begsaed、 dinghyangh、 hozyangh gak 10 gwz. Itheij ngenz baenz mba, coux ndei fung red. Moix baez aeu 5 gwz mbayw, raemxhing buenq beuzgeng, aeu raemxraeuj soengq gwn.

Cujyau yw：Dungx in, Ywdoj nyinhnaeuz dwg caep giet heiq nywngh. Yiengh bingh raen dungx caep in、bongq oem, wij gvaq in noix, linx cit ailinx hau, meg ndongjsoh youh raez youh gaenj.

怎样用中药方治胃痛泛酸？
Baenzlawz aeu dan Ywdoj yw dungxin wij soemj?

处方：柴胡、黄芩、枳实各 10 克。以沸水冲泡，代茶饮。每日 1 剂，7 日为 1 个疗程，疗程间隔 3 日。

主治：胃痛泛酸，中医辨证为肝胃郁热型。症见胃胀胃痛，嗳气泛酸，口有秽气，牙龈肿痛，舌苔黄腻，脉数。

Danyw：Caekcae、vuengzgaemz、makdoengjlwg gak 10 gwz. Aeu raemxgoenj cimq, dang ca gwn. Moix ngoenz fuk ndeu, 7 ngoenz guh aen liuzcwngz ndeu, moix aen liuzcwngz gek 3 ngoenz.

Cujyau yw：Dungxin wij soemj, Ywdoj nyinhnaeuz dwg daep dungx oemq ndat. Yiengh bingh raen dungxraeng dungxin, wij heiq soemj, bak haeu, nohheuj gawh in, ailinx henj na, meg byaij vaiq.

怎样用中药方治胃冷痛？
Baenzlawz aeu dan Ywdoj yw dungx caep in?

处方：党参、白术各 10 克，青皮、陈皮各 5 克，丁香 3 克。每日 1 剂，水煎，分 3 次服用。

主治：脾胃虚寒之胃寒胀满疼痛。症见喜温喜按，舌淡苔白，脉沉细弱。

Danyw：Dangjcaem、begsaed gak 10 gwz、naenggam heu、naenggam byakganv gak 5 gwz、dinghyangh 3 gwz. Moix ngoenz fuk ndeu、cienq raemx、faen 3 baez gwn.

Cujyau yw：Mamx dungx haw caep cix cauxbaenz dungx bongq indot. Yiengh bingh raen maij raeuj maij naenx、linx cit ailinx hau、meg caem youh saeq youh nyieg.

怎样用中药方治胃胀痛？
Baenzlawz aeu dan Ywdoj yw dungx bongq in?

处方：新鲜食用仙人掌（去刺）60 克，瘦猪肉 30 克。将仙人掌洗净，切碎，瘦猪肉剁碎，二者做成肉饼，煮熟，于每晚睡前服用。

主治：胃下垂等引起的胃脘胀痛、嗳气，中医辨证属胃热型。胃寒冷痛和脾胃虚寒者不宜服用。

Danyw：Golinxvaiz ndip（cawz oen）60 gwz、nohmou cing 30 gwz. Swiq cengh golinxvaiz、ronq mienz、nohmou cing faeg mienz、gyaux ndei guh baenz bingjnoh、cawj cug、moix haemh yaek ninz gwn.

Cujyau yw：Dungx duiq daengj cauxbaenz dungx bongq in wij heiq、Ywdoj nyinhnaeuz dwg dungx ndat. Boux dungx caep in caeuq mamx dungx hawcaep de mbouj hab gwn.

如何用中药方治肠胃不适？
Baenzlawz aeu dan Ywdoj yw dungxsaej mbouj cwxcaih?

处方：苹果（切块）2 个，瘦猪肉（切片）200 克。先用两碗水煮苹果，水沸后加入瘦猪肉，煮至猪肉熟透，调味服食，每日 1 剂，常服有益。

主治：肠胃不适、消化不良、食后肠气不通。

Danyw：Makbingzgoj（cab gaiq）2 aen、nohmou cing（ronq gaiq）200 gwz. Sien aeu song vanj raemx cawj bingzgoj、raemx goenj le cuengq noh mou cing、cawj noh cug le、dwk gyau diuz ndei、moix ngoenz fuk ndeu、ciengzseiz gwn ciengx dungx.

Cujyau yw：Dungxsaej mbouj cwxcaih、siuvaq mbouj ndei、gwn le heiq saej mbouj doeng.

怎样用中药方治胃下垂?
Baenzlawz aeu dan Ywdoj yw dungx doekduiq?

处方：枳实、白术各 12 克，山楂、神曲、麦芽、生姜各 9 克。水煎，分 3 次饭前半小时服，每日 1 剂。

主治：胃下垂弛缓无力，排空时间延长，水饮停留，上腹胀满，动摇有声，消化不良。

Danyw：Makdoengjlwg、begsaed gak 12 gwz, sanhcah、sinzgiz、ngazmeg、hing ndip gak 9 gwz. Cienq raemx, faen 3 baez gwn haeux gaxgonq buenq diemjcung gwn, moix ngoenz fuk ndeu.

Cujyau yw：Dungx doekduiq rwnh naiq, baiz hoengq rag raez, gwn raemx dingz nywngh, aendungx donhgwnz bongq rim, doenghngauz miz sing, siuvaq mbouj ndei.

如何用中药方治慢性胃炎?
Baenzlawz aeu dan Ywdoj yw dungxin menhnumq?

处方：麦芽 12 克，枳实 9 克，山楂肉 6 克。水煎，分 3 次服用，每日 1 剂。

主治：慢性胃炎、胃溃疡，中医辨证为饮食停滞型。症见胃脘胀痛，以胀为主，拒按，恶心欲吐，嗳腐吞酸，饥时稍舒，进食加重，舌苔厚腻，脉滑数。

Danyw：Ngazmeg 12 gwz, makdoengjlwg 9 gwz, sanhcah 6 gwz. Cienq raemx, faen 3 baez gwn, moix ngoenz fuk ndeu.

Cujyau yw：Dungxin menhnumq, dungx biujnaeuh, Ywdoj nyinhnaeuz dwg gwn dingz cwk nywngh. Yiengh bingh raen dungx bongq in, ciengzseiz dungx bongq, naenx mbouj ndaej nywnx, dungx nywnx yaek rueg, wij heiq naeuh soemj, mwh iek haemq onj, gwn imq gyanaek, ailinx na, meg byaij vaiq youh raeuz.

怎样用中药方治消化道溃疡?
Baenzlawz aeu dan Ywdoj yw dungxsaej siengnaeuh?

处方：白及、白蒺藜各 20 克。共研粉，分 6 份，每份于饭前半小时以温开水冲服，每日早、晚各 1 次。5～7 日为 1 个疗程，1～3 个疗程可使溃疡完全愈合。

主治：消化道（胃、十二指肠）溃疡。

Danyw：Gobwzgiz、bwzcizliz gak 20 gwz. Caez ngenz baenz mba, faen 6 faenh, haet haemh gwn, moix baez faenh ndeu gwnhaeux gaxgonq buenq diemjcung aeu raemxraeuj soengq gwn. 5～7 ngoenz guh aen liuzcwngz ndeu, yw 1～3 aen liuzcwngz giz biujnaeuh ndaej ndei liux.

Cujyau yw：Dungxsaej biujnaeuh.

怎样用中药方治食滞胁痛?
Baenzlawz aeu dan Ywdoj yw dungxraeng rikdungx in?

处方：麦芽 20 克，鸡内金、山药各 10 克。每日 1 剂，水煎，分 3 次服用。
主治：进食后饮食停滞导致胁下作痛，常年不愈。

Danyw：Ngazmeg 20 gwz, dawgaeq、maenzcienz gak 10 gwz. Moix ngoenz fuk ndeu, cienq raemx, faen 3 baez gwn.

Cujyau yw：Gwn doxgaiq le dungxraeng rikdungx in, ciengzseiz mbouj ndei.

怎样用中药方治急性病毒性肝炎?
Baenzlawz aeu dan Ywdoj yw binghdoeg baenz ganhyenz singqgip?

处方：白花蛇舌草 30 克，金钱草 20 克，益母草 10 克。上药加水 600 毫升，浓煎去渣取药液 300 毫升，加白糖适量，每日 3 次，每次服 100 毫升，连服 2 周为 1 个疗程。儿童剂量减半。
主治：急性病毒性肝炎。

Danyw：Nyarinngoux 30 gwz, duhnamhfangz 20 gwz, ngaihmwnj 10 gwz. Gya raemx 600 hauzswng, goen daengz 300 hauzswng cawz nyaq aeu raemxyw, gya begdangz habngamj. Moix ngoenz 3 baez, moix baez gwn 100 hauzswng, lienz gwn song aen lijbai guh aen liuzcwngz ndeu. Lwgnyez gemj bueng.

Cujyau yw：Binghdoeg baenz ganhyenz singqgip.

怎样用中药方治急性黄疸性肝炎?
Baenzlawz aeu dan Ywdoj yw ganhyenz naenghenj singqgip?

处方一：丹参 60 克，茵陈 30 克，红糖 15 克。丹参、茵陈水煎至 200 毫升，去渣加红糖混匀，成人每次服 100 毫升，每日早、晚各 1 次。儿童用量减半。
处方二：茵陈 30 克，夏枯草 15 克，大枣 10 枚。水煎分 3 次服，每日 1 剂。
处方三：茵陈 30 克，黑豆 15 克，大枣（去核）12 枚，胡萝卜 2 个。水煎代茶频饮，每日 1 剂。

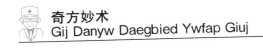

主治：急性黄疸性肝炎。

Danyw it：Ragbyalwed 60 gwz，go'ngaihndingj 30 gwz，hoengzdangz 15 gwz. Ragbyalwed、go'ngaihndingj gya raemx goen daengz 200 hauzswng，cawz bae nyaqyw cuengq hoengzdangz ngauz ndei，vunzhung moix baez gwn 100 hauzswng，haet haemh gwn. Lwgnyez gemj dingz ndeu.

Danyw ngeih：Go'ngaihndingj 30 gwz，nyayazgyae 15 gwz，makcanghcij 10 aen. Cienq raemx，faen 3 baez gwn，moix ngoenz fuk ndeu.

Danyw sam：Go'ngaihndingj 30 gwz，duhndaem 15 gwz，makcanghcij（cawz ceh）12 aen，huzlauxbaeg 2 aen. Cienq raemx，dang caz deih gwn，moix ngoenz fuk ndeu.

Cujyau yw：Ganhyenz naenghenj singqgip.

如何用中药方治慢性肝炎？
Baenzlawz aeu dan Ywdoj yw ganhyenz menhnumq?

处方：丹参15克，三棱、香附各6克。每日1剂，水煎去渣，加红糖适量，再煎煮浓缩，分3次服完。

主治：慢性肝炎。

Danyw：Ragbyalwed 15 gwz，ragsamlimq、gocidmou gak 6 gwz. Moix ngoenz fuk ndeu，cienq raemx cawz nyaq，caiq gya hoengzdangz habngamj，goen daengz gwd，faen 3 baez gwn liux.

Cujyau yw：Ganhyenz menhnumq.

怎样用中药方治胆结石？
Baenzlawz aeu dan Ywdoj yw mbei giet rin?

处方：普洱茶适量，姜汁1汤匙，咸酸梅1枚。先冲泡好普洱茶，把咸酸梅放在饭碗内，用筷子搅烂，去皮核，放入姜汁1汤匙，再冲入普洱茶搅匀，早、晚各1碗，空腹饮下。

主治：胆结石。

Danyw：Bujwjcaz habngamj，raemxhing beuzgeng ndeu，makmoiz ndaengq aen ndeu. Sien cung bujwjcaz ndei bae，dawz makmoiz ndaengq cueng ndaw vanj，aeu dawh hoed yungz cawz naeng，cuengq hingraemx，caiq raix roengz ndaw bujwjcaz gyaux ndei，haet haemh hoengq dungx gwn vanj ndeu.

Cujyau yw：Mbei giet rin.

怎样用中药方治慢性单纯性胆囊炎?
Baenzlawz aeu dan Ywdoj yw mbeiin menhnumq?

处方:茵陈、金钱草各15克。沸水冲泡,当茶频饮,每日1剂。症状缓解后再服用2周。

主治:慢性单纯性胆囊炎。常有腹胀、上腹或右上腹不适、胃灼热、嗳气吞酸等症状,进食油煎或多脂的食物则症状加剧。

Danyw:Go'ngaihndingj、duhnamhfangz gak 15 gwz. Raemxgoenj cung, dang caz deih gwn, moix ngoenz fuk ndeu. Bingh haemq ndei le caiq gwn song aen lijbai.

Cujyau yw:Mbeiin menhnumq. Ciengz miz dungx raeng、dungx gwnz roxnaeuz dungx gvaz mbouj onj、dungx byangj、wij soemj daengj, gwn gij doxgaiq youz cien roxnaeuz youz lai de cix gya'naek.

如何用中药方治慢性阑尾炎?
Baenzlawz aeu dan Ywdoj yw saejgungzin menhnumq?

处方:鬼针草(俗称盲肠草)15克(鲜品45克)。煎水100毫升,去渣,分2次,每次加牛奶100毫升服下。每日1剂,连服7日。

主治:慢性阑尾炎。

Danyw:Gogimzgungq 15 gwz (ndip 45 gwz). Cienq raemx 100 hauzswng, faen 2 baez gwn, moix baez gya 100 hauzswng cijvaiz. Moix ngoenz fuk ndeu, lienz gwn 7 ngoenz.

Cujyau yw:Saejgungzin menhnumq.

怎样用中药方治便秘?
Baenzlawz aeu dan Ywdoj yw haexgaz?

处方:紫菜10克,芝麻油2小勺,酱油数滴。每晚睡前30分钟用开水冲泡1碗,温服。

主治:便秘。

Danyw:Swjcai 10 gwz, youzlwgraz 2 beuzgeng, ciengqyouz geij ndik. Moix haemh yaek ninz 30 faencung gonq aeu raemxgoenj cung vanj ndeu, swnh raeuj gwn.

Cujyau yw:Haexgaz.

如何用中药方治老年便秘？
Baenzlawz aeu dan Ywdoj yw vunzlaux haexgaz?

处方：枳实、玄参各 15 克，生地、麻子仁、桃仁、麦冬各 9 克。每日 1 剂，水煎，分 3 次服，1～3 剂可愈。

主治：老年便秘，中医辨证为阴虚津亏型。症见大便干结，口干咽燥，舌红少苔，脉细数。

Danyw：Makdoengjlwg、caemmbaemx gak 15 gwz，swnghdi、ngveih mazswj、ngveihdauz、megdoeng gak 9 gwz. Moix ngoenz fuk ndeu, cienq raemx, faen 3 baez gwn, 1～3 fuk couh ndaej ndei.

Cujyau yw：Vunzlaux haexgaz, Cunghyiz nyinhnaeuz yaemhaw raemxlinx noix. Yiengh bingh raen haex geng, bak hawq hoz nyan, linx hoengz ailinx noix, meg saeq byaij youh vaiq.

怎样用中药方治老人大便干结？
Baenzlawz aeu dan Ywdoj yw vunzlaux haex geng?

处方：蜂蜜、芝麻油各 30 克。混合后服下，每天早、晚各 1 次。

主治：老人大便干结。特别是对老年体弱者有良效。

Danyw：Dangzrwi、youzlwgraz gak 30 gwz. Gyaux yinz, haet haemh gak gwn baez ndeu.

Cujyau yw：Vunzlaux haex geng. Daegbied doiq bouxlaux ndangnyieg de engqgya miz yaugoj.

怎样用中药方治气滞便秘？
Baenzlawz aeu dan Ywdoj yw heiq nywngh haexgaz?

处方：白芍 24 克，甘草、麦芽各 10 克。每日 1 剂，水煎，分 3 次服用，连服 2～4 剂。

主治：气滞便秘。症见大便干，或大便滞涩不畅，一次难以排尽，每于情绪不好时便秘加重，腹胀或有轻微腹痛，嗳气或矢气（即放屁）后则稍舒，苔厚，脉弦。

Danyw：Gobwzcoz 24 gwz, gamcauj、ngazmeg gak 10 gwz. Moix ngoenz fuk ndeu, cienq raemx, faen 3 baez gwn, lienz gwn 2～4 fuk.

Cujyau yw：Heiq nywngh haexgaz. Yiengh bingh raen haex geng, roxnaeuz haex caet mbouj doeng, roxnyinh haex ok mbouj liux, mwh beizheiq mbouj ndei haexgaz gya-naek, dungx raeng roxnaeuz miz di in, wij heiq roxnaeuz okroet le cix ndei di, ailinx na, meg ndongjsoh youh raez.

如何用中药方治气虚便秘？
Baenzlawz aeu dan Ywdoj yw heiq haw haexgaz?

处方：白术、白芍各 24 克，甘草 10 克。每日 1 剂，水煎，分 3 次服用，连服 2～4 剂。

主治：气虚便秘。症见神疲气短，虽有便意，但排便乏力，大便难下，大便一般不干结，舌淡，脉弱。

Danyw：Begsaed、gobwzsoz gak 24 gwz, gamcauj 10 gwz. Moix ngoenz fuk ndeu, cienq raemx, faen 3 baez gwn, lienz gwn 2～4 fuk.

Cujyau yw：Heiq haw haexgaz. Yiengh bingh raen ndang naiq heiq gip, yienznaeuz haex conh, hoeng mbouj miz rengz aengq, haex hoj ok, haex itbuenz mbouj geng, linx cit, meg nyieg.

怎样用中药方治血虚便秘？
Baenzlawz aeu dan Ywdoj yw lwed haw haexgaz?

处方：白芍 20 克，甘草 10 克，当归 9 克。每日 1 剂，水煎，分 3 次服用。

主治：血虚便秘。症见便次正常，排便不畅，面色萎黄，头晕心悸，四肢麻木，舌质淡，脉细弱。

Danyw：Gobwzsoz 20 gwz, gamcauj 10 gwz, danghgveih 9 gwz. Moix ngoenz fuk ndeu, cienq raemx, faen 3 baez gwn.

Cujyau yw：Lwed haw haexgaz. Yiengh bingh raen okhaex baezsoq cingqciengz, okhaex mbouj doeng, saeknaj henjreuq, gyaeuj ngunh sim cieg, fwngzga maz, linx cit, meg saeq youh nyieg.

如何用中药方治便血？
Baenzlawz aeu dan Ywdoj yw ok haexlwed?

处方：柿饼（焙成炭）200 克，地榆（炒炭）100 克。共研成细粉，每次 9 克，以白糖水冲服，每日 3 次。

主治：便血。

Danyw：Lwgndaendangj（gangq baenz danq）200 gwz, maxlienzan（ceuj baenz danq）100 gwz. Caez ngenz baenz mba, moix baez 9 gwz, aeu raemxdangz soengq, moix ngoenz 3 baez.

Cujyau yw：Ok haexlwed.

怎样用中药方治体虚便血？
Baenzlawz aeu dan Ywdoj yw ndang haw ok haexlwed?

处方：鲜山药30克，研细煮粥，调入血余炭3克，分2次温服，每日1剂。

主治：体虚便血，多见于小儿和脾胃虚弱的老人。症见大便下血，经久不愈，伴消化不良，舌淡苔白，脉细弱。

Danyw：Maenzcienz ndip 30 gwz, fag mienz cawj cuk, cuengq douhbyom 3 gwz, faen 2 baez gwn raeuj, moix ngoenz fuk ndeu.

Cujyau yw：Ndang haw ok haexlwed, lwgnyez caeuq bouxlaux mamx dungx haw nyieg de lai baenz. Yiengh bingh raen ok haex daiq lwed, naih mbouj ndei, buenx miz siuvaq mbouj ndei, linx cit ailinx hau, meg saeq youh nyieg.

怎样用中药方治腹泻腹胀？
Baenzlawz aeu dan Ywdoj yw oksiq dungxraeng?

处方：干姜20克，枳实10克。每日1剂，水煎，分3次服用。

主治：腹泻腹胀，中医辨证为阳虚寒凝型。症见腹泻腹胀，口淡无味，口水多，舌淡苔白，脉沉。

Danyw：Hingndangj 20 gwz, makdoengjlwg 10. Moix ngoenz fuk ndeu, cienq raemx, faen 3 baez gwn.

Cujyau yw：Oksiq dungxraeng, Ywdoj nyinhnaeuz dwg yiengz haw nit giet. Yiengh bingh raen oksiq dungxraeng, bak cit mbouj feih, myaiz lai, linx cit ailinx hau, meg caem.

如何用中药方治腹痛水泻？
Baenzlawz aeu dan Ywdoj yw dungxin siqraemx?

处方：山药15克，车前子（另包）12克，桂枝、白芍各9克。每日1剂，水煎，分3次服用。

主治：腹痛水泻。

Danyw：Maenzcienz 15 gwz, ceh maxdaez（lingh duk）12 gwz, naenggviq、gobwzcoz gak 9 gwz. Moix ngoenz fuk ndeu, cienq raemx, faen 3 baez gwn.

Cujyau yw：Dungxin siqraemx.

怎样用中药方治水样泄泻？
Baenzlawz aeu dan Ywdoj yw oksiq lumj raemx?

处方：炒白术、车前子各20克，泽泻、炒麦芽各15克，炮姜10克。共研成细粉，每日服3次，每次10克，以白开水送服。

主治：水样泄泻。

Danyw：Begsaed ceuj、ceh maxdaez gak 20 gwz, gocagseq、ngazmeg ceuj gak 15 gwz, hing ceuj 10 gwz. Caez ngenz baenz mba, moix ngoenz gwn 3 baez, moix baez 10 gwz, aeu raemxraeuj soengq.

Cujyau yw：Oksiq lumj raemx.

怎样用中药方治伤食腹泻？
Baenzlawz aeu dan Ywdoj yw gwn loeng oksiq?

处方：炒山楂、炒麦芽、炒莱菔子、陈皮各10克。每日1剂，水煎，分3次服用。

主治：伤食腹泻。症见脘腹痞闷，嗳腐酸臭，不思饮食，苔腻，脉滑（见于急性腹泻）。

Danyw：Sanhcaz ceuj、ngazmeg ceuj、ceh lauxbaeg ceuj、naenggam gak 10 gwz. Moix ngoenz fuk ndeu, cienq raemx, faen 3 baez gwn.

Cujyau yw：Gwn loeng oksiq. Yiengh bingh miz dungxndon dungxmbit, wij haeusoemj, mbouj siengj gwn, linx na, meg raeuz（lai raen oksiq gip）.

怎样用中药方治细菌性痢疾？
Baenzlawz aeu dan Ywdoj yw dawznengz okleih?

处方：鬼针草（俗称盲肠草）30克（鲜品100克），加水2碗，煎成1碗，去渣，加红糖30克（便下脓血者用白砂糖30克），溶解后1次服下。一般服1次或2次可愈。

主治：细菌性痢疾。

Danyw：Gogimzgungq 30 gwz（ndip 100 gwz）, gya raemx 2 vanj, goen baenz vanj ndeu, cawz nyaq, gya hoengzdangz 30 gwz（boux okhaex daiq lwed aeu begdangz）, gyaux ndei le mbat dog gwn liux. Itbuen gwn baez ndeu roxnaeuz song baez couh ndei.

Cujyau yw：Dawznengz okleih.

如何用中药方治红白痢疾？
Baenzlawz aeu dan Ywdoj yw okleih hoengz hau？

处方：新鲜的红石榴花、白石榴花各 10 克。每日 1 剂，水煎取液，分 3 次饭前温服。

主治：红白痢疾。临床表现为腹痛，腹泻，里急后重，下痢赤白脓血。

Danyw：Vasiglouz nding、vasiglouz hau singjsien gak 10 gwz. Moix ngoenz fuk ndeu, cienq raemx, faen 3 baez gwnhaeux gaxgonq gwn raeuj.

Cujyau yw：Okleih hoengz hau. Yiengh bingh raen dungxin, oksiq, haex gaenj gyanaek, okleih hoengz hau daiq lwed aeuj.

怎样用中药方治慢性肠炎？
Baenzlawz aeu dan Ywdoj yw saejin menhnumq？

处方：泽泻、茯苓、车前子各 12 克。每日 1 剂，水煎，分 3 次服用，3 日为 1 个疗程。

主治：慢性肠炎，中医辨证为水湿型。症见大便稀烂，肠鸣，无腹痛，无肛门灼热，小便不利，舌淡，苔白腻，脉滑有力。

Danyw：Gocagseq、fuzlingz、ceh maxdaez gak 12 gwz. Moix ngoenz fuk ndeu, cienq raemx, faen 3 baez gwn, 3 ngoenz guh aen liuzcwngz ndeu.

Cujyau yw：Saejin menhnumq, Ywdoj nyinhnaeuz dwg raemx mbaeq. Yiengh bingh raen okhaex saw yungz, saej rongx, dungx mbouj in, conghhaex mbouj byangj, ok nyouh mbouj swnh, linx cit, ailinx hau na, meg raeuz miz rengz.

怎样用中药方治溃疡性结肠炎？
Baenzlawz aeu dan Ywdoj yw saejlaux yag？

处方：地榆炭 15 克，炒白芍 12 克，白术、茯苓、延胡索各 10 克。每日 1 剂，水煎，分 3 次服用。

主治：溃疡性结肠炎，腹痛腹泻，便黏液脓血。

Danyw：Danq maxlienzan（ceuj baenz danq）15 gwz, gobwzsoz ceuj 12 gwz, begsaed、fuzlingz、yenzhuzsoz gak 10 gwz. Moix ngoenz fuk ndeu, cienq raemx, faen 3 baez gwn.

Cujyau yw：Saejlaux yag, dungxin oksiq, haex niu daiq lwed.

如何用中药方治寒湿泄泻?

Baenzlawz aeu dan Ywdoj yw nitmbaeq oksiq?

处方：生姜 10 克，茶叶 15 克。每日 1 剂，水煎，分 3 次服用。

主治：寒湿泄泻。症见恶心呕吐，泻下清稀，腹部冷痛，喜按喜温，舌苔白腻，脉濡。

Danyw：Hing ndip 10 gwz, mbawcaz 15 gwz. Moix ngoenz fuk ndeu, cienq raemx, faen 3 baez gwn.

Cujyau yw：Nitmbaeq oksiq. Yiengh bingh raen dungx wen doenxrueg, oksiq saw liu, aen dungx nit in, maij naenx maij raeuj, ailinx hau na, meg raeuz.

怎样用中药方治黎明泄泻?

Baenzlawz aeu dan Ywdoj yw mbwnmomj oksiq?

处方：吴茱萸 2 份，五味子 1 份。共研成细粉，每次服 6 克，早晨以米汤送下，每日 1 次。

主治：黎明泄泻，中医辨证为肾阳虚型。症见黎明之前，脐周作痛，肠鸣即泻，大便溏薄，泻后痛减，脐腹隐痛，畏寒，形寒肢冷，或腰膝酸软，舌淡苔白，脉沉细。

Danyw：Cazlad 2 faenh, gaeucuenqiq 1 faenh. Caez ngenz baenz mba, moix baez gwn 6 gwz, haetromh aeu raemxreiz soengq gwn, moix ngoenz baez ndeu.

Cujyau yw：Mbwnmomj oksiq, Ywdoj nyinhnaeuz dwg mak yiengz haw. Yiengh bingh raen mbwnmomj gaxgonq, seiqhenz saejndw in, saej rongx yaek siq, ok haex niu noix, siq le in noix, dungx ndw in yeb, lau nit, fwngzga caep, roxnaeuz hwet naet gyaeujhoq unq, linx cit ailinx hau, meg caem youh saeq.

怎样用中药方治阳虚泄泻?

Baenzlawz aeu dan Ywdoj yw yiengz haw oksiq?

处方：芡实、米饭锅巴（以焦黄黑色为佳）各 50 克。此为 1 次量，加清水适量，放入锅内同煮，不放油、盐，芡实煮熟即成稀粥。每日 3 次，连服 1～2 日。

主治：肾虚泄泻。症见黎明之前，脐周作痛，肠鸣即泻，大便溏薄，泻后痛减，形寒肢冷，腰膝酸软，舌淡苔白，脉沉细。

Danyw：Rag govengj、haeuxremj（saek henjndaem ceiq ndei）gak 50 gwz. Neix dwg donq ndeu, gya raemx caez cawj, cawj baenz cuk couh ndaej, mbouj dwk youz、

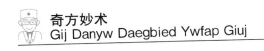

gyu. Moix ngoenz 3 baez，lienz gwn 1～2 ngoenz.

Cujyau yw：Mak haw oksiq. Yiengh bingh raen mbwnmomj gaxgonq，seiqhenz saejndw in，saej rongx yaek siq，ok haex niu noix，siq le in noix，fwngz caep，hwet naet gyaeujhoq unq，linx cit ailinx hau，meg caem youh saeq.

三、心血管内科
Sam、Sailwed Simdaeuz Gohndawndang

怎样用中药方治病毒性心肌炎？
Baenzlawz aeu dan Ywdoj yw binghdoeg sinhgihyenz?

处方：金银花、益母草、当归、苦参、麦冬各200克，炙甘草20克。研粉，每次5克，以温开水冲服，每日3次。

主治：病毒性心肌炎慢性期，中医辨证为邪毒滞留型。症见反复发热，全身酸痛，心悸气短，潮热盗汗，舌暗红少苔，脉细涩。

Danyw：Vagimngaenz、ngaihmwnj、danghgveih、gocaemhaemz、megdoeng gak 200 gwz，gamcauj gangq 20 gwz. Caez ngenz baenz mba，moix baez 5 gwz，aeu raemxraeuj cung gwn，moix ngoenz 3 baez.

Cujyau yw：Binghdoeg sinhgihyenz mboengq menhnumq de，Ywdoj nyinhnaeuz dwg doegheiq saeknywngh. Yiengh bingh raen fanfoek fatndat，daengx ndang innaet，sim linj heiq din，cumxndat lengxhanh，linx aeujhoengz ailinx noix，meg saeq byaij mbouj swnh.

如何用中药方治冠心病？
Baenzlawz aeu dan Ywdoj yw gvansinhbing?

处方：山楂30克，决明子、白菊花各10克。每日1剂，水煎，分3次服用。
主治：冠心病。

Danyw：Sanhcah 30 gwz，ceh yiengzmbej、vagut hau gak 10 gwz. Moix ngoenz fuk ndeu，cienq raemx，faen baez 3 gwn.

Cujyau yw：Gvansinhbing.

怎样用中药方治冠心病心绞痛？
Baenzlawz aeu dan Ywdoj yw gvansinhbing niujin?

处方：红参、三七、水蛭各等份。共研成细粉，每日3次，每次服2克，以温开水送服。2个月为1个疗程，连服3个疗程。

主治：冠心病心绞痛、陈旧性心肌梗死，中医辨证为阳虚血瘀型。症见胸闷气短，

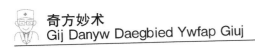

心悸汗出，畏寒肢冷，腰酸乏力，面色苍白，唇甲淡白或青紫，舌淡白或紫暗，脉沉细无力。

Danyw：Hoengzsinh、samcaet、duzbing gak faenh doxdaengj. Caez ngenz baenz mba, moix ngoenz 3 baez, moix baez 2 gwz, aeu raemxraeuj soengq. Song ndwen guh aen liuzcwngz ndeu, lienz gwn 3 aen liuzcwngz yw.

Cujyau yw：Gvansinhbing niujin、yiengh bingh gaeuq sinhgih saekdai, Ywdoj nyinhnaeuz dwg yiengz haw lwed gyamx. Yiengh bingh raen aek oem heiq dinj, simlinj okhanh, lau nit fwngzdin caep, hwet naet mbouj miz rengz, saek naj haunyo, naengbak ribfwngz loq hau roxnaeuz aeujheu, linx cit loq hau roxnaeuz aeujwt, meg caem saeq mbouj miz rengz.

怎样用中药方治高血压？
Baenzlawz aeu dan Ywdoj yw hezyaz sang?

处方：海带 30 克，草决明 15 克。每日 1 剂，水煎，分 3 次服用。

主治：高血压，中医辨证为肝热阳亢型。症见头痛眩晕，面赤目红，心悸，气粗，烦躁易怒，口苦咽干，便秘尿黄，舌边红，脉弦数有力。

Danyw：Haijdai 30 gwz, cehyiengzmbej 15 gwz. Moix ngoenz fuk ndeu, cienq raemx, faen 3 baez gwn.

Cujyau yw：Hezyaz sang, Ywdoj nyinhnaeuz dwg daep ndat yiengz hoengh. Yiengh bingh raen gyaeujdot daraiz, naj hoengz da nding, simlinj, heiq foeg, simgaenj yungzheih fatheiq, bak haemz hoz nyan, haexgaz nyouh henj, henz linx hoengz, meg ndongjsoh youh raez, byaij youh vaiq youh rengz.

如何用中药方治眩晕？
Baenzlawz aeu dan Ywdoj yw daraiz?

处方：车前子 15 克，天麻 12 克。水煎代茶饮，每日 1 剂。

主治：眩晕，中医辨证为肝阳上亢型。症见头痛眩晕，面赤目红，烦躁易怒，口苦咽干，便秘尿黄，舌边红，脉弦数。

Danyw：Ceh maxdaez 15 gwz, denhmaz 12 gwz. Cienq raemx dang caz gwn, moix ngoenz fuk ndeu.

Cujyau yw：Daraiz, Ywdoj nyinhnaeuz dwg daephuj swng hoengh. Yiengh bingh raen gyaeujdot daraiz, naj hoengz da nding, simgaenj yungzheih fatheiq, bak haemz hoz nyan, haexgaz nyouh henj, henz linx hoengz, meg ndongjsoh youh raez, byaij youh vaiq.

怎样用中药方治高脂血症?

Baenzlawz aeu dan Ywdoj yw yiengh lwedlauz lai?

处方:黑芝麻、鲜桑椹各 60 克,白砂糖 10 克,大米 30 克。将黑芝麻、桑椹、大米分别洗净,于罐中一起捣烂。砂锅内放清水 3 碗,煮沸后加入白砂糖溶化,徐徐放入捣烂的 3 味药物,煮成糊状服食。

主治:高脂血症。

Danyw:Lwgrazndaem、maksangh ndip gak 60 gwz,begdangz 10 gwz,haeuxhau 30 gwz. Dawz lwgrazndaem、maksangh、haeuxhau swiq cengh,cuengq ndaw guenq dub mienz. Aeu guenqmeng cawj sam vanj raemx goenj le cuengq begdangz yungz ndei,caiq menhmenh cuengq gij yw dub mienz de roengzbae,cawj baenz cuk gwn.

Cujyau yw:Yiengh lwedlauz lai.

如何用中药方治低血压?

Baenzlawz aeu dan Ywdoj yw hezyaz daemq?

处方:黄芪、党参、黄精各 15 克,甘草 6 克,肉桂 5 克,大枣 8 枚。将上药水煎 3 次后合并药液,分早上、中午、晚上 3 次口服,每日 1 剂。20 日为 1 个疗程,可连服 2～3 个疗程。

主治:低血压。据报道,用本方治疗低血压患者 57 例,用药 1 个疗程后,症状基本消失,血压升至正常范围者 20 例;连服 2 个疗程后,症状基本消失,血压升至正常范围者 35 例;2 例因未坚持用药故疗效不明。服药中未见不良反应。

Danyw:Vangzgiz、dangjcaem、ginghswj gak 15 gwz,gamcauj 6 gwz,naenggviq 5 gwz,makcanghcij 8 aen. Dawz doenghgij yw neix goen 3 baez le caiq gyoeb raemxyw,faen 3 baez gwn,moix ngoenz fuk ndeu. 20 ngoenz guh aen liuzcwngz ndeu,ndaej lienz gwn 2～3 aen liuzcwngz.

Cujyau yw:Hezyaz daemq. Ciuq bauqnaeuz,aeu aen dan neix yw bouxbingh hezyaz daemq 57 laeh,gwn yw aen liuzcwngz ndeu le,yiengh bingh daihdaej siu bae,boux hezyaz swng daengz gvaengh cingqciengz de miz 20 laeh;lienz gwn 2 aen liuzcwngz le,yiengh bingh daihdaej siu bae,boux hezyaz swng daengz gvaengh cingqciengz de miz 35 laeh;2 laeh aenvih mbouj laebdaeb yungh yw yaugoj mbouj cingcuj. Gwn yw le mbouj raen miz maz mbouj ndei.

四、血液科
Seiq、Gohlwed

怎样用中药方治紫癜？
Baenzlawz aeu dan Ywdoj yw aeujgyamx?

处方：鳖甲 15 克，当归 12 克，升麻、甘草各 9 克。每日 1 剂，水煎，分 3 次服用。

主治：血小板减少性紫癜、过敏性紫癜等，中医辨证为血热妄行型。症见皮肤瘀点、紫斑，鼻、牙龈出血，尿血，便血，口渴，烦躁，小便黄赤，大便干结，舌质红，苔薄黄，脉弦数。

Danyw：Gyapfw 15 gwz，danghgveih 12 gwz，swnghmaz、gamcauj gak 9 gwz. Moix ngoenz fuk ndeu，cienq raemx，faen 3 baez gwn.

Cujyau yw：Hezsiujbanj gemjnoix baenz aeujgyamx、gominj baenz aeujgyamx daengj，Ywdoj nyinhnaeuz dwg lwed ndat luenh con. Yiengh bingh raen naengnoh miz diemj gyamx、raiz aeuj、ndaeng、nohheuj ok lwed，nyouhlwed，haexlwed，bak hawq，simgaenj，oknyouh henjnding，ok haex geng，linx hoengz ailinx mbang henj，meg ndongjsoh youh raez，byaij youh vaiq.

如何用中药方治贫血？
Baenzlawz aeu dan Ywdoj yw lwedhaw?

处方：芡实、肉苁蓉各 12 克，杜仲 9 克。每日 1 剂，水煎，分 3 次服用。

主治：贫血，中医辨证为脾肾阳虚型。症见面色苍白，精神萎靡，气短懒言，畏寒肢冷，腰酸腿软，心悸自汗，食少便溏，常有大便出血或经血不止，舌淡苔白，脉沉细。

Danyw：Rag govengj、yuzcungzyungz gak 12 gwz，ducung 9 gwz. Moix ngoenz fuk ndeu，cienq raemx，faen 3 baez gwn.

Cujyau yw：Lwedhaw，Ywdoj nyinhnaeuz dwg mamx mak yiengz haw. Yiengh bingh raen saeknaj heucug，cingsaenz ngunhsaex，heiq dinj gik gangj，lau nit fwngzdin caep，hwet naet ga unq，simlinj lengxhanh，gwn noix haex niu，ciengz miz ok haexlwed roxnaeuz dawzsaeg mbouj dingz，linx cit ailinx hau，meg caem youh saeq.

怎样用中药方治贫血眩晕？

Baenzlawz aeu dan Ywdoj yw lwedhaw daraiz?

处方：黄芪30克，当归6克。每日1剂，水煎，分3次空腹服用。服用汤剂1个月后，改为散剂，散剂仍按黄芪与当归5：1的比例，将中药研成细粉，每次口服18克，每日3次，连服1～3个月。

主治：贫血导致的眩晕，中医辨证为气血亏虚型。症见慢性起病，逐渐加重，头晕目眩，偶有视物旋转，面色淡白，神疲乏力，心悸失眠，舌淡苔薄白，脉弱。

Danyw：Vangzgiz 30 gwz, danghgveih 6 gwz. Moix ngoenz fuk ndeu, cienq raemx, faen 3 baez dungx hoengq gwn. Gwn ywraemx ndwen ndeu le, gaij gwn mbayw, mbayw lij ciuq vangzgiz caeuq danghgveih 5：1 yienghneix boiq yw, dawz song cungj neix ngenz baenz mba, moix baez 18 gwz, moix ngoenz gwn 3 baez, lienz gwn 1～3 ndwen.

Cujyau yw：Lwedhaw cauxbaenz daraiz, Ywdoj nyinhnaeuz dwg lwed heiq gvi haw. Yiengh bingh raen baenz bingh menh, cugciemh gya'naek, gyaeujngunh daraiz, saekseiz yawj doxgaiq raen baenq, saeknaj heucug, naiqnuek mbouj miz rengz, simlinj ninz mbouj ndaek, linx cit ailinx hau mbang, meg nyieg.

如何用中药方治化疗后白细胞减少？

Baenzlawz aeu dan Ywdoj yw valiuz le bwzsibauh gemjnoix?

处方：糯米60克，花生仁、山药各30克，枸杞子15克。共同煮粥，每日1剂，分早、晚服用。

主治：化疗后白细胞减少。

Danyw：Haeuxcid 60 gwz, duhnamh、maenzcienz gak 30 gwz, gaeujgij 15 gwz. Gyaux itheij cawj cuk, moix ngoenz fuk ndeu, faen haet haemh gwn.

Cujyau yw：Valiuz le sibauhhau gemjnoix.

五、肾内科
Haj、Aenmak Gohndawndang

怎样用中药方治尿频症？
Baenzlawz aeu dan Ywdoj yw bingh nyouh deih?

处方：火麻仁、覆盆子各 15 克，桑螵蛸 12 克，杏仁、白芍各 9 克，枳壳、厚朴各 5 克。水煎，分 3 次服用，每日 1 剂，连服 5～7 剂。

主治：尿频症。

Danyw：Lwgrazbag、makdumh gak 15 gwz, gyaeqdaekmax 12 gwz, ngveih mak gingq、gobwzsoz gak 9 gwz, makdoengjndangz、gohoubuz gak 5 gwz. Moix ngoenz fuk ndeu, cienq raemx, faen 3 baez gwn, lienz gwn 5～7 fuk.

Cujyau yw：Bingh nyouh deih.

如何用中药方治膀胱炎？
Baenzlawz aeu dan Ywdoj yw rongznyouh gawh?

处方：猪脬 1 具，内放入黄豆 50 克，清水 50 毫升，用白棉线扎口，放入瓷碗中，上锅蒸 45 分钟。取出，分 2 份，早、晚各服 1 份，20 日为 1 个疗程。

主治：膀胱炎。症见尿频、尿急、尿灼痛，严重时尿失禁，尿液混浊甚至出现血尿。

Danyw：Rongznyouhmou aen ndeu, coq duhhenj 50 gwz, raemx 50 gwz, aeu mae cug ndei bakcongh, cuengq roengz vanj meng naengj 45 faencung. Dawz ok, faen 2 faenh, haet haemh gwn, 20 ngoenz guh aen liuzcwngz ndeu.

Cujyau yw：Rongznyouh gawh. Yiengh bingh raen nyouh deih、nyouh gaenj、nyouh byangj, bingh naek ne miz nyouhraix, nyouh noengz caiqlix miz nyouh lwed.

怎样用中药方治泌尿系感染？
Baenzlawz aeu dan Ywdoj yw lohnyouh ganjyenj?

处方：芡实 15 克，茯苓（捣碎）10 克。水煎至软烂，加大米 30 克，煮粥服食，每日 1 剂。

主治：泌尿系感染，中医辨证为脾肾两虚型。症见腰酸痛、尿多，但尿急、尿痛、尿热不明显，眼睑水肿，下肢肿胀，头晕乏力，失眠多梦，腰酸腿软，饮食减少，大便溏薄，舌淡，脉沉细。

Danyw：Rag govengj 15 gwz, fuzlingz（dub soiq）10 gwz. Cienq raemx daengz yungz, gya haeuxhau 30 gwz, cawj baenz cuk gwn, moix ngoenz fuk ndeu.

Cujyau yw：Sainyouh ganjyenj, Ywdoj nyinhnaeuz mamx mak haw. Yiengh bingh hwet naet、nyouh lai, hoeng nyouh gaenj、nyouh in、nyouh ndat mbouj yienhda, buemxda foeg, ga gawh, gyaeujngunh naiqnyieg, ninz mbouj ndaek fangzhwnzloq lai, hwet naet ga unq, gwn noix, haex niu, linx cit, meg caem youh saeq.

如何用中药方治肾炎？
Baenzlawz aeu dan Ywdoj yw makgawh?

处方：金银花、白茅根、益母草各20克，竹叶8克。每日1剂，水煎，分3次服用。

主治：肾炎，中医辨证为风热型。症见头身水肿，头痛发热，咽喉红肿疼痛，咳嗽气促，口渴，便干，尿少赤涩，舌质红，苔薄黄，脉浮数。据报道，用本方治疗肾炎风热型44例，一般服药3～20剂后，水肿即消退，尿常规转阴，血压正常。

Danyw：Vagimngaenz、raghaz、ngaihmwnj gak 20 gwz, mbawcuk 8 gwz. Moix ngoenz fuk ndeu, cienq raemx, faen 3 baez gwn.

Cujyau yw：Makgawh, Ywdoj nyinhnaeuz dwg rumz ndat. Yiengh bingh raen ndang foeg, gyaeujdot fatndat, conghhoz hoengz gawh indot, ae heiq gaenj, hozhawq, haexgeng, nyouh noix saep nding, linx hoengz, ailinx mbang henj, meg fouz byaij ndaej youh vaiq. Ciuq bauqnaeuz, aeu aen dan neix yw yiengh bingh neix 44 laeh, itbuen gwn 3～20 fuk yw le, foegfouz couh siu, niemh nyouh cangzgveih cienj yaem, hezyaz cingqciengz.

怎样用中药方治急性肾炎？
Baenzlawz aeu dan Ywdoj yw makgawh singqgip?

处方：益母草30克，大蓟、小蓟各15克，金银花、板蓝根各9克。每日1剂，水煎，分3次服用。

主治：急性肾炎，中医辨证为风热型。症见全身水肿，头痛发热，咽痛口渴，尿少赤涩，便干，舌质红，苔薄黄，脉浮数。据报道，用本方治疗急性肾炎32例，其中完全缓解者29例，有效2例，无效1例，总有效率为96.9%。

Danyw：Ngaihmwnj 30 gwz, nyalinzswj、nyienghvamaeq gak 15 gwz, vagimngaenz、 gohungh gak 9 gwz. Moix ngoenz fuk ndeu, cienq raemx, faen 3 baez gwn.

Cujyau yw：Makgawh singqgip, Ywdoj nyinhnaeuz dwg rumz ndat. Yiengh bingh raen daengx ndang foegfouz, gyaeujdot fatndat, ndwnj in hozhawq, nyouh noix saep nding, haex geng, linx hoengz, ailinx mbang henj, meg fouz byaij vaiq. Ciuq bauqnaeuz, aeu aen dan neix yw yiengh bingh neix 32 laeh, ndawde boux cungj ndaej hoizgej de 29 laeh, miz yaugoj 2 laeh, mbouj miz yaugoj 1 laeh, gyonj daeuj gangj 96.9% miz yaugoj.

如何用中药方治慢性肾炎？
Baenzlawz aeu dan Ywdoj yw makgawh menhnumq?

处方：炙龟板（先煎）18 克，熟地、怀牛膝、钩藤（后下）各 12 克。每日 1 剂，水煎，分 3 次服用。

主治：慢性肾炎，中医辨证为肝肾阴虚型。症见病程较久，水肿不甚或不肿，头晕头痛，面赤耳鸣，两眼干涩，视物模糊，消瘦，手足心发热，口干咽燥，夜睡不宁，腰酸腿软，舌质红，苔少，脉细弦。

Danyw：Byukgvi gangq 18 gwz, caemcij cug、godauqrod、gaeuduh（doeklaeng cuengq）gak 12 gwz. Moix ngoenz fuk ndeu, cienq raemx, faen 3 baez gwn.

Cujyau yw：Makgawh menhnumq, Ywdoj nyinhnaeuz dwg daep mak yaem haw. Yiengh bingh raen baenzbingh haemq naih, foegfouz youqgaenj roxnaeuz mbouj foeg, gyaeujngunh gyaeujdot, naj hoengz rwz maenj, song da saephawq, yawj doxgaiq myoxmyad, ndang byom, angj fwngzdin ndat, bak hawq hoz nyan, hwnz ninz mbouj onj, hwet naet ga unq, linx hoengz, ailinx noix, meg gaeb ndongjsoh youh raez.

怎样用中药方治水肿？
Baenzlawz aeu dan Ywdoj yw baenzfoeg?

处方：车前子 20 克，茯苓皮、冬瓜皮各 15 克，大腹皮 10 克。每日 1 剂，水煎，分 3 次饭前服用。

主治：水肿。

Danyw：Ceh maxdaez 20 gwz, naeng fuzlingz、naeng lwgfaeg gak 15 gwz, naengwaklangz 10 gwz. Moix ngoenz fuk ndeu, cienq raemx, faen 3 baez gwn haeux gaxgonq gwn.

Cujyau yw：Baenz foeg fouz.

如何用中药方治尿路结石？

Baenzlawz aeu dan Ywdoj yw lohnyouh giet rin?

处方：胡桃肉、红枣各30克。每日1剂，水煎，分3次服用。

主治：尿路结石，中医辨证为脾肾虚弱型。症见饮食欠佳，脘闷腹胀，腰背酸痛，大便溏薄，排尿不畅，舌苔薄白，脉弱或沉细乏力。

Danyw：Ngveih haeddauz、makcanghcij gak 30 gwz. Moix ngoenz fuk ndeu, cienq raemx, faen 3 baez gwn.

Cujyau yw：Sainyouh giet rin, Ywdoj nyinhnaeuz dwg mamx mak nyieg haw. Yiengh bingh raen mbouj ngah gwn, dungx oem aek bongq, hwet naetin, haex niu, ok nyouh mbouj swnh, ailinx hau mbang, meg nyieg roxnaeuz caem saeq mbouj rengz.

怎样用中药方治尿血？

Baenzlawz aeu dan Ywdoj yw ok lwed nyouh?

处方：淡豆豉、栀子各10克，荠菜30克。加水浸泡30分钟。每日1剂，水煎，分3次服用。

主治：尿血，中医辨证为下焦热盛型。症见小便黄赤灼热，尿血鲜红，可伴尿道疼痛、尿频、尿急，口干发热，舌尖红，苔黄，脉数。

Danyw：Daeuhseih cit、vuengzgae gak 10 gwz，byaekdeih 30 gwz. Gya raemx cimq 30 faencung. Moix ngoenz fuk ndeu, cienq raemx, faen 3 baez gwn.

Cujyau yw：Ok nyouh lwed, Ywdoj nyinhnaeuz dwg laj ndatmwg youh vuengh. Yiengh bingh raen ok nyouh henjnding ndatbyangj, lwed nyouh sien, buenx miz lohnyouh indot、nyouh deih nyouh gaenj, bak hawq fatndat, byailinx hoengz, ailinx henj, meg byaij vaiq.

如何用中药方治血淋？

Baenzlawz aeu dan Ywdoj yw nyouhlwed?

处方：怀牛膝30克，乳香3克。每日1剂，水煎，分3次服用。

主治：血淋，中医辨证为湿热型。症见小便不利，尿血，外阴疼痛、水肿，舌红苔黄，脉滑数。

Danyw：godauqrod 30 gwz，ieng'yujyangh 3 gwz. Moix ngoenz fuk ndeu, cienq raemx, faen 3 baez gwn.

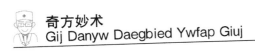

Cujyau yw：Nyouhlwed，Ywdoj nyinhnaeuz dwg mbaeq ndat. Yiengh bingh raen ok nyouh mbouj seuq，ok nyouh lwed，conghnyouh baihrog indot、foegfouz，linx hoengz ailinx henj，meg byaij youh vaiq youh raeuz.

怎样用中药方治乳糜尿？
Baenzlawz aeu dan Ywdoj yw nyouhhaunoengz?

处方：玉米须 30 克，糯稻根 60 克。每日 1 剂，水煎，分 3 次服用。
主治：乳糜尿。

Danyw：Mumh haeuxyangz 30 gwz，rag go haeuxcid 60 gwz. Moix ngoenz fuk ndeu，cienq raemx，faen 3 baez gwn.

Cujyau yw：Nyouhhaunoengz.

六、神经内科
Roek、Sinzgingh Gohndawndang

怎样用中药方治偏头痛？
Baenzlawz aeu dan Ywdoj yw mbiengjgyaeujdot?

处方：酸枣仁12克，白芷、川芎各10克。每日1剂，水煎，分3次服用。
主治：偏头痛。

Danyw：Makcanghcij soemj 12 gwz, gobwzcij、ciengoeng gak 10 gwz. Moix ngoenz fuk ndeu, cienq raemx, faen 3 baez gwn.
Cujyau yw：Mbiengjgyaeujdot.

如何用中药方治痰浊头痛？
Baenzlawz aeu dan Ywdoj yw gyaeujdot doenx myaiz?

处方：制半夏、蔓荆子各10克，细辛2克，胆南星5克。每日1剂，水煎，分3次服用。
主治：痰浊头痛。症见头重昏沉，隐隐作痛，恶心，呕吐痰沫，胸脘闷胀，舌苔白腻，脉滑。

Danyw：Buenqhah cauj、faexman gak 10 gwz, rieng gaeqdon 2 gwz, gonoegnueg aeu raemxmbei fat gvaq 5 gwz. Moix ngoenz fuk ndeu, cienq raemx, faen 3 baez gwn.
Cujyau yw：Gyaeujdot doenx myaiz. Yiengh bingh raen gyaeuj naek ngunh caem, seiz mbouj seiz in yebyeb, dungxfan, doenx myaiz, aek oem, ailinx hau na, meg raeuz.

如何用中药方治风湿头痛？
Baenzlawz aeu dan Ywdoj yw fungheiq gyaeujdot?

处方：藁本10克，石菖蒲、白豆蔻各5克。每日1剂，水煎，分3次服用。
主治：风湿头痛。症见头痛如裹，昏蒙沉重，阴雨天易发作或加重，胸闷，饮食减少，周身不舒服，苔白腻，脉濡。

Danyw：Gogaujbwnj 10 gwz, gosipraemx、gouxgaxhau gak 5 gwz. Moix ngoenz

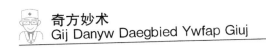

fuk ndeu, cienq raemx, faen 3 baez gwn.

Cujyau yw：Fungheiq gyaeujdot. Yiengh bingh raen gyaeujdot luj duk, ngunh mong caem naek, mwh fwn'oemq engq heih fat roxnaeuz gya'naek, aek oem, gwn noix, baenz ndang mbouj cwxcaih, ailinx hau na, meg raeuz.

如何用中药方治老年人头痛？
Baenzlawz aeu dan Ywdoj yw vunzlaux gyaeujdot？

处方：天麻、枸杞子、丹参、何首乌各10克，川芎6克。每日1剂，水煎，分3次服用。

主治：老年人头痛，中医辨证为肝肾不足、肝风上扰型。症见头痛而麻，眼花，腰腿乏力，舌暗淡，苔白，脉弦涩。

Danyw：Denhmaz、ceh goujgij、rag byalwed、maenzgya gak 10 gwz, ciengoeng 6 gwz. Moix ngoenz fuk ndeu, cienq raemx, faen 3 baez gwn.

Cujyau yw：Vunzlaux gyaeujdot, Ywdoj nyinhnaeuz dwg daep mak mbouj cuk、rumz daep hwnj gyaeuj. Yiengh bingh raen gyaeujdot cix maz, dava, hwet ga mbouj miz rengz, linx amq ailinx hau, meg ndongjsoh youh raez, byaij ndaej mbouj swnh.

怎样用中药方治脑震荡后遗症？
Baenzlawz aeu dan Ywdoj yw ukhonz lauq baenz bingh？

处方：猪脑1具，天麻（切片）15克，枸杞子25克。猪脑去筋膜，洗净，同天麻、枸杞子共放入碗内，加水少许蒸熟，吃脑饮汤，每日1剂。

主治：脑震荡后遗症，中医辨证为阴虚阳亢型。症见头痛头晕，偏于两侧或痛连巅顶，烦躁易怒，耳鸣失眠，口干面赤，舌红苔薄黄，脉细数。

Danyw：Ukmou aen ndeu, denhmaz（ronq mbang）15 gwz, ceh goujgij 25 gwz. Ukmou cawz nyinzi bae, swiq cengh, caeuq denhmaz、goujgij cuengq ndaw vanj, gya di raemx naengj cug, gwn uk gwn dang, moix ngoenz fuk ndeu.

Cujyau yw：Ukhonz lauq baenz bingh, Ywdoj nyinhnaeuz dwg yaem haw yiengz vuengh. Yiengh bingh raen gyaeujdot gyaeujngunh, lai youq song mbiengj roxnaeuz in daengz dingj, simgaenj yungzheih hozndat, rwz maenj ninz mbouj ndaek, bak hawq naj nding, linx hoengz ailinx mbang henj, meg gaeb byaij vaiq youh mbouj rengz.

怎样用中药方治面瘫？

Baenzlawz aeu dan Ywdoj yw najmbieng?

处方：三七 150 克，天麻 50 克，白花蛇舌草、全蝎各 20 克，僵蚕 15 克，蜈蚣 3 条。共研成粉末，口服，每次 9 克，每日 3 次。

主治：面瘫。

Danyw：Dienzcaet 150 gwz, denhmaz 50 gwz, nyarinngoux、duzsipgimz gak 20 gwz, nonsei daigyaengj 15 gwz, sipndangj 3 duz. Caez ngenz baenz mba, moix ngoenz 3 baez, moix baez 9 gwz, raemxraeuj soengq gwn.

Cujyau yw：Najmbieng.

怎样用中药方治癫痫？

Baenzlawz aeu dan Ywdoj yw fatbagmou?

处方：甘草、小麦各 15 克，大枣 5 枚。每日 1 剂，水煎，分 3 次空腹服用。

主治：癫痫频发，烦躁不安。

Danyw：Gamcauj、meg mienh gak 15 gwz, makcanghcij 5 aen. Moix ngoenz fuk ndeu, cienq raemx, faen 3 baez dungx hoengq gwn.

Cujyau yw：Fatbagmou deih fat, simgaenj mbouj onj.

怎样用中药方治神经衰弱？

Baenzlawz aeu dan Ywdoj yw sinzgingh doeknyieg?

处方：绿茶 15 克。每日清晨 8 时前，用开水冲泡饮服。此后忌饮茶水，晚上就寝前用温水冲服酸枣仁粉 10 克。8～10 日后，可见显著疗效。

主治：神经衰弱，中医辨证为心脾两虚型。症见心悸失眠，多梦易醒，食欲不振，疲倦乏力，面色苍白，身体消瘦，妇女月经不调，舌淡红，苔薄白，脉细。

Danyw：Cazloeg 15 gwz. Moix ngoenz haetromh 8 diemjcung gaxgonq, aeu raemxgoenj cung gwn. Gvaq le mbouj caiq gwn caz, doengxhaemh yaek ninz gaxgonq, aeu raemxraeuj cung mba makcangjcij soemj 10 gwz gwn. 8～10 ngoenz le, couh ndaej miz yaugoj.

Cujyau yw：Sinzgingh doeknyieg, Ywdoj nyinhnaeuz dwg sim mamx haw. Yiengh bingh raen simlinj ninz mbouj ndaek, fangzhwnzloq lai yungzheih singj, mbouj ngah gwn, unqnaiq mbouj miz rengz, saek naj haucug, ndang byom, mehmbwk cix dawzsaeg mbouj cingqciengz, linx loq hoengz, ailinx mbang hau, meg saeq.

七、内分泌科
Caet、Gohneifwnhmi

怎样用中药方治内分泌失调？
Baenzlawz aeu dan Ywdoj yw neifwnhmi saetdiuz？

处方：黑芝麻、胡桃肉各 10 克，开水冲泡，代茶饮。
主治：内分泌失调。症见皮肤弹性与光泽不佳，面部色斑，常感困倦。

Danyw：Lwgrazndaem、ngveih haeddauz gak 10 gwz，raemxgoenj cung，dang caz gwn.

Cujyau yw：Neifwnhmi saetdiuz. Yiengh bingh raen naengnoh mbouj miz danzsingq cix mbouj rongh，naj saek raiz，caenh rox nuqnaiq.

如何用中药方治更年期综合征？
Baenzlawz aeu dan Ywdoj yw binghgyoebhab gwnghnenzgiz？

处方：百合 20 克，酸枣仁 15 克。每日 1 剂，水煎，分 3 次服用。
主治：更年期综合征。

Danyw：Beghab 20 gwz，ngveih makcanghcij soemj 15 gwz. Moix ngoenz fuk ndeu，cienq raemx，faen 3 baez gwn.

Cujyau yw：Binghgyoebhab gwnghnenzgiz.

如何用中药方治糖尿病？
Baenzlawz aeu dan Ywdoj yw binghnyouhdiemz？

处方：生猪胰 150 克，麦芽 300 克。加水 1200 毫升，煎成 800 毫升，取药液当茶温服，每次 200 毫升，渴时即饮。
主治：糖尿病。

Danyw：Mamxmou 150 gwz，ngazmeg 300 gwz. Gya raemx 1200 hauzswngh，goen daengz 800 hauzswngh，aeu raemxyw dang caz gwn，moix baez 200 hauzswngh，hozhawq couh gwn.

Cujyau yw：Binghnyouhdiemz.

怎样用中药方治甲亢？

Baenzlawz aeu dan Ywdoj yw hozfoeg?

处方：丝瓜络、夏枯草各20克，甘草6克。每日1剂，水煎，分3次服用。1个月为1个疗程，共需2～3个疗程。

主治：肝郁气滞型甲亢。症见胸闷胁痛，烦躁，失眠，颈部肿大，舌红苔薄，脉弦。

Danyw：Nyaq gveraemx、nyayazgyae gak 20 gwz, gamcauj 6 gwz. Moix ngoenz fuk ndeu, cienq raemx, faen 3 baez gwn. Ndwen ndeu guh aen liuzcwngz ndeu, aeu gwn 2～3 aen liuzcwngz.

Cujyau yw：Yiengh hozfoeg daep heiq cwk nywngh. Yiengh bingh raen aek oem rikdungx in, simgaenj, ninz mbouj ndaek, hoz foeg, linx hoengz ailinx mbang, meg ndongjsoh raez.

怎样用中药方治甲状腺肿大？

Baenzlawz aeu dan Ywdoj yw gyazcangsen gawh hung?

处方：浙贝母、海藻、生牡蛎各12克。共研成细粉，每日2次，每次6克，饭前用白酒1杯送下，连服7日。

主治：甲状腺肿大。高血压患者及不宜饮酒者忌用本方。

Danyw：Cezbeimuj、myezhaij、gyapsae ndip gak 12 gwz. Caez ngenz baenz mba, moix ngoenz 2 baez, moix baez 6 gwz, gwn haeux gaxgonq aeu boi laeujhau ndeu soengq, lienz gwn 7 ngoenz.

Cujyau yw：Gyazcangsen gawh hung. Boux hezyaz sang nem boux mbouj gwn laeuj de, gaej yungh aen dan neix.

怎样用中药方治单纯甲状腺肿？

Baenzlawz aeu dan Ywdoj yw dan dwg gyazcangsen gawh?

处方一：海藻、生牡蛎各12克，昆布、黄药子、玄参各9克，夏枯草、三棱各6克。每日1剂，水煎，分3次服用。

处方二：海藻60克。每日1剂，水煎，分多次代茶饮。

主治：单纯甲状腺肿。

Danyw it：Myezhaij、gyapsae ndip gak 12 gwz, haijdai、maenzmumh、caemmbaemx gak 9 gwz, nyayazgyae, rag samlimq gak 6 gwz. Moix ngoenz fuk ndeu, cienq raemx, faen 3 baez gwn.

Danyw ngeih：Myezhaij 60 gwz. Moix ngoenz fuk ndeu, cienq raemx, faen lai baez dang caz gwn.

Cujyau yw：Dan dwg gyazcangsen gawh.

如何用中药方治盗汗?
Baenzlawz aeu dan Ywdoj yw ok lengxhanh?

处方：浮小麦 50 克，黑豆衣 25 克。每日 1 剂，水煎，分 3 次服用。
主治：盗汗。

Danyw：Megmienh bauz 50 gwz, naeng duhndaem 25 gwz. Moix ngoenz fuk ndeu, cienq raemx, faen 3 baez gwn.

Cujyau yw：Ok lengxhanh.

怎样用中药方治自汗盗汗?
Baenzlawz aeu dan Ywdoj yw ok hanh lai ok lengxhanh?

处方：黄芪、党参各 12 克，五味子 4 克，猪心 1 个。将黄芪等三味药物装入猪心内，加水炖熟，吃肉饮汤，每日 1 剂。
主治：身体虚弱所致自汗盗汗，气短乏力。

Danyw：Vangzgiz、dangjcaem gak 12 gwz, gaeucuenqiq 4 gwz, simmou aen ndeu. Dawz sam yiengh yw coux haeuj ndaw simmou, gya raemx aeuq cug, gwn noh gwn dang, moix ngoenz fuk ndeu.

Cujyau yw：Ndang nyieg cauxbaenz hanh lai lengxhanh, heiq gaenj mbouj miz rengz.

怎样用中药方治失眠?
Baenzlawz aeu dan Ywdoj yw ninz mbouj ndaek?

处方：大枣 15 枚，葱白 8 根，白砂糖 5 克。加 2 碗水煎成 1 碗水，睡前服下。
主治：失眠。

Danyw：Makcanghcij 15 aen, gyaeujcoeng 8 diuz, begdangz 5 gwz. Gya song vanj raemx goen baenz vanj ndeu, yaek ninz gonq gwn.

Cujyau yw：Ninz mbouj ndaek.

如何用中药方治失眠多梦？

Baenzlawz aeu dan Ywdoj yw ninz mbouj ndaek fangzhwnzloq lai?

处方：炒柏子仁 2 克。嚼烂吞服，每晚 1 次。
主治：失眠多梦。

Danyw：Cehbek ceuj 2 gwz. Geux gwn，moix haemh baez ndeu.
Cujyau yw：Ninz mbouj ndaek fangzhwnzloq lai.

怎样用中药方治痰瘀失眠？

Baenzlawz aeu dan Ywdoj yw myaiz saek ninz mbouj ndaek?

处方：丹参 15 克，党参、茯苓各 12 克，白术、半夏、炙甘草、石菖蒲、远志各 9 克。每日 1 剂，水煎，分 3 次服用。
主治：痰瘀失眠。症见失眠日久，舌暗苔腻，脉滑数。

Danyw：Ragbyalwed 15 gwz，dangjcaem、fuzlingz gak 12 gwz，begsaed、bonya、gamcauj gangq、gosipraemx、yenjci gak 9 gwz. Moix ngoenz fuk ndeu，cienq raemx，faen 3 baez gwn.

Cujyau yw：Myaiz saek ninz mbouj ndaek. Yiengh bingh raen ciengzseiz ninz mbouj ndaek，linx amq ailinx na，meg byaij vaiq youh raeuz.

怎样用中药方治顽固失眠？

Baenzlawz aeu dan Ywdoj yw naihnanz ninz mbouj ndaek?

处方：落花生茎叶（鲜品）60 克，生地 15 克，甘草 6 克，灯芯草 2 克。每日 1 剂，水煎，分 3 次温服。
主治：顽固失眠，中医辨证为阴虚型。症见心烦失眠，口舌生疮，舌红少苔，脉细数。

Danyw：Gaeuduhnamh（ndip）60 gwz，swnghdi 15 gwz，gamcauj 6 gwz，gomuenzdaeng 2 gwz. Moix ngoenz fuk ndeu，cienq raemx，faen 3 baez gwn raeuj.

Cujyau yw：Naihnanz ninz mbouj ndaek，Ywdoj nyinhnaeuz dwg yaem haw. Yiengh bingh raen simnyap ninz mbouj ndaek，bak linx baenz baez，linx hoengz ailinx noix，meg gaeb byaij vaiq youh mbouj rengz.

如何用中药方治嗜睡?
Baenzlawz aeu dan Ywdoj yw naiqnuek ngah ninz?

处方：山药 15 克，淫羊藿、桃仁、黄芪各 10 克，甘草 6 克。每日 1 剂，水煎，分 3 次服用。30 日为 1 个疗程。

主治：嗜睡伴乏力怕冷。

Danyw：Maenzcienz 15 gwz, mbawgokyiengz、ngveihdauz、vangzgiz gak 10 gwz, gamcauj 6 gwz. Moix ngoenz fuk ndeu, cienq raemx, faen 3 baez gwn. 30 ngoenz guh aen liuzcwngz ndeu.

Cujyau yw：Ngah ninz buenx naiqnyieg lau nit.

如何用中药方治早生白发?
Baenzlawz aeu dan Ywdoj yw ok byoemhau caeux?

处方：黑豆 250 克，何首乌 150 克，黑芝麻 100 克，白果 30 枚。共研成细粉，以开水送服，每次 15 克，每日 3 次。

主治：早生白发。

Danyw：Duhndaem 250 gwz, maenzgya 150 gwz, lwgrazndaem 100 gwz, ceh ngaenzgingq 30 ceh. Caez ngenz baenz mba, aeu raemxraeuj soengq, moix baez 15 gwz, moix ngoenz 3 baez.

Cujyau yw：Ok byoemhau caeux.

八、皮肤科
Bet、Gohnaengnoh

怎样用中药方治疖肿?
Baenzlawz aeu dan Ywdoj yw baenz baez?

处方：绿豆、白砂糖各50克。水煎，食豆喝汤，每日1剂，连服5～7日。

主治：疖肿。症见红、肿、热、痛的圆形小硬结，数日后化脓，出白头，破溃，脓出则痛减。

Danyw：Duhheu、begdangz gak 50 gwz. Cienq raemx, gwn duh gwn dang, moix ngoenz fuk ndeu, lienz gwn 5～7 ngoenz.

Cujyau yw：Baenz baez. Yiengh bingh raen naengnoh baenz aen luenz iq hoengz、gawh、ndat、in de, geij ngoenz le couh baenz nong, gyaeujnong haurik, nong ok in noix.

如何用中药方治痱子?
Baenzlawz aeu dan Ywdoj yw faetfiengj?

处方：芹菜100克，花椒6克。水煎洗患处，每日2次。同时配绿豆50克水煎代茶饮。一般3～5日可好转，1周治愈。注意出汗多时勤洗澡，大汗以后不要立即洗凉水澡。

主治：痱子。

Danyw：Byaekginzcai 100 gwz, vaceu 6 gwz. Cienq raemx swiq faetfiengj, moix ngoenz 2 baez. Doengzseiz boiq duhheu 50 gwz, cienq raemx dang caz gwn. Itbuen 3～5 ngoenz ndaej raen ndei, aen lijbai ndeu couh ndei liux. Aeu louzsim hanh lai gaenx swiq ndang, ok hanh le gaej sikhaek swiq raemxcaep.

Cujyau yw：Faetfiengj.

怎样用中药方治荨麻疹?
Baenzlawz aeu dan Ywdoj yw sinzmazcimj?

处方：白鲜皮、金银花各20克，赤芍10克，蝉蜕8克，黄芩6克，紫草4克。每日1剂，水煎，分3次服用。

主治：荨麻疹，中医辨证为风热型。症见风团色红，热天加重，或丘疹深红，舌红苔薄黄，脉浮数。

Danyw：Naengnat、vagimngaenz gak 20 gwz, cizsoz 10 gwz, byukbid 8 gwz, gonywjaeuj 4 gwz. Moix ngoenz fuk ndeu, cienq raemx, faen 3 baez gwn.

Cujyau yw：Sinzmazcimj, Ywdoj nyinhnaeuz dwg rumz ndat. Yiengh bingh raen baenz mbangq saek hoengz, ndathwngq gya'naek, roxnaeuz mbangq nwnj gya aeuj, linx hoengz ailinx mbang henj, meg fouz byaij ndaej youh vaiq.

怎样用中药方治白癜风？
Baenzlawz aeu dan Ywdoj yw binghndangqhau?

处方：炒沙苑子60克。研成细粉，每次用煮熟的猪肝60克蘸药粉6～9克服食，每日2次。

主治：白癜风。

Danyw：Ceh sahyen ceuj 60 gwz. Ngenz baenz mba, moix baez aeu daepmou 60 gwz cawjcug caemj mbayw 6～9 gwz gwn, moix ngoenz 2 baez.

Cujyau yw：Binghndangqhau.

如何用中药方治皮肤红斑？
Baenzlawz aeu dan Ywdoj yw naengnoh mbangqhoengz?

处方：水牛角、紫草各20克，生地10克，丹皮7克，大黄（后下）3克。每日1剂，水煎，分3次温服。

主治：皮肤红斑。症见在曝晒后数小时内于暴露部位出现皮肤红肿，或起水疱、大疱。

Danyw：Gaeuvaiz、gonywjaeuj gak 20 gwz, swnghdi 10 gwz, naeng mauxdan 7 gwz, davangz（doeklaeng cuengq）3 gwz. Moix ngoenz fuk ndeu, cienq raemx, faen 3 baez gwn.

Cujyau yw：Naengnoh mbangqhoengz. Yiengh bingh dak ndit geij diemjcung le giz ndit cik de raen naengnoh hoengz gawh, roxnaeuz hwnj bopraemx、bopraih.

如何用中药方治黄褐斑？
Baenzlawz aeu dan Ywdoj yw naengnoh raizhenj?

处方：山药、桑白皮各10克。以开水冲泡，代茶饮。

主治：黄褐斑、雀斑、黑斑，皮肤晦暗，面无光泽。

Danyw：Maenzcienz、naeng go sangh gak 10 gwz. Aeu raemxgoenj cung, dang caz gwn.

Cujyau yw：Raizhenj、raizlaej、raizndaem，naengnoh amq，naj mbouj rongh.

如何用中药方治带状疱疹?
Baenzlawz aeu dan Ywdoj yw baenz baezlangh?

处方：柴胡、瓜蒌、茯苓各 12 克，当归、川楝子、红花、延胡索各 8 克，甘草 5 克。疱疹在胸腹者加赤芍 10 克，在头面部者加葛根 10 克。每日 1 剂，水煎，分 3 次服用。

主治：带状疱疹。

Danyw：Caekcae、lwgmanfangz、fuzlingz gak 12 gwz, danghgveih、makrenh、vahoengz、yenzhuzsoz gak 8 gwz, gamcauj 5 gwz. Baezlangh youq famhdungx ne gya cizsoz 10 gwz, youq gwnz naj gwnz gyaeuj ne gya rag gaeugat 10 gwz. Moix ngoenz fuk ndeu, cienq raemx, faen 3 baez gwn.

Cujyau yw：Baenz baezlangh。

怎样用中药方治外阴瘙痒?
Baenzlawz aeu dan Ywdoj yw luengq ga humz?

处方：车前草 30 克，龙胆草、栀子各 8 克。水煎 2 次，合并药液，分 3 次服用，每日 1 剂。

主治：外阴瘙痒，中医辨证为湿热下注型。症见带下量多，色黄如脓，气味腥臭，心烦失眠，口苦而腻，尿黄，舌苔黄腻，脉弦数。

Danyw：Nya daezmax 30 gwz, mbeilungzgeng、vuengzgae gak 8 gwz. Goen song baez raemx, caiq gyaux raemxyw, faen 3 baez gwn, moix ngoenz fuk ndeu.

Cujyau yw：Luengq ga humz, Ywdoj nyinhnaeuz dwg mbaeq ndat yaemz laj. Yiengh bingh raen begdaiq ok lai, saek henj lumj nong, heiq sing haeu, simnyap ninz mbouj ndaek, bak haemz ailinx na, nyouh henj, ailinx henj na, meg ndongjsoh youh raez, byaij youh vaiq.

怎样用中药方治血栓性脉管炎？
Baenzlawz aeu dan Ywdoj yw guenjmeggawh lwed saek?

处方：丹参、玄参、金银花各 15 克，当归 10 克。每日 1 剂，水煎，分 3 次温服。

主治：血栓性脉管炎。

Danyw：Ragbyalwed、caemmbaemx、vagimngaenz gak 15 gwz，danghgveih 10 gwz. Moix ngoenz fuk ndeu，cienq raemx，faen 3 baez gwn raeuj.

Cujyau yw：Guenjmeggawh lwed saek.

九、风湿骨病科
Gouj、Goh Fungcaep Baenz Ndokin

如何用中药方治颈椎增生？
Baenzlawz aeu dan Ywdoj yw laenghoz dokoen?

处方：全蝎、炮山甲、川牛膝、葛根、羌活、丹参、甘草各 20 克，红花、赤芍、桃仁、川棟子各 12 克，蜈蚣 10 条。共研成细粉，分成 60 包。每日 1 次，每次 1 包，饭后服。高血压患者禁用。

主治：颈椎增生。

Danyw：Duzsehswj、gyaeplinh gangq、conhbaihdoh、rag gaeugat、gyanghhoz、ragbyalwed、gamcauj gak 20 gwz，vahoengz、cizsoz、ngveihdauz、makrenh gak 12 gwz，sipndangj 10 duz. Caez ngenz baenz mba，faen 60 bau. Moix ngoenz 1 baez，moix baez 1 bau，gwnhaeux le gwn. Boux hezyaz sang de gimq yungh.

Cujyau yw：Laenghoz dokoen.

怎样用中药方治四肢疼痛？
Baenzlawz aeu dan Ywdoj yw fwngzga indot?

处方：黄芪 30 克，丹参、川牛膝各 15 克，桑寄生、桑枝各 10 克，桂枝、赤芍各 8 克，制乳香（研粉分次冲服）、制没药（研粉分次冲服）各 3 克。每日 1 剂，水煎，分 3 次服用。

主治：四肢疼痛，中医辨证为气虚血瘀型，伴神疲乏力，舌暗苔薄白，脉浮或弦。

Danyw：Vangzgiz 30 gwz，rag byalwed、conhbaihdoh gak 15 gwz，gosiengzsangh、nge gosangh gak 10，naenggviq、cizsoz gak 8 gwz，ciyujyangh（ngenz mba faen donq cung gwn）、cimozyoz（muh mba faen donq cung gwn）gak 3 gwz. Moix ngoenz fuk ndeu，cienq raemx，faen 3 baez gwn.

Cujyau yw：Fwngzga indot，Ywdoj nyinhnaeuz dwg heiq haw lwed gyamx，buenx miz cingsaenz naiqnyieg，linx amq ailinx hau mbang，meg fouz roxnaeuz ndongjsoh.

怎样用中药方治腰扭伤？
Baenzlawz aeu dan Ywdoj yw hwet niujsieng?

处方：丹参15克，延胡索8克，白芷5克。每日1剂，水煎，分3次服用。一般服3日可见效。

主治：腰扭伤，中医辨证为瘀血型。症见腰痛局限于一侧，动作困难，压痛明显，痛处可见青紫肿胀，舌暗苔白，脉涩。

Danyw：Ragbyalwed 15 gwz, yenzhuzsoz 8 gwz, bwzcij 5 gwz. Moix ngoenz fuk ndeu, cienq raemx, faen 3 baez gwn. Itbuen gwn 3 ngoenz couh miz yaugoj.

Cujyau yw：Hwet niujsieng, Ywdoj nyinhnaeuz dwg lwed gyamx. Yiengh bingh raen mbiengj hwet in, hoj doengh hwet, naenx in dangqmaz, giz in de gawh heuaeuj, linx amq ailinx hau, meg byaij mbouj swnh.

如何用中药方治湿热腰痛？
Baenzlawz aeu dan Ywdoj yw mbaeqndat hwet in?

处方：薏苡仁、白术各20克，黄柏7克。每日1剂，水煎，分3次服用。

主治：湿热腰痛。症见腰痛重着，胀痛，痛处伴有灼热感，遇热天或阴雨天疼痛加重，活动后减轻，心烦口渴，尿赤便秘，舌苔黄腻，脉滑数。

Danyw：Haeuxroeg、begsaed gak 20 gwz, govuengzbeg 7 gwz. Moix ngoenz fuk ndeu, cienq raemx, faen 3 baez gwn.

Cujyau yw：Mbaeqndat hwet in. Yiengh bingh raen hwet gawh in, giz in miz ndatbyangj, bungz hwngqndat roxnaeuz mbwnbumz fwndoek indot gya'naek, doenghdoengh ndang le gemjmbaeu, simnyap bak hawq, nyouh nding haexgaz, ailinx henj na, meg byaij youh vaiq youh raeuz.

如何用中药方治瘀血腰痛？
Baenzlawz aeu dan Ywdoj yw lwed gyamx hwetin?

处方：鳖甲适量，焙焦研成细粉备用。另取黄芪30克、川牛膝（盐水炒）15克，水煎取药液，分2次每次送服鳖甲粉10克，每日1剂。一般连服6日。

主治：瘀血腰痛。症见腰痛如刺如锥，痛有定处，痛处拒按，小便不利，或有外伤病史，舌质紫暗，有瘀斑，脉弦。

Danyw：Byukfw habngamj, gangq henj ngenz baenz mba. Lingh aeu vangzgiz 30 gwz、conhbaihdoh (raemxgyu cauj) 15 gwz，goen raem aeu raemxyw，faen 2 baez moix baez soengq mba byukfw 10 gwz，moix ngoenz fuk ndeu．Itbuen lienz gwn 6 ngoenz．

Cujyau yw：Lwed gyamx hwet in．Yiengh bingh raen hwetin lumj cuenq camx，giz in dingh，mbouj naenx ndaej，ok nyouh mbouj swnh，roxnaeuz deng sieng gvaq，linx amqaeuj，miz mbangq gyamx，meg ndongjsoh youh raez．

如何用中药方治肾阳虚腰痛？
Baenzlawz aeu dan Ywdoj yw mak yiengzhaw hwet in？

处方：白术 15 克，狗脊 12 克，续断、杜仲各 10 克。每日 1 剂，水煎，分 3 次服用。

主治：肾阳虚腰痛。症见腰部酸软空痛，喜按喜揉，休息、卧床减轻，遇劳加重，伴面色苍白，畏寒肢冷，小腹拘急，舌淡苔白，脉沉迟。

Haiyw：Begsaed 15 gwz，ndoksaen ma 12 gwz，lauxbaegbya、naeng ducung gak 10 gwz．Ngoenz gwn fuk ndeu，raemx cienq，faen sam baez gwn．

Cujyau yw：Mak yiengzhaw hwet in．Yiengh bingh neix dwg hwet in mbouj miz rengz，rubnaenx cij ndeiyouq，yietnaiq、ninz couh raen mbaeu di，guhhong naiq couh engq in，naj haunyo，lau cengx genga nit，dungx hunx yak youq，linx bieg ailinx hau，meg caem youh menh．

如何用中药方治肾虚腰腿痛？
Baenzlawz aeu dan Ywdoj yw mak haw hwet in ga in？

处方：骨碎补、续断各 20 克。每日 1 剂，水煎，分 3 次服用。
主治：肾虚腰腿痛。症见腰腿痛病程较长，面色无华，舌暗苔白，脉细弱。

Haiyw：Hinggaeng、lauxbaegbya gak 20 gwz．Ngoenz gwn fuk ndeu，raemx cienq，faen sam baez gwn．

Cujyau yw：Mak haw hwet in ga in．Yiengh bingh neix hwet in ga in nanz cungj mbouj ndei，saek naj mbouj ndei，linx fod ailinx hau，meg saeq nyieg．

怎样用中药方治坐骨神经痛？
Baenzlawz hai dan Ywdoj yw coguz sinzgingh in？

处方：乌梢蛇、蜈蚣、全蝎各 10 克。共同焙干研成粉，分成 8 等份。第一日上午、下午各服 1 等份，第二日起每日上午服 1 等份，7 日为 1 个疗程。每个疗程间隔 3～5 日，一般 1～2 个疗程可显效至痊愈。

主治：坐骨神经痛。一般服药后可有全身及患肢出汗或灼热感，有的可出现短暂性疼痛麻木，不久即消失。

Haiyw：Ngwzgaeqlae、duzsip、cenzhez gak 10 gwz. Doxgyaux gangq roz ngenz baenz mba, baen baenz 8 faenh. Ngoenznduj banhaet、banringzgvaq gak gwn faenh ndeu, ngoenz daihngeih hwnj moix ngoenz banhaet gwn faenh ndeu, 7 ngoenz guh aen liuzcwngz ndeu. Moix aen liuzcwngz doxgek 3～5 ngoenz, itbuen 1～2 aen liuzcwngz couh raen ndei cigdaengz ndei liux.

Cujyau yw：Coguz sinzgingh in. Itbuen gwn yw le daengx ndang caeuq gizin de okhanh roxnaeuz fatndat liux, mbangjseiz yaek raen in raen mazmwnh yaepyet, mbouj nanz couh ndei.

怎样用中药方治风湿性关节炎？
Baenzlawz aeu dan Ywdoj yw fungcaep hoh in?

处方：桑枝 20 克，松节 15 克，宣木瓜 8 克。每日 1 剂，水煎，分 3 次服用。
主治：风湿性关节炎。

Haiyw：Nge gosangh 20 gwz, faexcoengz 15 gwz, senhmoeggva 8 gwz. Ngoenz gwn fuk ndeu, raemx cienq, faen sam baez gwn.

Cujyau yw：Fungcaep hoh in.

如何用中药方治类风湿性关节炎？
Baenzlawz aeu dan Ywdoj yw Ndok ngutgung?

处方：薏苡仁、鸡血藤各 24 克，滑石 15 克，忍冬藤 12 克，防己、苍术、原蚕沙、连翘、栀子、地龙各 9 克，姜黄 5 克，甘草 4 克。每日 1 剂，水煎，分 3 次服用。
主治：类风湿性关节炎，中医辨证为湿热毒痹型。症见关节肿痛而热，屈伸不利，晨僵，畸形，口渴汗出，小便黄，大便干，舌红苔黄厚腻，脉滑数或弦滑。

Haiyw：Haeuxroeg、gaeulwed 24 gwz, mbarinraeuz 15 gwz, gaeu nyaenxdoeng 12 gwz, gaeuheuj、canghsuz、yenzcanzsah、gobwzgaij、govangzgaeng、nuzndwen gak 9 gwz, hinghenj 5 gwz, gamcauj 4 gwz. Ngoenz gwn fuk ndeu, raemx cienq, faen sam baez gwn.

Cujyau yw：Ndok ngutgung, Ywdoj duenhdingh dwg yiengh bingh doeg cumxndat ndeu. Yienghbingh dwg hoh foeg in ndat, nanz iet nanz hoet, haetromh genggyaengj, yiergh yakyawj, hozhawq okhanh lai, nyouh henj, haex ndongj, linx nding ailinx henj na, meg byaij youh vaiq youh raeuz roxnaeuz ndongjsoh youh raez youh raeuz.

如何用中药方治关节炎？

Baenzlawz aeu dan Ywdoj yw hoh in?

处方：杜仲、益智仁各10克。以沸水冲泡，代茶饮用。

主治：各种类型的关节炎。

Haiyw：Naeng ducung、ngveih ikcaeq gak 10 gwz, aeu raemx baek dang guh caz gwn.

Caujyau yw：Gak cungj hoh in.

怎样用中药方治痛风？

Baenzlawz aeu dan Ywdoj yw dungfungh?

处方：玉米须、丝瓜络各30克。每日1剂，水煎，分3次服用。

主治：痛风。

Haiyw：Mumh haeuxyangz、nyaq seigva gak 30 gwz. Ngoenz gwn fuk ndeu, raemx cienq, faen sam baez gwn.

Cujyau yw：Dungfungh.

十、五官科
Cib、Goh Ndaeng Bak Rwz Da

怎样用中药方治用眼疲劳？
Baenzlawz aeu dan Ywdoj yw danaiq?

处方：白菊花、麦冬各 10 克。以沸水冲泡，代茶饮。

主治：长期受电脑、手机、电视辐射，无暇保养导致的两目干涩、眩晕。

Haiyw：Vagut hau、megdoeng gak 10 gwz，aeu raemxgoenj cimq dang caz gwn.

Cujyau yw：Yawj dennauj、soujgih、densi nanz lai，goq mbouj ndaej baujyangj cix dasaep、daraiz.

怎样用中药方治目赤肿痛？
Baenzlawz aeu dan Ywdoj yw danding foeg?

处方：决明子、车前子各 15 克，荆芥 12 克，菊花 9 克。每日 1 剂，水煎，分 3 次服用，一般 3 剂可愈。

主治：目赤肿痛。

Haiyw：Ceh yiengzmbej、ceh cangzgunz gak 15 gwz，goheiqvaiz 12 gwz，vagut 9 gwz. Ngoenz gwn fuk ndeu，raemx cienq，faen sam baez gwn，itbuen gwn 3 fuk couh ndei liux.

Cujyau yw：Danding foeg.

怎样用中药方治化脓性中耳炎？
Baenzlawz aeu dan Ywdoj yw rwzaij ok nong?

处方：鳖甲 15 克，金银花 12 克，柴胡 9 克。煎汤取液，加薏苡仁 18 克煮粥，以红糖适量调味。每日 1 剂，连服 4 剂或 5 剂。

主治：化脓性中耳炎，中医辨证为湿热蕴结型。症见耳内胀闷，流脓腥臭，耳痛耳鸣，口苦咽干，小便黄赤，大便秘结，舌红苔黄腻，脉弦数。

Haiyw：Gyapfw 15 gwz，vagimngaenz 12 gwz，caekcae 9 gwz. Cienq aeu raemx de，gya haeuxroeg 18 gwz cawj baenz oemj，gya di dangznding diuz feih. Ngoenz gwn fuk ndeu, lienzdaemh gwn 4 fuk roxnaeuz 5 fuk.

Cujyau yw: Rwzaij ok nong, Ywdoj duenhdingh dwg heiqndat yinxhwnj. Gij yienghbingh de dwg ndaw rwz ndat gawh, lae nong haeuyak, rwz in rwzokrumz, bak haemz hozhawq, nyouh henjnding, haex niu, linx nding ailinx henj, meg ndongjsoh youh raez, byaij youh vaiq.

怎样治小虫入耳?
Duznengz haeuj rwz baenzlawz guh?

处方一：掩鼻及另一耳，闭嘴、闭目，耳朵朝着光亮处（可用手电筒往耳朵里照），鼓气，虫即出。

处方二：取胡椒粉10克，醋100毫升。调匀，滴入耳内，虫即出。

处方三：稻草烧成灰后，加水煎成汁灌入耳内，虫即死排出。

处方四：取干净麻油数滴滴入耳中，让患耳外耳道竖直向下，使小虫随油流出。

主治：小虫入耳。

Haiyw it: Nep ndaeng caeuq fung lingh mbaw rwz, haepbak, laepda, mbawrwz ngengq coh baihrongh (aeu soujden ciuq ndaw rwz goj ndaej), yunghrengz bongq rumz, nengz couh okdaeuj lo.

Haiyw ngeih: Aeu mba vaceu 10 gwz, meiq 100 hauzswngh. Deuz yinz, ndik haeuj rwz bae, nengz couh ok lo.

Haiyw sam: Fiengz coemh baenz daeuh le, gya raemx cienq ndei gueng haeuj rwz bae, nengz couh dai, yienzhaeuh baiz okdaeuj.

Haiyw seiq: Aeu geij ndik youzlwgraz seuq ndik haeuj ndaw rwz, hawj baih deng nengz haeuj haenx daengjsoh doxroengz, hawj duznengz riengz youz lae okdaeuj.

Cujyau yw: Duznengz haeuj rwz.

如何用中药方治鼻出血?
Baenzlawz aeu dan Ywdoj yw ndaeng ok lwed?

处方：鲜艾叶、鲜荷叶各15克。水煎当茶饮，一般轻者服1剂，重者服2剂或3剂可愈。

主治：鼻出血。

Haiyw: Mbawngaih heu、mbawngaeux heu gak 15 gwz. Aeu raemx baek dang caz gwn, itbuen boux binghnbaeu gwn fuk ndeu, boux binghnaek gwn 2 fuk roxnaeuz 3 fuk couh ndei liux.

Cujyau yw: Ndaeng ok lwed.

怎样用中药方治鼻炎？
Baenzlawz aeu dan Ywdoj yw ndaenghaenz?

处方：黄芩、菊花各 12 克，柴胡、栀子各 10 克，龙胆草 8 克。每日 1 剂，水煎，分 3 次服用。

主治：鼻炎、鼻窦炎，中医辨证为胆府郁热型。症见鼻塞，嗅觉减退，鼻涕黄浊黏稠，如脓样，气味臭，头痛剧烈，口苦咽干，面赤，或有耳鸣，耳聋，心烦易怒，尿黄，舌红苔黄，脉弦数。

Haiyw：Byaeklaenghoengz、vagut gak 12 gwz，caekcae、govangzgaeng gak 10 gwz，mbeilungzgeng 8 gwz. Ngoenz gwn fuk ndeu, raemx cienq, faen sam baez gwn.

Cujyau yw：Ndaenghaenz, bizdouyenz, Ywdoj duenqdingh guh aenmbei ndat yinxhwnj. Yiengh bingh neix ndaeng saek, yied daeuj yied haeu nyouq mbouj ok feihdauh, mugnoengzgwd mug haeu, gyaeuj in, bak haemz hozhawq, naj nding, mbangjseiz rox rwzokrumz, rwznuk, ndawsim nyapnyuk heih fatheiq, nyouh henj, linx nding ailinx henj, meg ndongjsoh youh raez, byaij youh vaiq.

如何用中药方治过敏性鼻炎？
Baenzlawz aeu dan Ywdoj yw gominj ndaenghaenz?

处方：黄芪 30 克，乌梅 20 克，苍耳子、辛夷各 12 克，白芷、防风、荆芥各 10 克，白术、诃子各 9 克，柴胡、薄荷各 6 克，麻黄 3 克，细辛 2 克。每日 1 剂，水煎，分 3 次服用，10 日为 1 个疗程。

主治：过敏性鼻炎。

Haiyw：Vangzgiz 30 gwz, makmoizndaem 20 gwz, cijdouxbox、sinhyiz gak 12 gwz, bwzcij、gofuengzfung、goheiqvaiz gak 10 gwz, begsaed、lwggwh gak 9 gwz, caekcae、byaekbongqma gak 6 gwz, mazvangz 3 gwz, rienggaeqdon 2 gwz. Ngoenz gwn fuk ndeu, raemx cienq, faen sam baez gwn.

Cujyau yw：Gominj ndaenghaenz.

怎样用中药方治急性鼻窦炎？
Baenzlawz aeu dan Ywdoj yw bizdouyenz singqgip?

处方：辛夷花、苍耳子、黄芩、菊花、连翘各 10 克，白芷（后下）、薄荷（后下）各 6 克。每日 1 剂，水煎，分 3 次服用。

主治：肺经热盛之急性鼻窦炎，多见病初起，邪尚在表。症见发热恶寒，鼻塞涕多，咳嗽痰多，胸闷，苔白或微黄，脉浮数。

Haiyw：Vasinhyiz、cijdouxbox、byaeklaenghoengz、vagut、gobwzgaij gak 10 gwz, bwzcij（doeklaeng coq）、byaekbongqma（doeklaeng coq）gak 6 gwz. Ngoenz gwn fuk ndeu, raemx cienq, faen sam baez gwn.

Cujyau yw：Feigingh ndat yinxhwnj bizdouyenz, gingciengz dwg mwh ngamq baenzbingh de bingh lij youq rognaeng, caengz haeuj daengz ndawndang. Yiengh bingh neix ndangndat hoeng raen cengx, mug lai ndaengsaek, youh ae youh myaiz lai, aek mwnh, ailinx hau roxnaeuz miz di henj, meg fouz byaij vaiq.

怎样用中药方治牙痛？
Baenzlawz aeu dan Ywdoj yw heujin？

处方：荸荠（又名马蹄）、莲藕、鲜白茅根各 30 克。水煎取药液，频频饮用，每日 1 剂。

主治：牙痛。

Haiyw：Lwgcid、ngaeux、raghaz heu gak 30gwz. Aeu raemx cienq ndei, gwn raemx de, gwn lai geij baez, ngoenz gwn fuk ndeu.

Cujyau yw：Heujin.

怎样用中药方治风热牙痛？
Baenzlawz aeu dan Ywdoj yw fungndat heujin？

处方：绿豆 100 克，甘草 15 克。水煮豆熟，去甘草，分 3 次食豆饮汤。

主治：风热牙痛。症见牙龈红肿，受热加重，怕风发热，牵引头痛，口干，苔白或薄黄，舌尖红，脉浮数。

Haiyw：Duhheu 100 gwz, gamcauj 15 gwz. Aeu raemx cawj duhheu, cug le dawz gamcauj ok, faen sam baez gwn duh gwn raemx.

Cujyau yw：Fungndat heujin. Yiengh bingh neix nohheuj foeg in, bungz ndat gya-naek, lau rumz fatndat, yaek in daengz gyaeuj, hozhawq, ailinx hau roxnaeuz mbang henj, byailinx nding, meg fouz byaij ndaej youh vaiq.

怎样用中药方治风火牙痛？
Baenzlawz aeu dan Ywdoj yw nohheuj foeg in？

处方：取苍耳子 6 克，焙黄去壳，研成细粉，与鸡蛋 1 个调匀，不放油盐，炒熟服食。每日 1 剂，连服 3 剂。

主治：风火牙痛。症见牙龈红肿疼痛，受热加重，口干，舌尖红，苔薄黄，脉浮数。据报道，用本方治疗牙痛患者 50 例，其中虫牙（龋齿）24 例，火牙（急性牙周脓肿、牙周炎、牙髓炎）26 例，48 例服 1 次止痛，3 次痊愈，仅 2 例无效，总有效率为 96％。

Haiyw：Aeu cijdouxbox 6 gwz, gangq henj mbiq naeng ok, ngenz baenz mbaq, gvaek aen gyaeqgaeq ndeu itheij gyauxyinz, mbouj coq gyu mbouj coq youz, cauj cug le gwn. Ngoenz gwn fuk ndeu, lienzdaemh gwn 3 fuk.

Cujyau yw：Nohheuj foeg in. Yiengh bingh neix goekheuj in foeg, bungz ndat engq youqgaenj, hozhawq, byailinx nding, ailinx mbang henj, meg fouz byaij ndaej youh vaiq. Nyi naeuz, hai cungj yw neix yw bouxbingh 50 boux, ndawde boux baenz heujndungj 24 boux, nohheuj foeg in 26 boux, 48 boux gwn baez ndeu couh mbouj in, gwn 3 baez couh ndei liux, dan miz 2 boux gwn mbouj ndei, mizyauq beijlwd dabdaengz 96％.

如何用中药方治胃火牙痛？
Baenzlawz aeu dan Ywdoj yw dungxndat yinxhwnj heujin?

处方：生石膏、玄参各 15 克，肉桂 1 克，川牛膝 6 克。每日 1 剂，水煎，分 3 次服用。

主治：胃火牙痛。症见牙龈肿痛，舌红苔黄。

Haiyw：Siggau ndip、caemmbaemx gak 15 gwz, go'gviq gwz ndeu, gohoqvaiz 6 gwz. Ngoenz gwn fuk ndeu, raemx cienq, faen sam baez gwn.

Cujyau yw：Dungxndat yinxhwnj heujin. Yiengh bingh neix nohheuj foeg in, linx nding ailinx henj.

怎样用中药方治虚火牙痛？
Baenzlawz aeu dan Ywdoj yw hujhaw yinxhwnj heujin?

处方：沙参 15 克，鸡蛋 2 个。加水同煎，食蛋饮汤，每日 1 剂。

主治：虚火牙痛。症见牙痛轻微，午后较重，牙根松动，牙龈无红肿，咽干口渴，舌红少苔，脉细数。

Haiyw：Sahcinh 15 gwz, gyaeqgaeq 2 aen. Aeu de caemh baek raemx, gwn gyaeq caeuq dang, ngoenz gwn fuk ndeu.

Cujyau yw：Hujhaw yinxhwnj heujin. Yiengh bingh neix mbouj in geijlai, gvaqringz couh in lai, goek heuj honz, nohheuj mbouj raen foeg, hozhawq, linx nding ailinx noix, meg saeq byaij ndaej youh vaiq youh mbouj miz rengz.

如何用中药方治风寒牙痛?
Baenzlawz aeu dan Ywdoj yw dwgrumz yinxhwnj heujin?

处方：白芷、威灵仙各 9 克，细辛（后下）3 克。每日 1 剂，水煎，分 3 次服用。
主治：风寒牙痛。症见牙痛喜热食，受寒加重，牙龈无红肿，舌淡苔白滑，脉紧。

Haiyw：Bwzcij、rag lingzsien gak 9 gwz, rieng gaeqdon（coq doeklaeng）3 gwz. Ngoenz gwn fuk ndeu, raemx cienq, faen sam baez gwn.

Cujyau yw：Dwgrumz heujin. Yiengh bingh neix heuj in youh maij gwn dox gaiq ndat, dwgrumz couh engqgya youqgaenj, nohheuj mbouj foeg mbouj nding, linx bieg ailinx hau raeuz, meg haen.

怎样用中药方治牙龈炎?
Baenzlawz aeu dan Ywdoj yw nohheuj fazyenz?

处方：六神丸 1～2 粒。加少量开水溶化后，用棉签蘸取药液涂于患处牙龈上，每日 1 次，一般 3 日内见效。
主治：牙龈炎、龋齿等引起的牙痛。

Haiyw：Luzsinzvanz 1～2 naed. Gya di raemx hawj de cieng liux le, aeu faiqmienz yub raemxyw led giz in, ngoenz led baez ndeu, itbuen mbouj daengz 3 ngaenz couh menhmenh ndei.

Cujyau yw：Nohheuj fazyenz、baenz heujndungj.

怎样用中药方治牙龈出血?
Baenzlawz aeu dan Ywdoj yw nohheuj ok lwed?

处方：玄参 12 克，生地、蒲公英各 10 克，麦冬、地骨皮、怀牛膝、丹参各 8 克。每日 1 剂，水煎，分 3 次服用。
主治：牙龈出血。

Haiyw：Caemmbaemx 12 gwz, swnghdi、golinzgaeq gak 10 gwz, gyazcij、byaekgoujgij、vaizniuzciz、ragbyalwed gak 8 gwz. Ngoenz gwn fuk ndeu, raemx cienq, faen sam baez gwn.

Cujyau yw：Nohheuj ok lwed.

如何用中药方治龋齿？
Baenzlawz aeu dan Ywdoj yw heujndungj?

处方：露蜂房适量。蘸酒精适量，将露蜂房烧成黑灰，用此灰涂于患牙。

主治：龋齿（虫牙）。据报道，用本方治疗龋齿牙痛患者58例，一般5分钟左右痛止。注意：药物只能暂时止痛，治疗龋齿的根本办法是牙科修补或拔牙。

Haiyw：Di rongzdoq ndeu. Yub di ciujcingh, aeu rongzdoq coemh baenz mij, aeu de led haeuj diuz heuj in bae.

Cujyau yw：Heujndungj. Nyi naeuz, hai cungj yw neix yw ndei boux baenz heujndungj 58 boux, itbuen 5 faencung baedauq couh mbouj in.

Aeu louzsim：Gij yw neix dan dwg camhseiz dingz in, yaek siengj yw ndei couh bae yazgoh bouj heuj roxnaeuz ciemz heuj ok.

怎样用中药方治夜晚睡觉磨牙？
Baenzlawz aeu dan Ywdoj yw byonghhwnz muz heuj?

处方：半夏、茯苓、橘红、石菖蒲、炒荷叶各6克，甘草5克。每日1剂，水煎，分3次服用，连服2～3日可愈。

主治：夜晚睡觉磨牙。

Haiyw：Gobuenqhah、gaeulangjhauh、bugnaengbwn、gosipraemx、mbawngaeux ceuj gak 6 gwz, gamcauj 5 gwz. Ngoenz gwn fuk ndeu, raemx cienq, faen sam baez gwn, lienzdaemh gwn 2～3 ngoenz couh ndei liux.

Cujyau yw：Byonghhwnz muz heuj.

怎样用中药方治口舌生疮？
Baenzlawz aeu dan Ywdoj yw bak linx baenzbaez?

处方：西瓜翠衣（西瓜青皮）60克，薄荷15克。每日1剂，水煎，分3次服用。

主治：口舌生疮。

Haiyw：Naeng sae'gva heu 60 gwz, byaekhomnyaeuq 15 gwz. Ngoenz gwn fuk ndeu, raemx cienq, faen sam baez gwn.

Cujyau yw: Bak linx baenzbaez.

怎样用中药方治口腔异味?
Baenzlawz aeu dan Ywdoj yw bakhaeu?

处方:薏苡仁、知母各 10 克。以开水冲泡,代茶饮。

主治:口腔异味。

Haiyw: Haeuxroeg、cihmuj gak 10 gwz. Aeu raemx baek dang caz gwn.

Cujyau yw: Bakhaeu.

怎样用中药方治急性咽炎?
Baenzlawz aeu dan Ywdoj yw conghhoz in singqgip?

处方:黄芩、甘草各 6 克,酒黄连 4 克。研成粗粉,分成 3 等份,每次取 1 份,用沸水 100 毫升浸泡 15 分钟,再用纱布过滤去渣,留取滤液,趁热慢慢饮下,早上、中午、晚上各 1 次,每日 1 剂。

主治:急性咽炎,中医辨证为风热型。症见咽部干燥疼痛,吞咽不利,甚则有异物梗阻感,咽部暗红,可伴头痛、鼻塞、咳嗽、发热,舌苔薄白或微黄,脉浮数。

Haiyw: Byaeklaenghoengz、gamcauj gak 6 gwz, gij vuengzlienz ceh laeuj gvaq de 4 gwz. Nuz baenz faenx, faen baenz 3 faenh doxlumj, baez ndeu yungh faenh ndeu, aeu 100 hauzswngh raemxgoenj ceh 15 faencung, dauq aeu baengzsa lih nyaq okbae, aeu raemx de swnh raeuj menhmenh gwn, banhaet、banringz、gyanghaemh gak gwn baez ndeu, ngoenz gwn fuk ndeu.

Cujyau yw: Conghhoz in singqgip, Ywdoj duenhdingh dwg rumzndat yinxhwnj. Yiengh bingh neix conghhoz in ndat, ndwnj nyaiz mbouj swnh, mbangjseiz lumj miz doxgaiq saek ndaw, conghhoz ndingndwdndwd, mbangjseiz lij buenx miz gyaeuj in, ndaengsaek, ae、fatndat, ailinx mbang hau roxnaeuz miz di henj, meg fouz byaij ndaej youh vaiq.

如何用中药方治咽喉痛?
Baenzlawz aeu dan Ywdoj yw conghhoz in?

处方:鲜葱 1 把,柠檬汁半杯,蜂蜜适量。将葱洗净切碎,以沸水冲泡半杯,加入柠檬汁、蜂蜜,当茶频饮。每日 1 剂。

主治:咽喉痛。

Haiyw：Gocoeng heu bog ndeu，raemx makcengz buenq cenj，di dangzrwi ndeu. Swiq saw gocoeng ronq soiq，aeu raemxgoenj cung buenq cenj，gya raemx makcengz、dangzrwi haeujbae，dang caz gwn，gwn deihdeih bae. Ngoenz gwn fuk ndeu.

Cujyau yw：Gonghhoz in.

怎样用中药方治慢性咽炎？
Baenzlawz aeu dan Ywdoj yw hozinmanh menhnumq?

处方：浙贝母 2 份，半夏 1 份，共研成粉末。每次取 10 克，以温开水送服，每日 2 次。

主治：慢性咽炎。

Haiyw：Cezbeimuj 2 faenh，gobuenqhah 1 faenh，doxgyaux nuz baenz mba. Baez ndeu aeu 10 gwz，yungh raemxgoenj raeuj soengq gwn，ngoenz gwn song baez.

Cujyau yw：Hozinmanh menhnumq.

十一、男科
Cib'It、Gohbouxsai

怎样用中药方治遗精？
Baenzlawz aeu dan Ywdoj yw laeuhrae?

处方：生地、酸枣仁各30克，大米50克。生地、酸枣仁煎水滤取药液，用药液煮米成粥，加糖少许服用。每日1剂。

主治：遗精，中医辨证为心肾不交型。症见多梦遗精，心中烦热，头晕目眩，心悸善忘，口干，小便短赤，舌质红，苔薄黄，脉细数。

Haiyw：Swnghdi、ceh caujsoemj gak 30 gwz, haeuxhau 50 gwz. Aeu raemx caemh cienq swnghdi、ceh caujsoemj, lih aeu raemx de cawj haeuxhau guh oemj, gya didi dangz gwn. Ngoenz gwn fuk ndeu.

Cujyau yw：Laeuhrae, Ywdoj duenhdingh dwg mak caeuq sim mbouj doxhuz yinxhwnj. Yiengh bingh neix fangzhwnzloq lai, laeuhrae, ndawsim nyapnyuk, gyaeujngunh daraiz, simdaeuz diuq, lumzlangh, hozhawq, moix baez oknyouh mbouj lai, nyouh henj, linx nding, ailinx mbang henj, meg saeq byaij vaiq youh mbouj miz rengz.

怎样用中药方治肾虚遗精？
Baenzlawz aeu dan Ywdoj yw makhaw laeuhrae?

处方：胡桃仁3个，五味子7粒，蜂蜜适量。每晚睡前一起嚼服。

主治：肾虚遗精。症见梦遗滑精频作，精冷，头晕耳鸣，腰酸神疲，畏寒肢冷，阳痿早泄，尿色清白，舌质淡，脉细弱。

Haiyw：Makdauzhongz 3 aen, naedlaeujhaeuz 7 naed, di dangzrwi ndeu. Moix haemh mwh yaek ninz caemh geux yw gwn.

Cujyau yw：Makhaw laeuhrae. Yiengh bingh neix gingciengz fangzhwnzloq le laeuhrae, rae gyoet, gyaeujngunh rwzhmaenj, hwet in ndangnaiq, lau cengx dinfwngz gyoet, viz nyoj, yaek guh couh ok rae, nyouh hau nyouh saw, linx haubyaiz, meg youh saeq byaij youh nyieg.

怎样用中药方治梦遗滑精？
Baenzlawz aeu dan Ywdoj yw fangzhwnzloq laeuhrae?

处方：金樱子 500 克。捣碎，加水煎 3 次，过滤去渣，取滤液混合，加蜂蜜适量，浓煎收膏，装瓶保存。每晚临睡时取 1 匙，以温开水冲服。

主治：梦遗滑精。

Haiyw：Makvengj 500 gwz. Dub soiq, gya raemx cienq 3 baez, lih nyaq ok, aeu raemx de doxgyaux, gya di dangzrwi, caiq cienq hawj de gwg baenz ceiz, gdwk ndaw bingz yo ndei. Moix haemh yaek ninz daek aeu geng ndeu, yungh raemxgoenj raeuj cung gwn.

Cujyau yw：Fangzhwnzloq laeuhrae.

如何用中药方治阳痿精少？
Baenzlawz aeu dan Ywdoj yw viz nyoj rae noix?

处方：夜交藤 20 克，党参、炒山药、金樱子各 12 克，知母、丹皮、益智仁、覆盆子、五味子、枸杞子各 10 克，水蛭 5 克，鹿茸 3 克。每日 1 剂，水煎，分 3 次服用。

主治：阳痿精少。

Haiyw：Maenzgya 20 gwz, dangjcaem、maenzcienz ceuj、makvengj gak 12 gwz, cihmuj、naeng mauxdan、hinglieng'iq、makdumh、naedlaeujhaeuz、makgoujgij gak 10 gwz, duzbing 5 gwz, gaeumaxloeg 3 gwz. Ngoenz gwn fuk ndeu, raemx cienq, faen sam baez gwn.

Cujyau yw：Viz nyoj rae noix.

如何用中药方治前列腺炎？
Baenzlawz aeu dan Ywdoj yw rongznyouh in?

处方：绿豆 50 克，车前子（包煎）10 克。每日 1 剂，水煎，去车前子，分 2 次饮汤吃绿豆。

主治：前列腺炎。

Haiyw：Duhheu 50 gwz, ceh cangzgunz（cumh ndei cienq）10 gwz. Ngoenz gwn fuk ndeu, raemx cienq, yienzhaeuh aeu daeh ceh cangzgunz ok, faen 2 baez gwn raemx gwn naedduhheu.

Cujyau yw：Rongznyouh in.

怎样用中药方治前列腺增生？
Baenzlawz aeu dan Ywdoj yw cenzlezsen demmaj?

处方：黄芪 30 克，刘寄奴、虎杖、夏枯草各 12 克，王不留行、炮山甲各 9 克，琥珀 3 克（研粉冲服）。每日 1 剂，水煎，分 3 次服用。

主治：前列腺增生，中医辨证为浊瘀阻塞型。症见小便滴沥不畅，或尿细如线，或阻塞不通，小腹胀满隐痛，舌紫暗有瘀点，脉涩或细数。

Haiyw：Vangzgiz 30 gwz, gogizhauh、godiengangh、nyayazgyae gak 12 gwz, makbup、gyaeplinh gak 9 gwz, hujbwz 3 gwz（nuz baenz mba aeu raemx cung gwn). Ngoenz gwn fuk ndeu, raemx cienq, faen sam baez gwn.

Cujyau yw：Cenzlezsen demmaj, Ywdoj duenhdingh dwg sainyouh lwed lae mbouj swnh yinxhwnj. Yiengh bingh neix ok nyouh mbouj swnh, baez yag baez yag de, roxnaeuz nyouh iq lumj mae, roxnaeuz nyouh saek ok mbouj ndaej, lajdungx raeng in yebyeb, linx fod baenz diemj, meg byaij mbouj swnh roxnaeuz diuzmeg saeq byaij youh vaiq youh mbouj miz rengz.

怎样用中药方治阴囊鞘膜积液？
Baenzlawz aeu dan Ywdoj yw rongzraem oemq raemx?

处方：小茴香 15 克，食盐 4 克，共炒焦，研粉，加青壳鸡蛋 1 个，同煎为饼，睡前以酒少许送服，4 日为 1 个疗程，休息 5 日，再进行第 2 个疗程。高血压患者及阴虚火旺者禁用。

主治：阴囊鞘膜积液。症见阴囊肿大，时大时小，无压痛。

Haiyw：Siujveizyangh 15 gwz, gyu 4 gwz, gyaux ndei caemh ceuj, nuz baenz mba, gya aen gyaeqgaeq byak loeg ndeu, caemh cien guh bingj, mwh yaek ninz aeu di laeuj soengq gwn, 4 ngoenz guh aen liuzcwngz ndeu, yietnaiq 5 ngoenz, caiq gwn aen liuzcwngz daihngeih. Boux hezyaz sang caeuq boux yaemhaw geih gwn.

Cujyau yw：Rongzraem oemq raemx. Yiengh bingh neix rongzraem foeg laux, seiz laux seiz iq, caenj mbouj raen in.

十二、妇产科
Cibngeih、Goh Mehmbwk Senglwg

怎样用中药方治崩漏？
Baenzlawz aeu dan Ywdoj yw binghloemqlwed?

处方：炒鸡冠花、红糖各30克。水煎代茶饮，每日1剂。一般3剂见效。

主治：崩漏（功能性子宫出血），中医辨证为血热型。症见出血多，色深，质黏，口干，烦躁，大便干，小便黄，舌质红，苔黄，脉滑数。

Haiyw：Cauj varoujgaeq、dangznding gak 30 gwz. Aeu raemx baek dang caz gwn, ngoenz gwn fuk ndeu, itbuen gwn 3 fuk couh raen ndei.

Cujyau yw：Binghloemqlwed, Ywdoj duenhdingh dwg lwed ndat yinxhwnj. Yiengh bingh neix ced ok lwed lai, lwed ndingfwg, niu, hozhawq, sim nyap, haex sauj, nyouh henj, linx nding, ailinx henj, meg byaij youh vaiq youh raeuz.

怎样用中药方治气虚崩漏？
Baenzlawz aeu dan Ywdoj yw heiqhaw loemqlwed?

处方：鸡冠花30克，黄芪12克，党参、白术各9克，白果8枚。每日1剂，水煎，分3次服用。

主治：气虚崩漏。症见月经量多，或先多后少，色淡质稀，头晕目眩，面色苍白，四肢无力，心悸失眠，汗多，食欲减退，舌淡苔白，脉沉细无力。

Haiyw：Varoujgaeq 30 gwz, vangzgiz 12 gwz, dangjcaem、begsaed gak 9 gwz, makbwzgoj 8 aen. Ngoenz gwn fuk ndeu, raemx cienq, faen sam baez gwn.

Cujyau yw：Heiqhaw loemqlwed. Yiengh bingh neix dawzsaeg ok lwed lai, roxnaeuz haidaeuz lai doeklaeng noix, lwed saw, saek de mbouj nding geijlai, raen gyaeujngunh daraiz, naj heu, ndang mbouj miz rengz, simlinj ninz mbouj ndaek, hanh lai, mbouj siengj gwn doxgaiq, linx bieg, ailinx hau, meg caem youh saeq youh nyieg.

怎样用中药方治阳虚崩漏?
Baenzlawz aeu dan Ywdoj yw yiengzhaw loemqlwed?

处方: 补骨脂、韭菜子、炒艾叶各 12 克。水煎 2 次，煎液混合，加入红糖 12 克，再煮片刻，分 3 次温服，每日 1 剂。

主治: 崩漏，中医辨证为肾阳虚型。症见出血日久，量多或淋漓不断，色淡红，精神萎靡，头晕目眩，腰膝酸软，畏寒肢冷，面色晦暗，小便清长，大便溏薄，带下色白、质清稀，舌淡，苔薄白，脉细。

Haiyw: Faenzcepraemx、ceh byaekgep、mbawngaih ceuj gak 12 gwz. Raemx cienq 2 baez, aeu gij de doxgyaux, gya dangznding 12 gwz, caiq cawj yaep ndeu, hawj raemxyw raeuj le, faen 3 baez gwn, ngoenz gwn fuk ndeu.

Cujyau yw: Loemqlwed, Ywdoj duenhdingh dwg makhaw yiengzhaw yinxhwnj. Yiengh bingh neix ok lwed nanz le, ok lai roxnaeuz seizseiz yag mbouj duenh, saeklwed mbouj nding geijlai, vunz mbouj miz cingsaenz, gyaeujngunh, daraiz, hwet、gyaeujhoq in naiq, lau cengx, dinfwngz gyoet, nyouh saw youh iq, saeknaj mbouj ndei, youh hau youh amq, okhaex saw, roengz begdaiq, linx bieg, ailinx mbang hau, meg saeq.

如何用中药方治月经不调?
Baenzlawz aeu dan Ywdoj yw dawzsaeg luenh?

处方: 乌骨鸡 250 克，鸡血藤 30 克，生姜 4 片，大枣（去核）4 枚。加水同煮，调味服用，每日 1 剂。

主治: 月经不调。症见经色暗红有血块，痛经，伴面色无华，腰膝酸软，神疲乏力。

Haiyw: Noh gaeqndaem 250 gwz, gaeulwed 30 gwz, hing ndip 4 gep, makcanghcij (aeu ceh ok) 4 aen. Gya raemx caemh cienq, diuz ndei feihdauh gwn, ngoenz gwn fuk ndeu.

Cujyau yw: Dawzsaeg luenh. Yiengh bingh neix dawzsaeg ok lwed giet baenz daw ndaek, ging in, saeknaj yaez, hwet hoq in naiq, mbouj miz cingsaenz.

怎样用中药方治月经先期?
Baenzlawz aeu dan Ywdoj yw dawzsaeg daeuj gonq?

处方: 黄芪、党参各 15 克，当归 6 克，升麻 3 克。每日 1 剂，水煎，分 3 次服用。

主治：月经先期，中医辨证为气不摄血型。症见月经先期而至，量多色淡，质清稀，神疲气短，面色苍白，舌质淡，苔白而润，脉弱无力。

Haiyw：Vangzgiz、dangjcaem gak 15 gwz，danghgveih 6 gwz，swnghmaz 3 gwz. Ngoenz gwn fuk ndeu，raemx cienq，faen sam baez gwn.

Cujyau yw：Dawzsaeg daeuj gonq，Ywdoj duenhdingh dwg heiq diuz mbouj ndaej lwed yinxhwnj. Yiengh bingh neix dawzsaeg caengz daengz seiz couh daeuj，ok lwed lai，lwed saw，mbouj gaeuq nding，ndangnaiq heiq gaenj，naj heu，saek linx mbouj ndei，ailinx hau nyinh，meg nyieg.

怎样用中药方治月经过多？
Baenzlawz aeu dan Ywdoj yw dawzsaeg ok lwed lai?

处方：白石榴花（鲜品）10 克，莲蓬 1 个。每日 1 剂，水煎，分 3 次服用。
主治：月经过多。

Haiyw：Va leizsan hau（ndip）10 gwz，songz cehmbu aen ndeu. Ngoenz gwn fuk ndeu，raemx cienq，faen sam baez gwn.

Cujyau yw：Dawzsaeg ok lwed lai.

怎样用中药方治月经后期？
Baenzlawz aeu dan Ywdoj yw dawzsaeg daeujlaeng?

处方：大枣 20 枚，益母草、红糖各 10 克。每日 1 剂，水煎，分 3 次服用。
主治：月经后期，中医辨证为血脉虚寒型。症见月经周期推后 7 天以上，甚至每隔 40～50 天行经 1 次，色淡而量少，质清稀，腹部冷痛，喜按喜暖，头晕气短，面色苍白，腰酸乏力，小便清长，舌淡苔薄白，脉沉迟无力。

Haiyw：Makcanghcij 20 aen，goleizmeh、dangznding gak 10 gwz. Ngoenz gwn fuk ndeu，raemx cienq，faen sam baez gwn.

Cujyau yw：Dawzsaeg daeujlaeng，Ywdoj duenhdingh dwg lwed haw meg gyoet yinxhwnj. Yiengh bingh neix dawzsaeg daeujlaeng 7 ngoenz doxhwnj，mbangjseiz caiqlij gek 40～50 ngoenz cij daeuj baez ndeu，daeuj moix，lwed saw，mbouj gaeuq nding，raen dungx nit dungx in，naenx cij ndeiyouq，lau cengx，gyaeujngunh heiq dinj，naj hau，hwet naiq，nyouh saw youh raez，linx bieg ailinx mbang hau，meg caem menh youh mbouj miz rengz.

如何用中药方治痛经？

Baenzlawz aeu dan Ywdoj yw dawzsaeg in?

处方：益母草 15 克，延胡索 6 克。每日 1 剂，水煎，分 3 次服用。

主治：痛经，中医辨证为血瘀型。症见经期腹痛如刀割，拒按，月经量少，色紫黑，有血块，下血块后痛减，舌质紫暗有瘀斑，脉沉迟。

Haiyw：Goleizmeh 15 gwz, yenzhuzsoz 6 gwz. Ngoenz gwn fuk ndeu, raemx cienq, faen sam baez gwn.

Cujyau yw：Dawzsaeg in, Ywdoj duenhdingh dwg lwed lae mbouj swnh yinxhwnj. Yiengh bingh neix youq mwh dawzsaeg de dungx in mbongq in dot, naenx le engq in, ok lwed noix, lwed aeujndaem, giet baenz ndaek, roengz le in noix, linx amqaeuj baenz diemj, meg caem youh menh.

怎样用中药方治气滞痛经？

Baenzlawz aeu dan Ywdoj yw heiq saek dawzsaeg in?

处方：橙子 100 克，蜂蜜适量。将橙子连皮切碎，用清水浸泡片刻，然后加水煎沸 3 分钟，候温，调入蜂蜜即成，分 2 次或 3 次温服，每日 1 剂。

主治：气滞痛经。症见乳房、胸胁、小腹胀痛，胀大于痛，呃逆，易怒，月经量少，经行不畅，苔少，脉弦。

Haiyw：Makdoengj 100 gwz, di dangzrwi ndeu. Makdoengj lienz naeng cab soiq, aeu raemxsaw ceh yaep ndeu, yienzhaeuh gya raemx cawj goenj 3 faencung, caj de gyoet di, gya dangzrwi couh baenz, faen 2 baez roxnaeuz 3 baez gwn, ngoenz gwn fuk ndeu.

Cujyau yw：Heiq saek dawzsaeg in. Yiengh bingh neix aencij、aeksej、dungx raeng in, saekwk, yungzheih fatheiq, ok lwed noix youh mbouj swnh, ailinx noix, meg ndongjsoh youh raez.

怎样用中药方治寒凝痛经？

Baenzlawz aeu Ywdoj yw deng nit dawzsaeg in?

处方：艾叶（炒炭）、当归各 12 克，香附 9 克，吴茱萸 5 克。每日 1 剂，水煎，分 3 次服用。

主治：寒凝痛经。症见经前或经行小腹冷痛，月经量少色暗，四肢冷，尿清便溏，舌淡苔白，脉沉紧。

Haiyw：Mbawngaih （ceuj fonx）、danghgveih gak 12 gwz, gocwdmou 9 gwz, gocazlad 5 gwz. Ngoenz gwn fuk ndeu, raemx cienq, faen sam baez gwn.

Cujyau yw：Deng nit dawzsaeg in. Yiengh bingh neix yaek dawzsaeg roxnaeuz mwh dawzsaeg dungx in dungx gyoet, ok lwed noix, lwed amq, dinfwngz gyoet, nyouh saw haex niu mbouj swnh, linx bieg ailinx hau, meg caem youh haen.

如何用中药方治湿热带下？
Baenzlawz aeu dan Ywdoj yw cumxndat roengz begdaiq?

处方：鲜鱼腥草、鲜车前草各 30 克。洗净，捣烂取汁，加白糖适量，内服，每日 1 次，每周 2 次，1 个月为 1 个疗程。

主治：湿热带下。症见带下量多，色黄，质黏稠，腥臭，外阴瘙痒，小便色黄，大便秘结，舌红，苔黄腻，脉数。

Haiyw：Byaekvaeh heu、gocangzgunz heu gak 30 gwz. Seiq saw, daem yungz aeu raemx de, gya di begdangz gwn, ngoenz gwn baez ndeu, aen lijbai ndeu gwn 2 baez, ndwen ndeu guh aen liuzcwngz ndeu.

Cujyau yw：Cumxndat roengz begdaiq. Yiengh bingh neix roengz begdaiq lai, begdaiq youh henj youh niu, haeuhauz, bak ced humz, nyouh henj, haex gietndongj, linx nding, ailinx henj nwk, meg byaij vaiq.

如何用中药方治带下病？
Baenzlawz aeu dan Ywdoj yw binghbegdaiq?

处方：马齿苋 30 克，黄柏 9 克。每日 1 剂，水煎，分 3 次服用。

主治：带下病，中医辨证为肝经湿热型。症见带下量多，色黄，带质黏稠，腥臭较重，外阴瘙痒，有灼热、刺痛感，口苦，小便色黄，灼热，大便秘结，舌红，苔黄腻，脉数。

Haiyw：Byaekkiemjsae 30 gwz, govuengzbeg 9 gwz. Ngoenz gwn fuk ndeu, raemx cienp, faen sam baez gwn.

Cujyau yw：Binghbegdaiq, Ywdoj duenhdingh dwg meg daep cumx ndat yinxhwnj. Yiengh bingh neix roengz begdaiq lai, begdaiq henj, youh haeu youh niu, bak ced humz, raen byangj camz in, bak haemz, nyouh henj nyouh ndat, haex gietndongj ok mbouj swnh, linx nding, ailinx haunwk, meg byaij vaiq.

如何用中药方治脾虚带下？

Baenzlawz aeu Ywdoj yw mamxhaw roengz begdaiq?

处方：白扁豆 100 克，红糖、白糖各 50 克。加水共煮至扁豆熟为度，分 3 次服用，每日 1 剂。

主治：脾虚带下，中医辨证为脾虚湿困型。症见带下色白或淡色，质黏稠，无臭气，面色苍白或萎黄，四肢乏力，饮食无味，大便溏薄，舌淡，苔白腻，脉缓无力。

Haiyw：Duhbenjhau 100 gwz, dangznding、dangzhau yiengh ndeu 50 gwz. Gya raemx cawj hawj duhbenjhau cug, ngoenz gwn fuk ndeu, faen sam baez gwn.

Cujyau yw：Mamxhaw roengz begdaiq, Ywdoj duenhdingh dwg mamxhaw yinxhwnj. Yiengh bingh neix roengz begdaiq hau, niu cix mbouj haeu, bouxbingh saeknaj heu roxnaeuz najhenj, genga mbouj miz rengz, gwn gijmaz hix mbouj miz feihdauh, okhaex met, linx bieg, ailinx hau nwk, meg byaij ndaej menh youh mbouj miz rengz.

如何用中药方治阳虚带下？

Baenzlawz aeu Ywdoj yw yiengzhaw roengz begdaiq?

处方：向日葵茎（去皮切片）30 克，大枣 10 枚。水煎，加红糖适量，分 3 次温服，每日 1 剂。

主治：阳虚带下。症见带下色白，量多，质清稀，连绵不断，臭气不显，小便频数清长，夜间尤甚，腰酸如折，小腹部有冷感，舌淡苔白，脉沉迟。

Haiyw：Gaenz godaengngoenz（mbiq naeng ok ronq baenz dip）30 gwz, makcanghcij 10 aen. Aeu raemx cienq, gya di dangznding, caj raemxgoenj langh raeujremq le gwn, gwn 3 baez, ngoenz gwn fuk ndeu.

Cujyau yw：Yiengzhaw roengz begdaiq. Yiengh bingh neix roengz begdaiq haemq lai, begdaiq sawseuq, mbouj dingz mbouj duenh, youh mbouj haeu, ok nyouh deih, nyouh saw youh lai, gyanghwnz daegbied ok lai, hwet in, raen dungx nit, linx bieg ailinx hau, meg caem youh menh.

怎样用中药方治干呕？

Baenzlawz aeu dan Ywdoj yw ruegrumz?

处方：甘蔗汁半杯，鲜姜汁 1 汤匙。将两汁和匀稍温饮服，每日 2 次。
主治：妊娠反应引起的反胃吐食或干呕不止。

Haiyw: Raemxoij buenq cenj, raemxhing geng ndeu. Aeu song cungj raemx doxgyaux yinz le, aeu raemxgoenj raeuj cung gwn, ngoenz gwn 2 baez.

Cujyau yw: Mehmbwk mizndang le rueg doxgaiq roxnaeuz ruegrumz mbouj dingz.

怎样用中药方治妊娠肠道疾病？
Baenzlawz aeu dan Ywdoj yw mwh mizndang conghsaej baenzbingh?

处方一：黄芪30克，玄参20克，当归10克。每日1剂，水煎，分3次服用。

主治：妊娠便秘，多日未解大便，腹痛，腹胀。

处方二：黄芪30克，炒白术、车前子各20克。每日1剂，水煎，分3次服用。

主治：妊娠腹泻。

体会：黄芪可平衡升降，腹泻者可使下陷之清气升举而止泻，便秘者可使清升浊降故便通。

Haiyw it：Vangzgiz 30 gwz, caemmbaemx 20 gwz, danghgveih 10 gwz. Ngoenz gwn fuk ndeu, raemx cienq, faen sam baez gwn.

Cujyau yw: Mehmbwk mizndang le okhaex mbouj swnh, lai ngoenz mbouj okhaex, dungx in dungx raeng.

Haiyw ngeih：Vangzgiz 30 gwz, ceuj begsaed、ceh cangzgunz gak 20 gwz. Ngoenz gwn fuk ndeu, raemx cienq, faen sam baez gwn.

Cujyau yw: Mizndang oksiq.

Roxnyinh: Vangzgiz naengz hawj heiq hwnj hawj heiq roengz, doiq boux oksiq, ndaej hawj heiq hwnjsang hawj oksiq daengx, doiq boux okhaex mbouj swnh, ndaej hawj heiq doekdaemq, hawj okhaex swnhrwd.

怎样用中药方治胎动不安？
Baenzlawz aeu dan Ywdoj yw lwgndawdungx cukcak?

处方：黄芪30克，杜仲15克，艾叶12克。每日1剂，水煎，分3次服用。

主治：胎动不安。

Haiyw: Vangzgiz 30 gwz, iethoux 15 gwz, mbawngaih 12 gwz. Ngoenz gwn fuk ndeu, raemx cienq, faen sam baez gwn.

Cujyau yw: Lwgndawdungx cujkcak.

怎样用中药方治产后恶露不止？
Baenzlawz aeu dan Ywdoj yw senglwg gvaq lwed mbouj dingz?

处方：益母草 30 克，黄芪 20 克，党参 15 克，当归、川芎、炮姜各 10 克，炙甘草 5 克。每日 1 剂，水煎，分 3 次服用。

主治：恶露不止。症见妇女产后腹痛，畏风怕冷，舌暗苔白，脉沉。

Haiyw：Goleizmeh 30 gwz, vangzgiz 20 gwz, dangjcaem 15 gwz, danghgveih、ciengoeng、hingceuj gak 10 gwz, cit gamcauj 5 gwz. Ngoenz gwn fuk ndeu, raemx cienq, faen sam baez gwn.

Cujyau yw：Senglwg gvaq lwed mbouj dingz. Yiengh bingh neix mehmbwk senglwg le dungx in, lau rumz lau nit, linx amq ailinx hau, meg caem.

怎样用中药方治产后盗汗？
Baenzlawz aeu dan Ywdoj yw senglwg le ok hanhheu?

处方：生鸭蛋 1 个，打破壳放碗中，用筷子搅匀，以沸水冲服。每日 2 次。

主治：产后盗汗。

Haiyw：Gyaeqbit aen ndeu, dub coq ndaw duix aeu dawh hoed yinz, raemxgoenj cung gwn. Ngoenz gwn 2 baez.

Cujyau yw：Senglwg le ok hanhheu.

如何用中药方治产后缺乳？
Baenzlawz aeu dan Ywdoj yw senglwg le raemxcij noix?

处方：羊乳根（鲜品）200 克，猪前蹄 1 只，甜酒适量。加水同煮熟服用，每日 1 剂。

主治：产后乳汁分泌不足。

Haiyw：Ragleizgaeq（ndip）200 gwz, gaiq ga mou ganaj ndeu, di laeujvan he. Yungh raemx caemh cawj gwn, ngoenz gwn fuk ndeu.

Cujyau yw：Senglwg le ok raemxcij noix.

怎样用中药方治急性乳腺炎？
Baenzlawz aeu dan Ywdoj yw baezcij?

处方：麻黄、川芎、甘草各 6 克。每日 1 剂，水煎，分 3 次服用。

主治：急性乳腺炎初起。症见肿块红肿，恶寒发热。

Haiyw：Mazvangz、ciengoeng、gamcauj gak 6 gwz. Ngoenz gwn fuk ndeu, raemx cienq, faen sam baez gwn.

Cujyau yw：Gipsingq baezcij ngamq baenz. Yiengh bingh neix foeg nding, lau nit youh fatndat.

十三、儿科
Cibsam、Gohlwgnyez

怎样用中药方治小儿夏季热？
Baenzlawz aeu dan Ywdoj yw nyeznomj seizhah aengndat?

处方：蚕茧 10 个，淡豆豉 6 克。每日 1 剂，水煎代茶饮。

主治：小儿夏季热，中医辨证为脾胃阳虚型。症见患儿发热，口渴多饮，多尿，汗少，烦躁不安，食欲减退，尿多而清长，大便稀薄，虽发热但下肢冷，舌质淡苔薄，脉微细而数。

Haiyw：Rehnengznuenqx 10 aen, daeuhseih cit 6 gwz. Ngoenz gwn fuk ndeu, raemx baek dang caz gwn.

Cujyau yw：Nyeznomj seizhah aengndat, Ywdoj duenqdingh dwg mamx dungx yiengzhaw yinxhwnj. Nyeznomj baenz yiengh bingh neix, ndang fatndat, hozhawq gwn raemx lai, nyouh lai hanh noix, ndawsim nyapnyuk, mbouj siengj gwn doxgaiq, nyouh lai youh saw, haex sawrik, yienznaeuz fatndat hoeng dinfwngz gyoet, linx saek mbouj ndei, ailinx mbang, meg saeq youh byaij ndaej vaiq.

怎样用中药方治小儿夜啼？
Baenzlawz aeu dan Ywdoj yw Nyeznomj gyanghwnz daej?

处方：莲子、百合各 10 克。煮成糊状，以白砂糖调味服用，每日 1 次或 2 次。

主治：小儿夜啼，中医辨证为心经火热型。症见患儿面赤唇红，喜俯卧，见灯火则啼哭更甚，烦躁不安，小便短黄，大便干结，舌尖红，苔黄。

Haiyw：Cehmbu、bakhab gak 10 gwz. Cawj baenz oemj, aeu begdangz heuz gwn.

Cujyau yw：Nyeznomj gyanghwnz daej, Ywdoj duenqdingh dwg megsim hujndat yinxhwnj. Baenz yiengh bingh neix nyeznomj naj nding naengbak nding, maij ninzhaemj, raen haidaeng raen feiz engq daej, simgaenj nyapnyuk, nyouh henj nyouh noix, haex rauj haex giet, byailinx nding, ailinx henj.

怎样用中药方治小儿流涎？
Baenzlawz aeu dan Ywdoj yw nyeznomj myaizyag?

处方：白术 6 克。研成粉，放碗内加一碗水，用蒸笼蒸熟，去药渣，分 2 次服，每日 1 剂，连服 2 日。

主治：小儿流涎。

Haiyw：Begsaed 6 gwz. Nuz baenz mba, coq ndaw duix gya duix raemx ndeu, cuengq ndaw caengq naengj cug, cawz nyaq ok, faen song baez gwn, ngoenz gwn fuk ndeu, lienzdaemh gwn 2 ngoenz.

Cujyau yw：Nyeznomj myaizyag.

如何用中药方治百日咳？
Baenzlawz aeu dan Ywdoj yw ae nanz mbouj ndei?

处方一：柿饼 3 个，罗汉果半个。加水 1200 毫升，煎至 500 毫升，去渣，加冰糖分多次饮用，每日 1 剂。

处方二：南瓜子适量。瓦上焙焦，研成细粉。红糖汤调服少许，每日数次。

主治：百日咳。

Haiyw it：Bingjlwgndae 3 aen, buenq aen maklozhan. Gya raemx 1200 hauzswngh, baek hawj raemx lij lw 500 hauzswng, cawz nyaq ok, gya dangznae faen lai baez gwn, ngoenz gwn fuk ndeu.

Haiyw ngeih：Di cehgva ndeu. Youq gwnz vax gangq mij, nuz baenz mba. Aeu raemx dangznding heuz gwn, gwn noix di, ngoenz gwn lai baez.

Cujyau yw：Ae nanz mbouj ndei.

怎样用中药方治小儿咳嗽？
Baenzlawz aeu dan Ywdoj yw nyeznomj baenzae?

处方：大蒜 60 克。去皮，切碎捣烂，用凉开水 300 毫升浸泡 12 小时，滤取浸液，加白砂糖适量。5 岁以上患儿每次服 15 毫升，5 岁以下患儿每次服 7 毫升，每 2 小时服 1 次。

主治：小儿咳嗽，中医辨证为风寒犯肺型。症见微热，咳嗽，喷嚏，流涕，咳嗽以晚上较重，兼见怕冷，无汗，咳吐稀痰，舌苔薄白。

Haiyw：Gyaeujsuenq 60 gwz. Mbiq naeng ok, daem myaix, aeu gij raemxgoenj gyoet ceh 12 aen suijseiz, lih aeu raemx de, gya di dangzsahau ndeu. Lwgnyez haj bi doxhwnj baez ndeu gwn 15 hauzswng, lwg caengz rim haj bi baez ndeu gwn 7 hauzswng, moix 2 siujseiz gwn baez ndeu.

Cujyau yw: Lwgnyez ae, Ywdoj duenqdingh dwg bwt dwgrumz yinxhwnj. Yiengh bingh neix raen miz di fatndat, ae, haetcwi, mug yag, gyanghaemh ae ndaej haemq yenzcung, lau cengx, mbouj okhanh, biq naiz saw, ailinx mbang hau.

怎样用中药方治小儿咳喘？
Baenzlawz aeu dan Ywdoj yw nyeznomj haebgyawh?

处方一：苏叶、半夏各5克，杏仁、防风、前胡、枳壳、桔梗、陈皮各3克，葱管3段，生姜2片。每日1剂，水煎，分3次服用，服后覆盖被子待汗。

主治：小儿咳喘（喘息性支气管炎），中医辨证为风寒痰阻型。症见恶寒发热，无汗，咳嗽气喘，流涕痰多，舌苔白厚，指纹暗。

处方二：郁李仁、瓜蒌、杏仁、枳壳、竹茹各5克，制半夏4克。每日1剂，水煎，分3次服用。

主治：小儿咳喘（喘息性支气管炎），中医辨证为痰湿壅肺型。症见体质较胖，发热，咳嗽气喘，吐黏痰，腹胀满，舌红，苔薄黄。

Haiyw it: Mbawswjsuh、gobuenqhah gak 5 gwz, ceh makgingq、fuengzfung、bah'anbya、makdoengj、gizgwngj、naenggam gak 2 gwz, coeng 3 hoh, hing ndip 2 gep. Ngoenz gwn fuk ndeu, raemx oem, faen sam baez gwn, gwn le goemqmoeg fathanh.

Cujyau yw: Nyeznomj haebgyawh, Ywdoj duenhdingh dwg dwgrumz saek naiz yinxhwnj. Yiengh bingh neix lau cengx fatndat, mbouj okhanh, youh ae youh haebgyawh, mug yag naiz lai, ailinx hau na, luzfwngz amq.

Haiyw ngeih: Ceh makmaenj、lwgmanfangz、ceh makgingq、naeng makdoengj、gosei gak 5 gwz, gobuenqhah ceih ndei 4 gwz. Ngoenz gwn fuk ndeu, raemx cienq, faen sam baez gwn.

Cujyau yw: Nyeznomj haebgyawh, Ywdoj duenqdingh dwg naiz lai saek bwt yinxhwnj. Boux baenz yiengh bingh neix haemq biz, fatndat, youh ae youh haebgyawh, naiz doengq, dungx raeng, linx nding, ailinx henj.

如何用中药方治小儿口腔炎？
Baenzlawz aeu dan Ywdoj yw conghbak fazyenz?

处方：竹叶、桔梗各6克，生地4克，黄连、通草、甘草、薄荷（后下）各3克。每日1剂，水煎，分3次服用。

主治：小儿口腔炎，中医辨证为心经热盛型。症见口角流涎，口腔溃疡，表面形成白膜或黄色假膜，拒食，哭闹不安，口臭，大便干结，尿黄，舌质红，苔白或薄黄，指甲浅紫或色紫。

Haiyw：Mbawcuk、gizgwngj gak 6 gwz，swnghdi 4 gwz，vuengzlienz、golwnxreij、gamcauj、gyaekbongqma（doeklaeng cij coq）gak 3 gwz. Ngoenz gwn fuk ndeu，raemx cienq，faen sam baez gwn.

Cujyau yw：Lwgnyez conghbak fazyenz，Ywdoj duenqdingh dwg sinhgingh hwngqndat yinxhwnj. Baenz yiengh bingh neix cihbak naizyag，bak in，conghbak naeng de baenz ai hau roxnaeuz ai henj，mbouj gwn doxgaiq，daejngaungau，bak haeu，haex gietndongj，nyouh henj，linx nding，ailinx hau roxnaeuz mbang henj，luzfwngz luenqcij roxnaeuz cij.

怎样用中药方治麻疹退后喑哑？
Baenzlawz aeu dan Ywdoj yw dokmaz sanq le hozhep?

处方：儿茶 3 克，朱砂 2 克，冰片 0.5 克。共研成细粉，每次 1 克，以开水冲服，每日 1 次。

主治：麻疹退后喑哑（不能说话）。

Haiyw：Wzcaz 3 gwz，sahoengz 2 gwz，naebenq 0.5 gwz. Caemh nuz baenz mba，baez ndeu gwn gwz ndeu，aeu raemxgoenj cung gwn，ngoenz gwn baez ndeu.

Cujyau yw：Dokmaz sanq le hozhep（gangj mbouj ok sing）.

如何用中药方治小儿淋巴结核？
Baenzlawz aeu dan Ywdoj yw lwgnyez ok baeznou?

处方：忍冬藤 30 克，黑豆 12 克，三七 3 克，藕节 3 个，甘草 1 克。每日 1 剂，水煎，分多次少量频服。一般 10 剂后淋巴结核变小，15 剂后淋巴结核消失。

主治：小儿淋巴结核。

Haiyw：Nyaenxdoenghoengz 30 gwz，duhndaem 12 gwz，dienzcaet 3 gwz，hohngaeux 3 dot，gamcauj 1 gwz. Ngoenz gwn fuk ndeu，raemx cienq，faen lai baez gwn，bae ndeu gwn di he. Itbuen gwn 10 fuk le baeznou couh bienq iq，15 fuk couh ndei liux.

Cujyau yw：Lwgnyez ok baeznou.

怎样用中药方治小儿遗尿？
Baenzlawz aeu dan Ywdoj yw lwgnyez raengqnyouh?

处方：桑螵蛸 15 克，益智仁、韭菜籽各 6 克。每日 1 剂，水煎，分 3 次服用。

主治：小儿遗尿。

Haiyw：Lainiulangz 15 gwz, hinglieng'iq、ceh byaekgep gak 6 gwz. Ngoenz gwn fuk ndeu, raemx cienq, faen sam baez gwn.

Cujyau yw：Lwgnyez raengqnyouh.

如何用中药方治婴幼儿腹泻？
Baenzlawz aeu dan Ywdoj yw nyeznding okdungx?

处方：葡萄糖粉 9 克，白胡椒（研粉）1 克。混匀，1 岁以下每次 0.5 克，1～3 岁每次 1 克，以温开水冲服，每日 3 次。1～3 日内可见效。

主治：婴幼儿腹泻。症见粪便呈蛋花样，伴呕吐，口渴，尿少。

Haiyw：Mba buzdauzdangz 9 gwz, naedceu（nuz baenz mba）1 gwz. Gyaux yinz, lwg caengz rim bi baez ndeu gwn 0.5 gwz, lwg ndaej 1～3 bi baez ndeu gwn 1 gwz, aeu raemxgoenj raeuj cung gwn, ngoenz gwn 3 baez. 1～3 ngoenz couh menhmenh ndei.

Cujyau yw：Nyeznding okdungx. Yiengh bingh neix haex lumj gyaeqhau, doengzseiz buenx miz rueg, hozhawq, nyouh noix.

如何用中药方治小儿慢性腹泻？
Baenzlawz aeu dan Ywdoj yw nyeznomj okdungx menhnumq?

处方：白石榴花 12 克，炒麦芽 10 克，藕节 4 个。每日 1 剂，水煎，分 3 次服用。

主治：小儿慢性腹泻。

Haiyw：Valeizsan hau 12 gwz, ngazmeg ceuj 10 bwz, hohngaeux 4 dot. Ngoenz gwn fuk ndeu, raemx cienq, faen sam baez gwn.

Cujyau yw：Nyeznomj okdungx menhnumq.

如何用中药方治小儿夏季腹泻？
Baenzlawz aeu dan Ywdoj yw nyeznomj seizhah okdungx?

处方：鲜扁豆叶 50 克。水煎少量频服，中病即止。

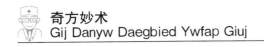

主治：小儿夏季腹泻。

Haiyw：Mbaw duhbenj heu 50 gwz. Raemx cienq，gwn lai baez，baez ndeu gwn di ndeu，bingh ndei lai couh daengx yw.

Cujyau yw：Nyeznomj seizhah okdungx.

如何用中药方治婴幼儿秋季腹泻？
Baenzlawz aeu dan Ywdoj yw nyeznding seizcou okdungx？

处方：干姜（炒炭）10 克，研成细粉，加面粉（炒黄）30 克，蜂蜜适量，分 3 次以温开水冲服。

主治：婴幼儿秋季腹泻，中医辨证为寒湿型。症见泻下清冷，无臭，手足欠温，面唇发青，指纹淡红。

Haiyw：Hing rauj（ceuj fonx）10 gwz，nuz baenz mba，gya mbamienh（ceuj henj）30 gwz，gya di dangzrwi，faen 3 baez aeu raemxgoenj cung gwn.

Cujyau yw：Nyeznding seizcou okdungx，Ywdoj duenqdingh dwg nit caep yinxhwnj. Yiengh bingh neix okdungx lae saw，mbouj haeu geij lai，dinfwngz gyoet，naeng bak heu，luzfwngz luenqhoengz.

怎样用中药方治小儿慢性痢疾？
Baenzlawz aeu dan Ywdoj yw nyeznomj okleih menhnumq？

处方：青葙茎叶。采集野生健壮、肥硕的青葙地上部分 9～15 株，洗净切段，加水 1000 毫升煎沸 10 分钟，滤渣取液 300 毫升分多次当茶饮，当天饮完。连续服用 10～15 日为 1 个疗程，一般 1 个疗程即可痊愈。

主治：小儿慢性痢疾，特别是对排脓血便的痢疾症状效果更佳，对抗菌素过敏的患儿尤为适用。

Haiyw：Aeu go caeuq mbaw yiengzyahmbej. Bae ra go yiengzyahmbej maenghcoek de，gvej goek de aeu donhgwnz，9～15 go，swiq saw ronq baenz dot，gya raemx 1000 hauzswngh cienq 10 faencung，lih aeu raemx de 300 hauzswngh，faen lai baez dang caz gwn，dangngoenz gwn liux. Lienzdaemh gwn 10～15 ngoenz guh aen liuzcwngz ndeu，itbuen aen liuzcwngz ndeu couh ndei liux.

Cujyau yw：Nyeznomj okleih menhnumq，daegbied dwg doiq gij okleih baenz lweddoengq de ceiq miz yungh，ceiq hab bouxbingh nyeznomj doiq gangginsu gominj haenx gwn.

怎样用中药方治小儿蛔虫病?

Baenzlawz aeu dan Ywdoj yw nyeznomj dungx miz deh?

处方:乌梅适量。晒干研成细粉,8 岁以下小孩,每次口服 5 克,早、晚各服 1 次。

主治:小儿蛔虫病。

Haiyw:Aeu makmoizndaem habliengh. Dak roz nuz baenz mba, nyeznomj caengz rim 8 bi baez ndeu gwn 5 gwz, banhaet gwn baez ndeu, lajhaemh gwn baez ndeu.

Cujyau yw:Nyeznomj dungx miz deh.

十四、其他
Cibseiq、Gizyawz

怎样用中药方治醉酒？
Baenzlawz aeu dan Ywdoj yw laeujfiz?

处方：甘草5克，冰片0.2克。以温开水冲泡，一次饮下。

主治：醉酒。

Haiyw：Gamcauj 5 gwz，naebenq 0.2 gwz. Aeu raemxraeuj cung，baez dog gwn liux.

Cujyau yw：Laeujfiz.

如何用中药方治肥胖症？
Baenzlawz aeu dan Ywdoj yw ndang bongzbiz?

处方：泽泻、茯苓、草决明、薏苡仁、防己各12克，白术、荷叶各10克，陈皮8克。每日1剂，水煎，分3次服用。

主治：肥胖症，中医辨证为脾湿痰浊型。症见体肥臃肿，胸闷憋气，体重疲倦，腹胀食少，舌苔白腻，脉细滑。

Haiyw：Byaeklinxbit、gaeulangjhauh、ceh yiengzmbej、haeuxroeg、gaeuheuj gak 12 gwz，begsaed、mbawngaeux gak 10 gwz，naenggam 8 gwz. Ngoenz gwn fuk ndeu，raemx cienq，faen sam baez gwn.

Cujyau yw：Ndang bongzbiz，Ywdoj duenqdingh dwg mamxcumx naizdoengq yinxhwnj. Yiengh bingh neix ndang bizbodbod，aek oem nanz diemcaw，ndang naek ndang naiq，dungx raeng gwn noix，ailinx haunwk，meg saeq youh raeuz.

怎样用中药方治暑热？
Baenzlawz aeu Ywdoj yw hwngqndat?

处方：滑石20克，甘草、薄荷、藿香各6克。以沸水浸泡，凉后代茶饮。

主治：暑热。症见胸闷，头晕，眼花，腹胀，苔厚腻。

Haiyw：Mbarinraeuz 20 gwz，gamcauj、byaekhomnyaeuq、gohozyangh gak 6 gwz.

Aeu raemx baek ndei, caj de gyoet le dang caz gwn.

Cujyau yw: Hwngqndat. Yiengh bingh neix aek oem, gyaeujngunh, daraiz, dungxraeng, ailinx nanwk.

怎样用中药方治冷汗不止?

Baenzlawz aeu dan cunghhoz yw ok hanhgyoet mbouj daengx?

处方：黄芪30克，附片（先煎）10克。每日1剂，水煎，分3次服用。
主治：冷汗不止，四肢厥冷。

Haiyw: Vangzgiz 30 gwz, fuqbenq（cienq gonq）10 gwz. Ngoenz gwn fuk ndeu, raemx cienq, faen sam baez gwn.

Cujyau yw: Ok hanhgyoet mbouj daengx, dinfwngz gyoet.

怎样用中药方治痔疮?

Baenzlawz aeu dan Ywdoj yw baezhangx?

处方：金钱草30克，地榆15克，槐花9克。每日1剂，水煎，分3次服用。
主治：痔疮。

Haiyw: Byaeknok 30 gwz, maxlienzan15 gwz, vavaiz 9 gwz. Ngoenz gwn fuk ndeu, raemx cienq, faen sam baez gwn.

Cujyau yw: Baezhangx.

如何用中药方治痔疮下血?

Baenzlawz aeu Ywdoj yw baezhangx ok lwed?

处方：蒲黄9克，藕节5个。用藕节煎水，分3次送服蒲黄，每日1剂。
主治：痔疮下血。

Haiyw: Gobujrang 9 gwz, hohngaeux 5 dot. Aeu raemx cienq dotngaeux, faen 3 baez aeu raemx de soengq gobujrang gwn, ngoenz gwn fuk ndeu.

Cujyau yw: Baezhangx ok lwed.

民间医生治疗经验
Gij Gingniemh Ywbingh
Canghyw Ndawbiengz

一、呼吸内科
It、Sai Diemheiq Gohndawndang

民间医生预防感冒有何经验？
Canghyw ndawbiengz fuengzre dwgliengz miz maz gingniemh？

方法：取丁香、荆芥穗、苏叶、苍术、肉桂、辛夷、细辛、白豆蔻各 2 克。共研成细粉，装入布袋，时时闻气味。

主治：预防感冒。

Fuengfap：Aeu dinghyangh、riengz nyaqrahgaeq、mbaw sijsu、cangsaed、go'gviq、goyilanzaeuj、gosisinh、dougou hau gak 2 gwz. Caez nienj baenz mbasaeq, coux ndaw daehbaengz, seizseiz nyouq gij heiqyw.

Cujyau yw：Fuengz dwgliengz.

民间医生治感冒鼻塞有何经验？
Canghyw ndawbiengz yw dwgliengz ndaengsaek miz maz gingniemh？

方法：取大蒜数瓣，捣烂取液 1 毫升，加蒸馏水 9 毫升，每日滴鼻 3～5 次，每次 1 滴。

主治：感冒鼻塞。

Fuengfap：Aeu geij dip gyaeujsuenq, dub yungz aeu raemx 1 hauzswngh, gya raemxfwi 9 hauzswngh, moix ngoenz ndik ndaeng 3～5 baez, moix baez ndik ndeu.

Cujyau yw：Dwgliengz ndaengsaek.

民间医生治风热咳嗽有何经验？
Canghyw ndawbiengz yw funghuj baenzae miz maz gingniemh？

方法：取栀子、桃仁各 20 克，杏仁 6 克，糯米、胡椒各 1 克。共研成细粉，用鸡蛋清调成稠膏，敷于两脚心（涌泉穴）及足背相对处，覆盖塑料薄膜及用绷带固定，12 小时换药 1 次。敷药后，局部可有蓝黑色素沉着（由栀子引起），经 3～5 天肤色可恢复正常。

主治：风热咳嗽。症见咳嗽新起，咳声粗亢，痰稠色黄，身热恶风，苔白而燥，脉浮数。

Fuengfap：Aeu golwghenj、ngveih makdauz gak 20 gwz，ngveih makgingq 6 gwz，haeuxcid、hozceu gak gwz ndeu. Caez nienj baenz mbasaeq，aeu gyaeqhau heuz baenz gaugwd，oep youq song din laj aidin（giz yungjcenz）caeuq laengdin giz doxdoiq，aeu bozmoz goemq ndei caemhcaiq aeu saibaengz cug maenh，12 aen cungdaeuz vuenh baez yw ndeu. Oep yw le，mbangjgiz raen miz giz o'ndaem（dwg golwghenj cauhbaenz），gvaq 3~5 ngoenz saeknaeng dauq fuk cingqciengz.

Cujyau yw：Funghuj baenzae. Binghyiengh raen dwg ngamq baenzae，sing ae cocwt，myaizniu saekhenj，ndang huj lau rumz，ailinx hau youh sauj，meg fouz byaij ndaej youh vaiq.

民间医生治胸满咳嗽有何经验？
Canghyw ndawbiengz yw aekciengq baenzae miz maz gingniemh？

方法：取荞麦面、鸡蛋清各适量。用鸡蛋清和荞麦面揉匀成团，每日数次，用力以药团涂擦胸部，能清热下气。

主治：胸满腹胀，咳嗽不安。

Fuengfap：Aeu mienhmeggak、gyaeqhau gak dingz ndeu. Aeu gyaeqhau caeuq mienhmeggak cai yinz baenz ndaek，moix ngoenz geij baez，roengzrengz aeu ndaekyw cat gwnz aek，ndaej siu huj roengz heiq.

Cujyau yw：Aekciengq dungxraeng，baenzae mbouj onj.

民间医生治咳嗽痰多有何经验？
Canghyw ndawbiengz yw ae myaiz lai miz maz gingniemh？

方法：取天花粉、黄柏、乳香、没药、天南星、白芷各等份。共研成细粉，以温米醋调成膏状，置于纱布上，贴于胸部，每日更换1次或2次，1周为1个疗程。

主治：咳嗽痰多，色黄黏稠，中医辨证为肺热型。

Fuengfap：Aeu rag gvefangz、faexvuengzbeg、yujyangh、mozyoz、gonognuek、gobegcij gak daengjfaenh. Caez nienj baenz mbasaeq，aeu meiq gwn raeuj goi baenz gau，cuengq gwnz baengzsa，nem youq gwnz aek，moix ngoenz vuenh baez ndeu roxnaeuz 2 baez，aen singhgiz ndeu guh aen liuzcwngz ndeu.

Cujyau yw：Baenzae myaiz lai，henj niu，Ywdoj duenq dwg yiengh bwt huj.

民间医生治寒性咳嗽有何经验？
Canghyw ndawbiengz yw baenzae hanzsingq miz maz gingniemh?

方法：取艾叶 10 克，水煎分 3 次服，每日 1 剂；另取艾叶 30 克，每晚水煎泡脚，每次 20 分钟。

主治：寒性咳嗽。症见咳嗽有痰，痰液清晰，受凉发作，舌淡苔白，脉迟。

Fuengfap：Aeu mbawngaih 10 gwz, cienq raemx faen 3 baez gwn, moix ngoenz fuk ndeu; lingh aeu mbawngaih 30 gwz, moix haemh cienq raemx cimq din, moix baez 20 faencung.

Cujyau yw：Baenzae hanzsingq. Binghyiengh raen baenzae miz myaiz, myaiz saw, dwgliengz dauq ae, linx mong ailinx hau, meg byaij ndaej menh.

二、消化内科
Ngeih、Siuvaq Gohndawndang

民间医生治呃逆有何经验？
Canghyw ndawbiengz yw saekwk miz maz gingniemh?

方法：取吴茱萸、苍耳子各 20 克，肉桂 5 克。共研成细粉，每次取 10 克，以米醋调成糊状，外敷于双足心涌泉穴。用药 3 日即愈。

主治：呃逆。

Fuengfap：Aeu cazlad、gofaetvaiz gak 20 gwz，go'gviq 5 gwz. Caez nienj baenz mbasaeq，moix baez aeu 10 gwz，aeu meiq heuz baenz giengh，oep youq baihrog song mbiengj aidin giz yungjcenz. Yungh yw 3 ngoenz couh ndei.

Cujyau yw：Saekwk.

民间医生治呕吐有何经验？
Canghyw ndawbiengz yw rueg miz maz gingniemh?

方法：取陈醋、明矾、面粉各适量。共调成糊状，敷于两足心涌泉穴，用纱布包扎固定。一般半小时后可止呕。

主治：呕吐不止、泄泻。

Fuengfap：Aeu meiqgaeuq、begfanz、mbamienh gak dingz ndeu. Caez heuz baenz giengh，oep youq song mbiengj angjdin giz yungjcenz，aeu baengzsa duk maenh. Itbuen gvaq buenq aen cungdaeuz le couh ndaej dingz rueg.

Cujyau yw：Rueg mbouj dingz、oksiq.

民间医生治食物梗塞食道有何经验？
Canghyw ndawbiengz yw doxgaiq gaz hoz miz maz gingniemh?

方法：取贯众 9 克，加水 300 毫升，浓煎成 50 毫升，少量多次含咽。一般 1 剂可愈。

主治：食物梗塞食道。

Fuengfap：Aeu gutgvaj 9 gwz，gya raemx 300 hauzswngh，cienq gwd baenz 50

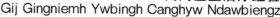

hauzswngh，dingznoix lai baez hamz ndwnj. Itbuen fuk ndeu couh ndei.

Cujyau yw：Doxgaiq gaz hoz.

民间医生治胃痛有何经验？
Canghyw ndawbiengz yw dungxin miz maz gingniemh?

方法：取萝卜1个，切成丝，加醋适量，于砂锅上炒热，装入布袋内。胃痛发作时敷于患处。

主治：胃痛。

Fuengfap：Aeu aen lauxbaeg ndeu，ronq baenz sei，gya dingz meiq ndeu，dwk ndaw rekvax cauj ndat，coux ndaw daehbaengz. Seiz dungxin oep giz in.

Cujyau yw：Dungxin.

民间医生治便秘有何经验？
Canghyw ndawbiengz yw haexgaz miz maz gingniemh?

方法：取大戟（研粉）1克，大枣（去核）5枚。将上述药捣如膏状。用时取上述药膏贴敷肚脐神阙穴，外用纱布包扎固定。本方功能补中通便，一般用1次，最多2次大便即通。

主治：便秘。

Fuengfap：Aeu dagiz（nienj baenz mba）gwz ndeu，makcauj（dawz ceh deuz）5 aen. Dawz gij yw gwnzneix dub yungz baenz gau. Yungh seiz aeu gij gau gwnzneix oep youq gwnz giz sinzgez，baihgrog aeu baengzsa duk maenh. Aen dan neix goengnaengz dwg bouj gyang doeng haex，itbuen baez ndeu，ceiq lai 2 baez haex couh doeng.

Cujyau yw：Haexgaz.

民间医生治肠易激综合征有何经验？
Canghyw ndawbiengz yw binghgyoebhab saej heih gikcoi miz maz gingniemh?

方法：取花椒200克，麦麸500克。用水拌匀，炒热后用布包熨敷脐周，每天2次。

主治：肠易激综合征。

Fuengfap：Aeu vaceu 200 gwz，rebmeg 500 gwz. Aeu raemx gyaux yinz，cauj ndat le aeu baengz suek ndei oep seiqhenz saejndw，moix ngoenz 2 baez.

Cujyau yw：Binghgyoebhab saej heih gikcoi.

民间医生治肠炎有何经验？
Canghyw ndawbiengz yw oksiq miz maz gingniemh?

方法：取白胡椒 6 粒，炮姜、炒雄黄粉、肉桂、吴茱萸各 1 克。上药共研成细粉，备用。将脱脂药棉蘸上药粉，敷贴于脐孔上，外以纱布覆盖，胶布固定。每日换药 1 次。一般上午填药，下午能止泻。

主治：肠炎，中医辨证为寒滞型。症见腹痛肠鸣，大便清稀，腹寒喜暖，舌淡苔白，脉沉迟。

Fuengfap：Aeu hozceu hau 6 naed，hing aeu sa log gvaq、mba yungzvuengz cauj gvaq、go'gviq、cazlad gak gwz ndeu. Gij yw gwnzneix caez nienj baenz mbasaeq，bwh yungh. Aeu faiqmienz caemj mbayw，oep youq gwnz saejndw，baihrog aeu baengzsa goemq ndei，baengzgyau dingh maenh. Moix ngoenz vuenh baez yw ndeu. Itbuen gyanghaet saek yw，laj byonghngoenz ndaej dingz siq.

Cujyau yw：Oksiq，ywdoj duenq dwg yiengh hanz cwk. Binghyiengh raen dungxin saej yiengj，haex saw，dungx caep haengj raeuj，linx mong ailinx hau，meg caem youh menh.

民间医生治湿热腹泻有何经验？
Canghyw ndawbiengz yw cumxhuj oksiq miz maz gingniemh?

方法：取茜草 30 克，加水连煎 3 次，去渣过滤，3 次煎药混合，待温洗两足，每次 30～60 分钟，每日 2 次或 3 次，连洗 3～4 日。

主治：湿热腹泻。症见腹痛肠鸣，腹痛即泻，泻势急迫，粪色黄褐而臭，肛门灼热，心烦口渴，小便短赤，舌苔黄腻，脉滑数。据报道，采用本法治疗腹泻患者 120 例，其中痊愈 110 例，好转 10 例。

Fuengfap：Aeu gohungzcen 30 gwz，gya raemx laebdaeb cienq 3 baez，dawz nyaq deuz daih okdaeuj，gij yw cienq 3 baez doxgyaux youq itheij，caj raeuj le aeu daeuj swiq din，moix baez 30～60 faencung，moix ngoenz 2 baez daengz 3 baez，lienz swiq 3～4 ngoenz.

Cujyau yw：Cumxhuj oksiq. Bingyiengh raen dungx in saej yiengj，dungxin couh siq，siq ndaej gaenj，haex henj youh haeu，conghhaex byangjndat，simfanz hozhawq，nyouhdinj youh hoengz，ailinx henj nwk，meg byaij youh vaiq youh raeuz. Ciuq bauqnaeuz，aeu cungj fuengfap neix yw boux oksiq 120 boux，ndawde yw ndei 110 boux，miz di ndei 10 boux.

民间医生治寒泻有何经验？
Canghyw ndawbiengz yw caep oksiq miz maz gingniemh?

方法：取丁香、枯矾粉各等份。敷满脐部，外用纱布覆盖固定，每日 1 换。
主治：腹寒泄泻。

Fuengfap：Aeu dinghyangh、mba begfanz gak daengj faenh. Oep rim saejnsw, baihrog aeu baengzsa goemq maenh, moix ngoenz vuenh baez ndeu.

Cujyau yw：Dungx caep oksiq.

民间医生治寒湿泄泻有何经验？
Canghyw ndawbiengz yw cumx caep oksiq miz maz gingniemh?

方法：取肉桂（研粉）、厚朴（研粉）各等量。混匀，以生姜汁调匀药粉，敷于肚脐，外用纱布覆盖固定。
主治：寒湿泄泻。症见腹部冷痛，得温痛减，泻下水样，肛门无灼热感，小便清，舌淡苔白润，脉沉滑。

Fuengfap：Aeu go'gviq（nienj baenz mba）、gohoubuz（nienj baenz mba）gak doengz liengh. Gyaux yinz, aeu raemxhing gyaux yinz mbayw, oep youq saejndw, baihrog aeu baengzsa goemq maenh.

Cujyau yw：Cumxcaep baenz oksiq. Binghyiengh raen aendungx caep in, raeuj couh loq ndei, siq baenz raemx, conghaex mbouj raen ndatlog, oknyouh saw, linx mong ailinx hau nyinh, meg caem raeuz.

民间医生治阳虚泄泻有何经验？
Canghyw ndawbiengz yw yiengz haw baenz oksiq miz maz gingniemh?

方法：取吴茱萸 6 克，肉桂、木香各 5 克，丁香、地榆各 4 克。共研成细粉，放置肚脐上，外盖纱布，用胶布固定，48 小时后去掉。一般连用 2～4 次。
主治：脾肾阳虚泄泻。症见腹泻日久，日轻夜重，黎明更为明显，大便水样，夹有未消化食物的残渣，腹痛喜暖，面色苍白，形体消瘦，精神萎靡，四肢欠温，下肢水肿，舌质淡，苔薄白，脉微弱。

Fuengfap：Aeu cazlad 6 gwz, go'gviq、gomuzyangh gak 5 gwz, dinghyangh、gomaxlienzan gak 4 gwz. Caez nienj baenz mbasaeq, cuengq gwnz saejndw, baihrog goemq baengzsa, aeu baengzgyau dingh maenh, 48 aen cungdaeuz le dawz deuz. Itbuen

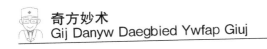

lienz yungh 2~4 baez.

Cujyau yw: Mamx mak yiengz haw baenz oksiq. Binghyiengh raen oksiq nanz lai, gyangngoenz lai ndei gyanghaemh siq ndaej youqgaenj, mbwn yaek rongh engq youqgaenj, siq baenz raemx nei, lij miz gij nyaq lw caengz siuvaq, dungxin haengj raeuj, saeknaj haucanz, ndang byom, cingsaenz naiqnuek, seiqguengq caep, song din foegfouz, linx mong, ailinx haumbang, meg loq nyieg.

民间医生治五更泻有何经验?
Canghyw ndawbiengz yw nguxgeng oksiq miz maz gingniemh?

方法：取补骨脂 12 克，肉豆蔻、五味子各 6 克，吴茱萸 3 克，共研成细粉；另取生姜 24 克，榨成汁及制成姜泥。大枣 10 枚，煮熟去核，制成枣泥。用黄酒、凡士林、姜汁将药粉、姜泥、枣泥调成药膏，每次取药膏适量敷于神阙、关元、肾俞、命门四穴，用医用胶布固定，贴 6~8 小时后去掉胶布及药膏，每日 1 次。

主治：五更泻。

Fuengfap: Aeu faenzcepraemx 12 gwz, yuzdougou、gaeucuenqiq gak 6 gwz, cazlad 3 gwz, caez nienj baenz mbasaeq; lingh aeu hing 24 gwz, caq baenz raemx caeuq guh baenz naezhing. makcauj 10 aen, cawj cug dawz ngveih deuz, guh baenz naezmakcauj. Aeu laeujhenj、fanzswlinz、raemxhing dawz mbayw、naezhing、naezmakcauj gyaux baenz gauyw, moix baez aeu dingz gauyw ndeu oep youq sinzgez、gvanhyenz、sin'yi、mingmwnz seiq aen hezvei, aeu baengzgyau canghyw dinghmaenh, nem 6~8 aen cungdaeuz le dawz baengzgyau caeuq gauyw deuz, moix ngoenz baez ndeu.

Cujyau yw: Nguxgeng oksiq.

民间医生治虚寒泄泻有何经验?
Canghyw ndawbiengz yw hawhanz oksiq miz maz gingniemh?

方法：取炮姜 10 克，附子 5 克。以盐炒后用布包裹，趁热敷脐腹部，每天 3 次，每次 30 分钟。

主治：脾肾虚寒泄泻。症见泄泻滑脱或五更泄泻，畏寒肢冷，小腹冷痛，面色苍白，腰膝酸软，小便不利，面目肢体水肿，舌淡胖，苔白滑，脉沉细。

Fuengfap: Aeu hingsa log gvaq 10 gwz, ragvuhdouz 5 gwz. Dwk gyu cauj gvaq aeu baengz suek ndei, swnh ndat oep saejndw, moix ngoenz 3 baez, moix baez 30 faencung.

Cujyau yw: Mamx mak hawhanz baenz oksiq. Binghyiengh raen oksiq rae vaiq roxnaeuz gyanghwnz oksiq, lau nit ga nit, lajdungx caep in, saeknaj haucanz, hwet naet ga naet, oknyouh mbouj swnh, gwnz naj gwnz da seiqguengq foegfouz, linx mong linx biz，ailinx hau raeuz，meg caem youh saeq.

民间医生治痢疾有何经验？

Canghyw ndawbiengz yw okleih miz maz gingniemh？

方法：取吴茱萸18克，附片5克。共研成细粉，取适量，以米醋调匀，外敷双足心涌泉穴，2小时后取下，每日1次或2次。

主治：细菌性痢疾，伴发热、肢冷、食欲差者。

Fuengfap：Aeu cazlad 18 gwz，ragvuhdouz 5 gwz. Caez nienj baenz mbasaeq，aeu dingz ndeu，aeu meiq heuzyinz，oep baihrog gyang aidin giz yungjcenz，2 aen cungdaeuz le sik ok，moix ngoenz baez ndeu roxnaeuz 2 baez.

Cujyau yw：Sigin baenz okleih，buenx miz fatndat、seiq guengq gyoetgyang、mbouj siengj gwn doxgaiq.

三、心血管内科
Sam、Sailwed Simdaeuz Gohndawndang

民间医生治高血压有何经验？
Canghyw ndawbiengz yw hezyaz sang miz maz gingniemh?

方法：取白矾 60 克，米泔水 2000 毫升。米泔水煮白矾至溶化，待温浸洗双足。

主治：高血压。

Fuengfap：Aeu begfanz 60 gwz, raemxmokhaeux 2000 hauzswngh. Raemxmokhaeux cawj begfanz daengz yungz, caj raeuj le cimq swiq song din.

Cujyau yw：Hezyaz sang.

民间医生治低血压有何经验？
Canghyw ndawbiengz yw hezyaz daemq miz maz gingniemh?

方法：取桂枝 12 克，制附子 10 克，甘草 8 克，西洋参 5 克。以沸水冲泡，分多次代茶饮，每日 1 剂。一般服 20～30 日后血压可恢复正常。

主治：低血压。

Fuengfap：Aeu go'gviq 12 gwz, rag vuhdouz cauj gvaq 10 gwz, gamcauj 8 gwz, sihyangzcaem 5 gwz. Aeu raemxgoenj cimq, faen geij baez dang caz gwn, moix ngoenz fuk ndeu. Itbuen gwn 20～30 ngoenz hezyaz ndaej dauqfuk cingqciengz.

Cujyau yw：Hezyaz daemq.

四、肾内科
Seiq、Aenmak Gohndawndang

民间医生治小便不通有何经验？
Canghyw ndawbiengz yw nyouhniuj miz maz gingniemh?

方法：取全瓜蒌40克，加水5000毫升，煎至4000毫升，待温度适宜后坐浴，时间30分钟，以汗出为佳。

主治：小便不通。

Fuengfap：Aeu daengx aen gvefangz 40 gwz, gya raemx 5000 hauzswngh, cienq daengz 4000 hauzswngh, caj raeuj ngamj le naengh swiqcaemx, caemx 30 faencung, daengz hanh ok ceiq ndei.

Cujyau yw：Nyouhniuj.

民间医生治慢性前列腺炎有何经验？
Canghyw ndawbiengz yw cenzlezsen menhnumq miz maz gingniemh?

方法：取黄柏、苦参、野菊花、皂刺、丹参各20克。煎水坐浴，每次20分钟，每日2次。

主治：慢性前列腺炎。

Fuengfap：Aeu faexvuengzbeg、caemgumh、vagut ndoeng、causw、dancaem gak 20 gwz. Cienq raemx naengh swiq, moix baez 20 faencung, moix ngoenz 2 baez.

Cujyau yw：Cenzlezsen menhnumq.

民间医生治慢性肾炎有何经验？
Canghyw ndawbiengz yw sinyenz menhnumq miz maz gingniemh?

方法：取白芥子30克，胡椒12克，丁香、肉桂各10克。共研成细粉，取少量以醋调成稠膏，纱布包裹敷脐，用胶布固定，局部皮肤发红、感到烧灼刺痛时去掉。每日1次，连敷数日。

主治：慢性肾炎，中医辨证为脾肾阳虚型。症见肢体水肿，腰腹下肢为甚，日久不消，按之深陷，腰膝酸痛，肢凉怕冷，尿少色清，大便溏薄，舌淡胖，脉沉细。

Fuengfap：Aeu cehbyaekgat 30 gwz, hozceu 12 gwz, dinghyangh、go'gviq gak 10 gwz. Caez nienj baenz mbasaeq, aeu dingz noix meiq haeux gyaux baenz gaugwd, baengzsa suek oep saejndw, aeu baengzgyau dinghmaenh, mbangjgiz naeng hoengz、in lumj log lumj coeg seiz dawz deuz. Moix ngoenz baez ndeu, lienz oep geij ngoenz.

Cujyau yw：Sinyenz menhnumq, Ywdoj duenq dwg yiengh gij heiq yiengz mamx mak cungj haw. Binghyiengh raen dinfwngz aenndang foegfouz, hwet caeuq dungx song ga daegbied youqgaenj, nanz cungj mbouj siu, naenx cix mboep roengz, hwet naet ga in, dinfwngz caep lau nit, nyouh noix saek saw, haex yungz, linx mong biz, meg caem youh saeq.

民间医生治肾炎水肿有何经验？
Canghyw ndawbiengz yw sinyenz foegraemx miz maz gingniemh?

方法：取鲜石蒜3枚，蓖麻仁10粒。共捣烂如泥，敷足心涌泉穴，每日1次。
主治：肾炎水肿、腹水。

Fuengfap：Aeu hofangz ndip 3 naed, ceh gocoengh 10 naed. Caez nienj yungz, oep gyang aidin giz yungjcenz, moix ngoenz baez ndeu.

Cujyau yw：Sinyenz foegraemx、dungx foegraemx.

民间医生治尿血有何经验？
Canghyw ndawbiengz yw nyouhlwed miz maz gingniemh?

方法：取车前子15克，地骨皮、旱莲草、仙鹤草各10克。每日1剂，水煎，分3次服用。
主治：尿血，中医辨证为阴虚火旺型。症见口干喜饮，潮热盗汗，手足心热，尿血淡红，舌红少苔，脉细数。

Fuengfap：Aeu ceh gomaxdaez 15 gwz, naenggaeujgij、gomijrek、nyacaijmaj gak 10 gwz. Moix ngoenz fuk ndeu, cienq raemx, faen 3 baez gwn.

Cujyau yw：Nyouhlwed, ywdoj duenq dwg yiengh yaem haw huj vuengh. Binghyiengh raen hozhawq haengj gwn raemx, cumx huj doek hanhheu, angjfwngz aidin ndat, nyouh lwed saek maeq, linx hoengz ailinx noix, diuzmeg youh gaeb byaij ndaej youh vaiq youh mbouj miz rengz.

民间医生治尿闭有何经验?

Canghyw ndawbiengz yw nyouhgaz miz maz gingniemh?

方法：患者平躺，将其肚脐及周围清洁干净，用毛头纸打圈围住，取韭菜籽 8 克，研成粉末，加青盐 1 把，混匀，以肚脐为中心填满，用清水匀速滴下，每次滴 10～20 分钟，一般 10 分钟左右患者即有尿意，小便可顺利排出。每日 1 次或 2 次，连用 1～3 日。

主治：短期内出现的尿少、排尿困难，小腹胀痛，甚至尿闭不通。

Fuengfap：Swiq seuq saejndw caeuq seiqhenz saejndw, aeu ceijsa guh gien humx dawz, aeu ceh coenggep 8 gwz, nienj baenz mba, gya gaem gyu ndeu, gyaux yinz, aeu saejndw guh gyang saek rim, aeu raemxsaw baez ndik baez ndik yinzyub dwk ndik roengz, moix baez ndik 10～20 faencung, itbuen 10 faencung baedauq bouxbingh couh siengj oknyouh, ndaej swnhleih oknyouh. Moix ngoenz baez ndeu roxnaeuz 2 baez, lienz yungh 1～3 ngoenz.

Cujyau yw：Yaepseiz raen nyouh noix、oknyouh gunnanz, lajdungx ciengqin, caiqlij nyouhgaz.

五、神经内科
Haj、Sinzgingh Gohndawndang

民间医生治癫痫有何经验？
Canghyw ndawbiengz yw fatbagmou miz maz gingniemh?

方法：取吴茱萸 60 克，研成细粉。每次取少量，加适量面粉和水，调成面饼，填满脐部，用纱布固定。每 7 日换药 1 次。

主治：癫痫，伴痰多清稀，舌淡苔白腻。

Fuengfap：Aeu cazlad 60 gwz, nienj baenz mbasaeq. moix baez aeu dingz noix, gya dingz mbamienh caeuq raemx, heuz ndei goi baenz bingjmienh, saek rim saejndw, aeu baengzsa dingh maenh. Moix 7 ngoenz vuenh baez yw ndeu.

Cujyau yw：Fatbagmou, buenx miz myaiz lai myaiz saw, linx mong ailinx hau nwk.

民间医生治功能性失语有何经验？
Canghyw ndawbiengz yw goengnaengzsingq gangj mbouj ok vah miz maz gingniemh?

方法：取皂角 3 克，焙干研粉，以吸管铲少许皂角粉，轻轻吹入一侧鼻孔，可致喷嚏连发，约 5 分钟后停止。同法再取药粉吹入另一鼻孔，数分钟后即可见效。

主治：功能性失语，也称精神性失语症、癔症性失语，是癔症的一种表现。多因精神紧张、情绪剧烈波动造成大脑皮层过度刺激，导致病人突发性失语，甚至神志昏迷，牙关紧闭，四肢僵硬，但西医检查均无异常。

Fuengfap：Aeu ceugoeg 3 gwz, gangq sauj nienj baenz mba, aeu gvanjsup canj dingz noix mbaceugoeg, menhmenh boq haeuj mbiengj conghndaeng bae, ndaej haetcwi mbouj dingz, daihgaiq 5 faencung le couh dingz. Doengzyiengh fuengfap aeu mbayw boq haeuj lingh conghndaeng bae, geij faencung le couh raen yaugoj.

Cujyau yw：Goengnaengzsingq gangj mbouj ok vah, hix heuhguh cingsaenzsingq gangj mbouj ok vah、fatvangh gangj mbouj ok vah, dwg cungj binghyiengh fatvangh ndeu. Dingzlai dwg cingsaenz gaenjcieng、cingzsi fubfeb lai baenz aen'uk deng gikcoi gvaqbouh, cauhbaenz bouxbingh fwt gangj mbouj ok vah, caiqlij maezmwnh, heuj haep ndaetndwt, seiq guengq ndongj, hoeng Sihyih genjcaz youh mbouj miz maz bingh.

民间医生治神经衰弱有何经验？
Canghyw ndawbiengz yw sinzgingh hawnyieg miz maz gingniemh?

方法：取夜交藤 500 克，水煎去渣，混入温水泡脚 30 分钟，每日 1 次。

主治：神经衰弱。主要特征是精神易兴奋和脑力易疲劳，睡眠障碍，记忆力减退，头痛等，伴有各种躯体不适等症状。病程迁延，症状时轻时重，病情波动常与社会心理因素有关。

Fuengfap：Aeu maenzgya 500 gwz, cienq raemx dawz nyaq deuz, gyaux raemx raeuj cimq din 30 faencung, moix ngoenz baez ndeu.

Cujyau yw：Sinzgingh hawnyieg. Cujyau daegdiemj dwg heih angq uk heih naiq, ninz mbouj ndei, geiq mbouj ndaej doxgaiq, gyaeujin daengj, buenx miz gwnzndang gak giz mbouj cwxcaih daengj binghyiengh. Binghgeiz nanz, binghyiengh seiz naek seiz mbaeu, binghcingz seiz ndei seiz yaez ciengz caeuq simcingz fubfed mizgven.

民间医生治中风后手足拘挛有何经验？
Canghyw ndawbiengz yw mauhfung le dinfwngz hwnjgeuq miz maz gingniemh?

方法：取伸筋草、透骨草、红花各 6 克。加水煮沸 10 分钟后倒入盆中，待水温适宜时浸泡双足，每日 3 次，1 个月为 1 个疗程。

主治：中风后手足拘挛。

Fuengfap：Aeu gutnyungq、go douguzcauj、go vahoengz gak 6 gwz. Gya raemx cawj goenj 10 faencung le dauj haeuj ndaw bat, caj raemxraeuj habngamj le cimq song din, moix ngoenz 3 baez, ndwen ndeu guh aen liuzcwngz ndeu.

Cujyau yw：Mauhfung le dinfwngz hwnjgeuq.

民间医生治头晕头痛有何经验？
Canghyw ndawbiengz yw gyaeujngunh gyaeujin miz maz gingniemh?

方法：取磁石、石决明、独活各 20 克，党参、黄芪、当归、桑枝、枳壳、蔓荆子、白蒺藜、白芍、炒杜仲、怀牛膝各 10 克。上药水煎取液 1500 毫升，加入温水用足浴盆浸泡双脚，每日 1 次，每剂用 2 日。

主治：头晕头痛。

Fuengfap：Aeu swzdiet、gyapbangx byabauyiz、duzhoz gak 20 gwz, dangjcaem、 vangzgiz、danghgveih、nye nengznuengx、naeng makdoengj、faenxman、vanbahciengq、gobwzsoz、iethoux cauj、godauqrod gak 10 gwz. Gij yw gwnzneix cienq aeu raemx 1500 hauzswngh, gya haeuj raemxraeuj aeu batswiqdin cimq song din, moix ngoenz baez ndeu, moix fuk yungh 2 ngoenz.

Cujyau yw: Sinzgingh gwnz naj mazmwnh.

民间医生治风热头痛有何经验？
Canghyw ndawbiengz yw funghuj gyaeujin miz maz gingniemh?

方法：取紫金锭（成药，又名玉枢丹，药店有售）适量，研为细粉，用大葱汁和酒调成稠膏，敷两侧太阳穴。

主治：风热头痛。症见头目胀痛，怕风，面红目赤，口干，尿黄，便秘，舌红苔黄，脉数。

Fuengfap: Aeu Swjginhding (gij yw gaenq guh baenz, youh heuhguh yisuhdanh, bouqyw miz gai) dingz ndeu, nienj baenz mbasaeq, aeu raemxcoeng caeuq laeuj gyaux baenz gaugwd, oep song mbiengj goekrumz.

Cujyau yw: Funghuj gyaeujin. Binghyiengh raen gyaeuj da ciengq in, lau rumz, naj hoengz da hoengz, hozhawq, nyouh henj, haexgaz, linx hoengz ailinx henj, meg byaij vaiq.

民间医生治风寒头痛有何经验？
Canghyw ndawbiengz yw fungcaep gyaeujin miz maz gingniemh?

方法：取艾叶一大把，加水浓煎，先熏后洗患处，洗完严格避风。每日 2 次。

主治：风寒头痛。症见头部冷痛，戴帽不减，恶寒无汗。

Fuengfap: Aeu mbawngaih gaem hung ndeu, gya raemx cienq gwd, sien oenq caiq swiq giz bingh, swiq sat gaej deng rumz. moix ngoenz 2 baez.

Cujyau yw: Fungcaep gyaeujin. Binghyiengh raen gwnz gyaeuj nit in, daenj mauh lij in, lau nit mbouj miz hanh.

民间医生治痰浊头痛有何经验？
Canghyw ndawbiengz yw myaizgwd gyaeujin miz maz gingniemh?

方法：取橘皮 6 克，茶叶少许。水煎代茶饮，每日 1 剂。

主治：痰浊头痛。症见头重昏沉，隐隐作痛，呕吐痰沫，胸脘闷胀，疲倦，饮食减少，舌苔白腻，脉滑。

Fuengfap：Aeu naeng makgam 6 gwz, mbawcaz dingz noix. Cienq raemx dang caz gwn, moix ngoenz fuk ndeu.

Cujyau yw：Myaiz gwd gyaeujin. Binghyiengh raen gyaeuj naek gyaeuj caem, inyebyeb, rueg myaiz fugfauz, aek caet dungxraeng, ndang naiq, gwnndoet noix, ailinx hau nwk, meg raeuz.

民间医生治阴虚头痛有何经验？
Canghyw ndawbiengz yw yaemhaw gyaeujin miz maz gingniemh?

方法：取吴茱萸适量，研粉，加入切碎的生姜适量，共同捣烂，用醋调成糊状，外敷双足心，每日1换，7日为1个疗程。

主治：阴虚头痛。症见头痛隐隐，下午或夜间头痛加剧，舌红少苔，脉细数。

Fuengfap：Aeu cazlad dingz ndeu, nienj baenz mba, gya dingz hing soiq ndeu, caez nienj yungz, aeu meiq gyaux baenz giengh, oep baihrog gyang aidin, moix ngoenz vuenh baez ndeu, 7 ngoenz guh aen liuzcwngz ndeu.

Cujyau yw：Yaemhaw gyaeujin. Binghyiengh raen gyaeuj inyebyeb, lajbyonghngoenz roxnaeuz gyanghwnz gyaeuj engq in, linx hoengz ailinx noix, diuzmeg youh gaeb byaij vaiq youh mbouj miz rengz.

民间医生治面神经麻痹有何经验？
Canghyw ndawbiengz yw sinzgingh gwnz naj mazmwnh miz maz gingniemh?

方法：取鲜辣蓼、鳝鱼血各适量。辣蓼捣烂，取一半炒热，与另一半未炒的辣蓼混匀。然后将鳝鱼血涂布于患侧面部（如左侧口眼㖞斜涂右侧面部，右侧口眼㖞斜涂左侧面部），待鳝鱼血干后，即将辣蓼敷在涂有鳝鱼血的部位，每天换药1次，直到痊愈。一般在敷药10～20分钟后，患侧面部即有牵拉感，用药一日症状即有所减轻，3～8日可愈。

主治：面神经麻痹（面瘫）。

Fuengfap：Aeu gofeqmanh ndip、lwed byalae gak dingz ndeu. Gofeqmanh dub yungz, aeu buenq ndeu cauj ndat, caeuq lingh buenq dingz gofeqmanh caengz cauj gvaq haenx gyaux yinz. Yienzhaeuh dawz lwed byalae cat youq gwnz naj mbiengj baenzbingh (danghnaeuz mbiengjswix bak mbeuj da ngeng couh cat mbiengj naj baihgvaz, mbiengj-gvaz bakmbeuj da ngeng couh cat gwnz naj mbiengjswix), caj lwed byalae hawq le, couh dawz gofeqmanh oep youq giz cat miz lwed byalae, moix ngoenz vuenh baez yw ndeu, cigdaengz bingh ndei bae. Itbuen oep yw 10～20 faencung le, gwnz naj mbiengj baenzbingh couh roxnyinh miz di lumj bengrag nei, yungh yw ngoenz ndeu bingh couh lai ndei lo, 3~8 ngoenz couh ndeidingh.

Cujyau yw: Sinzgingh gwnz naj mazmwnh (naj gyad).

民间医生治中风嘴歪有何经验？
Canghyw ndawbiengz yw mauhfung bak mbeuj miz maz gingniemh?

方法：取皂角1个，研为细粉，以醋调匀，涂抹嘴角，左歪涂右，右歪涂左。每日1次。

主治：中风嘴歪。

Fuengfap: Aeu aen ceugoeg ndeu, nienj baenz mbasaeq, aeu meiq gyaux yinz, cat gokbak, mbiengjswix mbeuj cat mbiengjgvaz, mbiengjgvaz mbeuj cat mbiengjswix. Moix ngoenz baez ndeu.

Cujyau yw: Mauhfung bak mbeuj.

民间医生治口眼㖞斜有何经验？
Canghyw ndawbiengz yw bak mbeuj da ngeng miz maz gingniemh?

方法：取生姜90克，捣烂，敷满患侧脸部，左歪敷右，右歪敷左，将眼露出，注意保暖、避风。每次敷半小时，每日1次。

主治：因感受风寒突发口眼㖞斜，闭目不合。

Fuengfap: Aeu hing 90 gwz, dub yungz, oep rim gwnz naj mbiengj bak mbeuj da ngeng, mbiengjswix mbeuj oep mbiengjgvaz, mbiengjgvaz mbeuj oep mbiengjswix, loh da okdaeuj, haeujsim baujraeuj、baex rumz. Moix baez oep buenq aen cungdaeuz, moix ngoenz baez ndeu.

Cujyau yw: Deng rumz nit fwt bak mbeuj da ngeng, laep da mbouj ndaej.

六、内分泌科
Roek、Gohneifwnhmi

民间医生治甲状腺肿大有何经验？
Canghyw ndawbiengz yw hozai miz maz gingniemh?

方法：取鲜山药1块，蓖麻子仁3粒。洗净后一同捣烂和匀，贴敷于颈部肿大处，每日更换2次。

主治：甲状腺肿大，中医辨证为痰湿凝结型。症见颈部肿大，胸闷食少，大便溏薄，苔薄腻，脉濡滑。

Fuengfap：Aeu gaiq maenzbya ndip ndeu, cehgocoengh 3 naed. Swiq seuq le caez dub yungz gyaux yinz, nem gwnz hoz giz bongzhung, moix ngoenz vuenh 2 baez yw.

Cujyau yw：Hozai, ywdoj duenq dwg yiengh myaiz cumx cwkgiet. Binghyiengh raen hoz bongzhung, aekcaet gwn ndaej noix, haex yungz, ailinx mbang nwk, meg raeuz.

民间医生治盗汗有何经验？
Canghyw ndawbiengz yw doekhanhheu miz maz gingniemh?

方法：取黄柏10克，研为细粉，以开水调成稠膏，敷于双侧乳头上，外盖纱布，胶布固定。

主治：盗汗。症见入睡汗出，醒后自止。

Fuengfap：Aeu faexvuengzlienz 10 gwz, nienj baenz mbasaeq, aeu raemxgoenj gyaux baenz gaugwd, oep youq song mbiengj gwnz gyaeujcij, baihrog goemq baengzsa, aeu baengzgyau dingh maenh.

Cujyau yw：Doekhanhheu. Binghyiengh raen baez ninz hanh couh ok, singj le hanh couh dingz.

民间医生治手足多汗有何经验？
Canghyw ndawbiengz yw din fwngz hanh lai miz maz gingniemh?

方法：取白矾30克，麻黄根15克。加水1000毫升，煮沸，稍凉后泡洗手脚，每剂可连续用4次或5次，用前加温。每日2次。

主治：手足多汗。

Fuengfap：Aeu begfanz 30 gwz, rag mazvangz 15 gwz. Gya raemx 1000 hauzswngh, cawj goenj, loq liengz le cimq swiq din fwngz, moix fuk ndaej laebdaeb yungh 4 baez roxnaeuz 5 baez, yaek yungh gya ndat. moix ngoenz 2 baez.

Cujyau yw：Din fwngz hanh lai.

民间医生治手脚冷汗有何经验?
Canghyw ndawbiengz yw din fwngz gyoet hanh lai miz maz gingniemh?

方法：取食盐 30 克，干姜 20 克。加水 1000～1500 毫升，煮沸，稍凉后泡洗手脚，每剂可重复使用 4 次或 5 次，用前加温即可。每日 2 次。

主治：手脚冷汗。

Fuengfap：Aeu gyu 30 gwz, hing sauj 20 gwz. Gya raemx 1000～1500 hauzswngh, cawj goenj, loq liengz le cimq swiq din fwngz, moix fuk ndaej laebdaeb yungh 4 baez roxnaeuz 5 baez, yaek yungh gya ndat. moix ngoenz 2 baez.

Cujyau yw：Din fwngz gyoet ok hanh lai.

民间医生治失眠有何经验?
Canghyw ndawbiengz yw ninz mbouj ndaek miz maz gingniemh?

方法：取合欢花 60 克，柏子仁、白芍、远志、当归、酸枣仁各 30 克。加水 5000 毫升，浸泡 3～4 小时。每晚睡前将药液煮沸 30 分钟，取药液浸脚 30 分钟，再按揉足跟部正中央数分钟。每剂药用 2 日，每日 2 次或 3 次，10 日为 1 个疗程。

主治：失眠。

Fuengfap：Aeu gogangz 60 gwz, ceh begbenj、gobwzsoz、golaeng'aeuj、danghgveih、ngveih caujcwx gak 30 gwz. Gya raemx 5000 hauzswngh, cimq 3～4 aen cungdaeuz. Moix haemh yaek ninz dawz raemxyw cawj goenj 30 faencung, aeu raemxyw cimq din 30 faencung, caiq nunaenx laeng cungqgyang giujdin geij faencung. Moix fuk yw yungh 2 ngoenz, moix ngoenz 2 baez daengz 3 baez, 10 ngoenz guh aen liuzcwngz ndeu.

Cujyau yw：Ninz mbouj ndaek.

民间医生治失眠多梦有何经验？

Canghyw ndawbiengz yw loq lai ninz mbouj ndaek miz maz gingniemh?

方法：取辰砂适量，装入布袋中制成香囊，时时闻之。

主治：失眠多梦。

Fuengfap：Aeu sahoengz dingz ndeu, coux ndaw daehbaengz guh baenz daehrang, seizseiz dawz daeuj nyouq.

Cujyau yw：Loq lai ninz mbouj ndaek.

民间医生治嗜睡有何经验？

Canghyw ndawbiengz yw yinxninz miz maz gingniemh?

方法：取雄黄适量，研粉，放入纱布袋中，挂身上，时时闻气味。

主治：嗜睡。

Fuengfap：Aeu dingz yungzvuengz ndeu, nienj baenz mba, cuengq ndaw daehbaengzsa, venj gwnz ndang, seizseiz nyouq gij heiqyw.

Cujyau yw：Yinxninz.

七、皮肤科
Caet、Gohnaengnoh

民间医生治皮肤病有何经验?
Canghyw ndawbiengz yw binghnaengnoh miz maz gingniemh?

方法:取生石灰(风化者效果较好)100克,大戟 60克,甘遂 40克,生南星、半夏各 30克,白鲜皮、防风、僵蚕各 20克,白芥子 15克,麻黄 8克。诸药晒干,共研成极细粉末,和匀,用香油调成稠膏状,收贮备用。干性皮肤病,先用消毒纱布轻轻擦之,令皮肤发热、渗水,取本膏涂擦患部,薄薄一层即可;湿性皮肤病,亦用消毒纱布轻轻擦之发热,涂擦膏药薄薄一层。每日涂擦 4~6 次,以痊愈为度。

主治:皮肤风热瘙痒,或湿热浸淫,脓水淋漓。据报道,本方外治多种皮肤病 510 例(部分配合内服方药),治愈率达 100%。

Fuengfap:Aeu hoindip(gij gag mboeng gvaq yaugoj haemq ndei)100 gwz, dagiz 60 gwz, goganhsui 40 gwz, gonoegnieg、buenqhah gak 30 gwz, naeng bwzsenh、gofuengzfungh、nengznuengx daigeng gak 20 gwz, ceh byaekgat 15 gwz, mazvangz 8 gwz. Dak sauj gij yw, caez nienj baenz mba haemq saeq, gyaux yinz, aeu youzlwgraz gyaux baenz gaugwd, yo ndei bwh yungh. Gij binghnaengnoh hawq, sien aeu baengzsa siudoeg gvaq menhmenh cat gvaq naengnoh, hawj naengnoh fatndat、iemq raemx, caiq aeu gij gau neix cat gizbingh, caengz mbangmbimbi couh ndaej; gij binghnaengnoh cumx, hix aeu baengzsa menhmenh cat gvaq hawj naeng fatndat, caiq cat caengz gau mbangmbimbi ndeu. Moix ngoenz cat 4~6 baez, cat daengz ndei liux.

Cujyau yw:Naengnoh fung huj humz, roxnaeuz cumx huj famh dawz, raemxnong mboujdingz. Ciuq bauqnaeuz, aen dan neix daj baihrog yw gak cungj binghnaengnoh 510 boux(mbangj boux boiqhab gwn yw), 100% ndaej yw ndei.

民间医生治顽症皮肤病有何经验?
Canghyw ndawbiengz yw gij binghnaengnoh nanz yw miz maz gingniemh?

方法:取鸡矢藤的叶或嫩芽适量擦患处,每次 5 分钟,每日 2 次或 3 次。一般 7 日可痊愈,最短者 2~3 日即愈,最长者 2~3 个月治愈。

主治:各种顽症皮肤病。据报道,用本法治疗神经性皮炎 11 例,痊愈 8 例,好转 3 例;治疗湿疹 5 例,全部治愈;治疗周身瘙痒症 10 例,全部治愈。

Fuengfap：Aeu mbaw gaeuroetma roxnaeuz nyod oiq dingz ndeu cat gizbingh，moix baez 5 faencung，moix ngoenz 2 baez roxnaeuz 3 baez. Itbuen 7 ngoenz ndaej yw ndei，boux ceiq vaiq 2～3 ngoenz couh ndei，boux ceiq nanz 2～3 ndwen yw ndei.

Cujyau yw：Gak cungj binghhnaengnoh nanz yw. Ciuq bauqnaeuz，aeu cungj fuengfap neix yw gij binghhnaengnoh nanz yw 11 boux，yw ndei 8 boux，ndei di 3 boux；yw naenghumz hwnj sizcinj 5 boux，cungj yw ndei liux；yw daengx ndang humz 10 boux，cungj yw ndei liux.

民间医生治毛细血管瘤有何经验？
Canghyw ndawbiengz yw sailwedsaeq baenzfoeg miz maz gingniemh?

方法：取乌梅数枚，烧炭存性，研成细粉，用冷开水调敷患处，每日 2 次。
主治：毛细血管瘤。

Fuengfap：Aeu geij aen makmoizndaem，coemh baenz danq，nienj baenz mbasaeq，aeu raemxgoenj caep gyaux oep gizbingh，moix ngoenz 2 baez.

Cujyau yw：Sailwedsaeq baenzfoeg.

民间医生治急性皮炎有何经验？
Canghyw ndawbiengz yw naenghumz singqgip miz maz gingniemh?

方法：取苦参、黄芩、黄柏、大黄各 50 克。加水 1500 毫升，以旺火煎沸后，改用小火煎 10 分钟，过滤去渣，先熏后洗患处约 20 分钟，每日 1 次，待无液体渗出时改用皮质类固醇软膏外搽。
主治：急性皮炎、湿疹。

Fuengfap：Aeu caemgumh、govangzginz、faexvuengzbeg、godavangz gak 50 gwz. Gya raemx 1500 hauzswngh，dwk feizhaenq cawj goenj le，gaij dwk feiznumq cawj 10 faencung，daih gvaq dawz nyaq deuz，sien oenq caiq swiq gizbingh daihgaiq 20 faencung，moix ngoenz baez ndeu，caj mbouj miz raemx iemq ok le caiq gaij aeu bizciz leigucunz yenjgauh cat baihrog.

Cujyau yw：Naeng humz singqgip、naeng humz hwnj sizcinj.

民间医生治皮肤瘙痒有何经验？
Canghyw ndawbiengz yw naeng humz miz maz gingniemh?

方法：取蛇床子、苦参各 30 克，雄黄 1 克，食盐少许。水煎洗患处，每日 1 次，2～3 日即愈。

主治：皮肤瘙痒。

Fuengfap：Aeu gofaxndaeng、caemgumh gak 30 gwz，yungzvuengz 1 gwz，gyu dingz noix. Cienq raemx swiq gizbingh，moix ngoenz baez ndeu，2～3 ngoenz couh ndei.

Cujyau yw：Naeng humz.

民间医生治老年皮肤瘙痒有何经验？
Canghyw ndawbiengz yw bouxlaux naeng humz miz maz gingniemh?

方法：取白鲜皮、大黄、黄柏、黄芩、蛇床子、苦参、杜仲、当归、夜交藤、川芎各 15 克。煎水去渣，加冰片（酒溶）5 克，外洗患处，每晚 1 次，1 周为 1 个疗程。

主治：老年皮肤瘙痒。

Fuengfap：Aeu naeng bwzsenh、godavangz、faexvuengzbeg、govangzginz、gofaxndaeng、caemgumh、iethoux、danghgveih、maenzgya、gociengoeng gak 15 gwz. Cienq raemx dawz nyaq deuz，gya binghben（aeu laeuj daeuj yungz）5 gwz，swiq gizbingh baihrog，moix haemh baez ndeu，aen singhgiz ndeu guh aen liuzcwngz he.

Cujyau yw：Bouxlaux naeng humz.

民间医生治老年硬皮症有何经验？
Canghyw ndawbiengz yw bouxlaux naeng geng miz maz gingniemh?

方法：取当归、红花、丹参、川芎各 15 克，乳香、没药、大青叶各 10 克，赤芍、透骨草、丁香、生晒参、草乌各 9 克，肉桂 6 克。诸药晒干后共研成粉末，配以凡士林 1000 克拌匀调成糊状，置于盒内。用时将药膏均匀地涂在纱布上，敷盖于硬肿部位，每日换药 1 次或 2 次。

主治：老年硬皮症，中医辨证为肾阳虚型。症见皮肤水肿，继而变硬，最后萎缩，肌肤僵硬，色呈紫红，伴消瘦，心慌胸闷，身寒肢冷。

Fuengfap：Aeu danghgveih、govahoengz、dancaem、gociengoeng gak 15 gwz，ieng yujyangh、ieng mozyoz、godaihcing gak 10 gwz，gocizsoz、godouguzcauj、dinghyangh、caem dak ndip、gocaujvuh gak 9 gwz，go'gviq 6 gwz. Gak cungj yw dak sauj le caez nienj baenz mba，boiq fanzswlinz 1000 gwz gyaux yinz baenz giengh，cuengq ndaw hab. Yungh daengz seiz dawz gauyw cat yinz youq gwnz baengzsa，goemq oep youq giz foeggeng，moix ngoenz vuenh yw baez ndeu roxnaeuz 2 baez.

Cujyau yw：Bouxlaux naeng geng，ywdoj duenq dwg yiengh yiengzheiq aenmak haw. Binghyiengh raen naeng foegraemx，caiq bienq geng，doeklaeng reuq bae，naeng gyaengj geng，saek aeujhoengz，lij miz ndang byom，sim vueng aek oem，ndang nit dinfwngz caep dem.

民间医生治牛皮癣有何经验？
Canghyw ndawbiengz yw gyaknaengvaiz miz maz gingniemh?

方法：取百部 30 克，丁香 10 克，樟脑 5 克，斑蝥 2 个。上药共研成粗粉，用酒精 200 毫升浸泡 7 日。用棉签蘸取药酒涂擦患处，每日 3 次。

主治：牛皮癣。

Fuengfap：Aeu gobwzbu 30 gwz, dinghyangh 10 gwz, canghnauj 5 gwz, mehnengzraiz 2 duz. Gij yw gwnzneix caez nienj baenz mbaco, aeu ciujcingh 200 hauzswngh cimq 7 ngoenz. Aeu faiqmienz caemj aeu laeujyw cat gizbingh, moix ngoenz 3 baez.

Cujyau yw：Gyaknaengvaiz.

民间医生治神经性皮炎有何经验？
Canghyw ndawbiengz yw sinzginghsing naeng humz miz maz gingniemh?

方法：取硫黄 10 克，吴茱萸 5 克。共研成细粉，加凡士林适量调匀，外敷患处，纱布固定，每日 1 换。

主治：神经性皮炎，又称慢性单纯性苔藓。皮疹好发于颈部、四肢外侧、腰骶部、腘窝及外阴，常先有局部瘙痒，反复搔抓后，局部出现粟粒状绿豆大小的圆形或多角形扁平丘疹，呈皮色、淡红色或淡褐色，稍有光泽。以后皮疹数量增多且融合成片，成为典型的苔藓样皮损，可反复发作或迁延不愈。

Fuengfap：Aeu vuengzcungq 10 gwz, cazlad 5 gwz. Caez nienj baenz mbasaeq, gya fanzswlinz dingz ndeu gyaux yinz, daj baihrog oep gizbingh, aeu baengzsa dingh maenh, moix ngoenz vuenh baez ndeu.

Cujyau yw：Sinzginghsing naeng humz, youh heuhguh danhcunzsing daizsenj menhnumq. Ciengz haengj youq gwnz hoz、mbiengjbaihrog dinfwngz、ndokbuenz gwnz hwet、laeng gyaeujhoq caeuq rog yaxyaem humzhaenz, ciengz sien mizmbangj giz humz, gaeu bae gaeu dauq le, mbangj giz baenz gij raetbenj luenz roxnaeuz yiengh laigok lumj haeuxfiengj hung lumj naed duhheu nei, saek lumj naeng、hoengzmaeq roxnaeuz henjgeq mong, loq wenj. Doeklaeng gij raet demlai caemhcaiq lienz baenz benq, baenz cungj naeng sieng lumj ngawhrin nei, ndaej fanjfuk baenz bingh roxnaeuz banh coh baihrog nanz yw ndei.

民间医生治银屑病有何经验？
Canghyw ndawbiengz yw gyakvaiz miz maz gingniemh?

方法：取侧柏叶、野菊花各 200 克，花椒、土茯苓各 80 克。加水 4000 毫升，煮沸 15 分钟，去渣，加入芒硝 200 克、枯矾 50 克，溶化，用来洗澡。每日 1 次。

主治：银屑病。

Fuengfap：Aeu mbaw begbenj、vagutndoeng gak 200 gwz，vaceu、gaeu ginhgangh gak 80 gwz. Gya raemx 4000 hauzswngh，cawj goenj 15 faencung，dawz nyaq deuz，gya mangzsiuh 200 gwz、begfanz 50 gwz，yungz gvaq，aeu daeuj swiqcaemx. Moix ngoenz baez ndeu.

Cujyau yw：Gyakvaiz.

民间医生治疮疡有何经验？
Canghyw ndawbiengz yw baezdoeg baeznaeuh miz maz gingniemh?

方法：取远志 20 克，以少量水煮烂，加入白酒 30 克、食醋 50 克，共捣成泥状，敷于患处。

主治：各种疮疡肿毒，无论是否溃破，均可使用。

Fuengfap：Aeu golaeng'aeuj 20 gwz，aeu dingz noix raemx cawj naemz，gya laeujhau 30 gwz、meiqgwn 50 gwz，caez dub yungz，oep youq gizbingh.

Cujyau yw：Gak cungj baezdoeg baeznaeuh，mboujguenj dwg mbouj dwg siengnaeuh，cungj ndaej yungh.

民间医生治疖肿有何经验？
Canghyw ndawbiengz yw baenzbaez miz maz gingniemh?

方法：取鲜苦瓜叶数片，捣烂外敷患处。
主治：疖肿，红、肿、热、痛，甚至化脓者。

Fuengfap：Aeu geij mbaw gve'ndiq singjsien，dub yungz daj baihrog oep gizbingh.
Cujyau yw：Baenzbaez，hoengz、foeg、ndat、in，caemhcaiq boux baenznong dem.

民间医生治痈肿有何经验？

Canghyw ndawbiengz yw baezfoeg foeg miz maz gingniemh?

方法：取金樱子嫩叶适量，捣烂，加少许食盐调匀，敷于患处，注意留头以泄气排脓。

主治：痈肿。

Fuengfap：Aeu mbawoiq makvengj dingz ndeu, dub yungz, gya dingz noix gyu gyaux yinz, oep youq gizbingh, haeujsim louz gyaeujbaez okdaeuj baiz heiq baiz nong.

Cujyau yw：Baez foeg.

民间医生治痈疽有何经验？

Canghyw ndawbiengz yw baezdoeg miz maz gingniemh?

方法：取绿豆适量，研成极细粉末，与鸡蛋清调和均匀，敷贴患处，每日2次。

主治：痈疽。

Fuengfap：Aeu dingz duhheu ndeu, nienj baenz mba saeq, caeuq gyaeqhau gyaux yinz, oep youq gizbingh, moix ngoenz 2 baez.

Cujyau yw：Baezdoeg.

民间医生治无名肿毒有何经验？

Canghyw ndawbiengz yw fouzmingz foegdoeg miz maz gingniemh?

方法：取鲜夏枯草1000克，洗净后加水煮烂，过滤去渣，药液再浓缩呈糊状。每日服3次，每次1～2汤匙；再取适量药糊外敷患处，每日2次或3次。

主治：无名肿毒。

Fuengfap：Aeu nyahazgyae ndip 1000 gwz, swiq seuq le gya raemx cawj naemz, daih gvaq dawz nyaq deuz, raemxyw caiq cawj gwd baenz giengh. moix ngoenz gwn 3 baez, moix baez 1～2 geng; caiq aeu dingz gienghyw ndeu daj baihrog oep giz bingh, moix ngoenz 2 baez roxnaeuz 3 baez.

Cujyau yw：Fouzmingz foegdoeg.

民间医生治脓疱疮有何经验?

Canghyw ndawbiengz yw baeznong miz maz gingniemh?

方法:取黄连适量,研成粉,患处渗水多者直接干撒药粉,渗水少者用芝麻油调涂,脓疱饱满不易溃破者,先用消毒针刺破水疱,脱脂棉球沾去疱液,再干撒药粉。每日换药 1 次。

主治:脓疱疮。症见皮肤大小不等的红色丘疹,逐渐形成脓疱疮,瘙痒热痛,苔薄黄,脉浮数。

Fuengfap:Aeu vuengzlienz dingz ndeu, nienj baenz mba, boux gizbingh iemq raemx lai couh soh vanq mbayw, iemq raemx noix couh aeu youzlwgraz heuz cat, boux baeznong foeg mbouj heih vaih, sien aeu cim deu mbongq bopraemx, aeu giuzfaiq dozcij caemj raemx deuz, caiq vanq mbayw. Moix ngoenz vuenh baez yw ndeu.

Cujyau yw:Baeznong. Binghyiengh raen gwnz naeng miz gij raethoengz hung iq mbouj doengz, cugciemh baenz baeznong, youh humz youh ndat in, ailinx mbang henj, meg fouz byaij ndaej youh vaiq.

民间医生治瘰疬溃破流脓有何经验?

Canghyw ndawbiengz yw hoznou ok nong miz maz gingniemh?

方法:取熟石灰粉(也可取质地较好的生石灰块,加少量水放置片刻,待其发热崩散后,过 120 目筛,即得熟石灰粉)适量,加 3 倍量菜油调成稀糊状,局部清创后,将药糊涂在创面上,盖以纱布,用绷带包扎,每天或隔天换药 1 次,一般半个月左右即愈。

主治:瘰疬(淋巴结核)溃破流脓。

Fuengfap:Aeu di mba hoicug (hix ndaej aeu gaiq hoiseng haemq ndei daeuj, gya di raemx ndeu, caj de fat ndat gag sanq le, aeu aen raeng 120 da raeng gvaq, couh ndaej mba hoicug lo), gya 3 boix youzcehbyaek hoed baenz giengh, swk mbangjgiz seuq le, dawz gienghyw cat haeuj giz yag bae, goemq baengzsa hwnjbae, aeu diuz baengzsa duk ndei, moix ngoenz roxnaeuz gek ngoenz vuenh baez yw ndeu, itbuen buenq ndwen baedauq couh ndei.

Cujyau yw:Hoznou (linzbah gezhwz) ok nong.

民间医生治脂溢性皮炎有何经验？
Canghyw ndawbiengz yw begsienj miz maz gingniemh?

方法：取硼砂、小苏打粉各 15 克，放在温水里溶解后用于洗头，每日 1 次。
主治：脂溢性皮炎导致的头皮屑较多者。

Fuengfap：Aeu bungzsah、mba siujsuhdaj gak 15 gwz，cuengq ndaw raemxraeuj yungz le swiq gyaeuj，moix ngoenz baez ndeu.

Cujyau yw：Naengnoh ok youz lai yinxhwnj begsienj haemq lai.

民间医生治漆性皮炎有何经验？
Canghyw ndawbiengz yw cizsing bizyenz miz maz gingniemh?

方法：取花椒 40 克，研成粗粉，加入 2000 毫升水，煮沸，去渣，取滤液待温度合适时，用毛巾蘸药液浸洗患处，每日早、晚各 1 次，每次半小时。
主治：因接触油漆等引起的漆性皮炎。

Fuengfap：Aeu vaceu 40 gwz，nienj baenz mba co，gya 2000 hauzswngh raemx，cawj goenj，dawz nyaq ok，aeu raemxdaih caj daengz raeujrub，aeu sujbaq caemj raemxyw cimq gizbingh，moix ngoenz haet haemh gak baez ndeu，moix baez buenq diemjcung.

Cujyau yw：Aenvih lumh le youzcaet daengj naengnoh hwnjnwnj.

民间医生治夏季痱子有何经验？
Canghyw ndawbiengz yw seizhah bitfiengj miz maz gingniemh?

方法：取黄连粉 10 克，用浓茶水调匀搽患处。
主治：夏季皮炎。症见天气炎热引起皮肤发红，起小丘疹，瘙痒难忍。

Fuengfap：Aeu 10 gwz mba vuengzlienz，aeu raemxcaz noengz gyaux yinz le cat giz humz.

Cujyau yw：Seizhah bitfiengj. Hwngq lai yinxhwnj naengnoh fat hoengz，hwnj naed cimj iq，humzhaenz dangqmaz.

民间医生治皮肤过敏有何经验?
Canghyw ndawbiengz yw naengnoh gominj miz maz gingniemh?

方法:取老芦荟叶从中剖开,取汁擦拭过敏皮肤,每日 2 次或 3 次。

主治:皮肤过敏。症见皮肤瘙痒、糜烂、抓痕、肿胀等。

Fuengfap:Aeu mbaw goyouzcoeng geq daj cungqgyang buq hai, aeu ieng cat haeuj giz gominj bae, moix ngoenz 2 baez roxnaeuz 3 baez.

Cujyau yw:Naengnoh gominj. Naengnoh humz、naeuh、va yag、foeggawh daengj.

民间医生治过敏性皮炎有何经验?
Canghyw ndawbiengz yw gominjsing bizyenz miz maz gingniemh?

方法一:取鲜马尾松叶适量,水煎 1～2 小时。药液呈棕绿色后,洗患处,每日 3 次。

方法二:取防风、薄荷、丹参、艾叶各 9 克。水煎,洗患处,每日 3 次。

主治:过敏性皮炎。

Fuengfap it:Aeu di mbawcoengz ndip ndeu, dwk raemx cienq 1—2 aen cungdaeuz. Raemxyw bienq saek heuhenj le, aeu daeuj swiq gizbingh, moix ngoenz 3 baez.

Fuengfap ngeih:Aeu gofuengzfung、byaekhomnyaeuq、ragbyalwed、mbawngaih gak 9 gwz. Cienq raemx le aeu daeuj swiq, moix ngoenz 3 baez.

Cujyau yw:Gominjsing bizyenz.

民间医生治结节性痒疹有何经验?
Canghyw ndawbiengz yw gij humz hwnj duq miz maz gingniemh?

方法:取萆薢 50 克,蛇床子、地肤子、苦参各 20 克,皂角刺 15 克。水煎待温度合适时,纱布蘸药液洗擦患处,每次 20 分钟。每日 2 次或 3 次,2 日 1 剂。

主治:结节性痒疹。

Fuengfap:Aeu 50 gwz vuengzlienzdoj, gongaizleg、go'nyangjbaet、caemgumh gak 20 gwz, goceugoeg 15 gwz. Aeu raemx cienq le caj daengz raeujrub, aeu baengzsa yub raemxyw daeuj cat, moix baez 20 faencung. Moix ngoenz song daengz sam baez, song ngoenz yungh fuk yw ndeu.

Cujyau yw:Gij humz hwnj duq.

民间医生治汗疱疹有何经验?
Canghyw ndawbiengz yw bopraemx miz maz gingniemh?

方法：取萆薢 50 克，土茯苓、地肤子各 30 克。水煎，待温度合适时浸泡患处，每次 20 分钟。每日 2 次，2 日 1 剂。

主治：汗疱疹。

Fuengfap：Aeu vuengzlienzdoj 50 gwz, gaeulangjhauh、go'nyangjbaet gak 30 gwz. Aeu raemx cienq, caj daengz raeuj le cimq gizbingh, moix baez 20 faencung. Moix ngoenz 2 baez, 2 ngoenz yungh fuk yw ndeu.

Cujyau yw：Bopraemx.

民间医生治汗斑有何经验?
Canghyw ndawbiengz yw hanhban miz maz gingniemh?

方法：取蛇蜕适量，烧成灰，加醋少许，涂于患部，每日 2 次或 3 次。

主治：汗斑。

Fuengfap：Aeu di gyapngwz ndeu, coemh baenz daeuh, gya di meiq ndeu, led youq giz hanhban, moix ngoenz 2 baez roxnaeuz 3 baez.

Cujyau yw：Hanhban.

民间医生治花斑癣有何经验?
Canghyw ndawbiengz yw gyak varaiz miz maz gingniemh?

方法：取独头蒜（或小蒜头）适量，捣烂后用纱布包好，蘸陈醋擦患处，擦至局部发热伴轻微刺痛。每日 3 次，连用 5~7 日。

主治：花斑癣（又名汗斑癣）。表现为夏季发病，冬季隐匿，好发于胸背、腋下、面颈等汗腺丰富部位，皮肤点状或小片状的淡褐色、灰白色细鳞屑斑。

Fuengfap：Aeu di gyaeujsuenqdog（roxnaeuz gyaeujsuenq iq）ndeu, dub yungz le aeu baengzsa suek ndei, caemj meiqgeq le cat giz gyak, cat daengz mbangjgiz fatndat roxnyinh miz di in ndeu bae. Moix ngoenz 3 baez, lienzdaemh yungh 5 daengz 7 ngoenz.

Cujyau yw：Gyak varaiz（youh heuh gyakhanq）. Seizhah fat bingh, seizdoeng yaem youq, giz ak fat dwg youq gwnz aek caeuq baihlaeng、lajeiq、naj hoz daengj giz ok hanh lai de, naengnoh raen miz baenz diemj roxn aeuz baenz benq gyak henjgeq、monghau.

民间医生治风疹有何经验?
Canghyw ndawbiengz yw fungcimj miz maz gingniemh?

方法：取鲜韭菜适量，捣烂取汁，加适量明矾（即白矾）涂患处，至皮肤发红发热。每日 3 次，2～3 日即愈。

主治：风疹、痱子。

Fuengfap：Aeu di byaekgep ndip dub yungz le nap aeu raemx, gya di begfanz le led giz fungcimj bae, hawj naengnoh fat hoengz fat ndat bae. Moix ngoenz 3 baez, 2 daengz 3 ngoenz couh ndei.

Cujyau yw：Fungcimj、bitfiengj.

民间医生治荨麻疹有何经验?
Canghyw ndawbiengz yw sinzmazcimj miz maz gingniemh?

方法：取苍耳子、防风、白矾各 100 克，加水 1500 毫升，煮沸去渣取液，外洗患处，每日 1 次。

主治：荨麻疹。

Fuengfap：Aeu cijdouxbox、gofuengzfung、begfanz gak 100 gwz, dwk 1500 hauzswngh raemx cawj goenj le raenz aeu raemxyw, swiq gizbingh, moix ngoenz baez ndeu.

Cujyau yw：Sinzmazcimj.

民间医生治急性荨麻疹有何经验?
Canghyw ndawbiengz yw sinzmazcimj singqgip miz maz gingniemh?

方法：取荆芥、防风、薄荷、蝉蜕、金银花、甘草、地肤子各 20 克。疹色鲜红者，加丹皮、赤芍各 20 克；自感甚痒者，加苦参、白鲜皮各 20 克。水煎熏洗患处，每日 1 次。

主治：急性荨麻疹，中医辨证为风热型。症见起病急骤，风团泛发全身，时起时消，剧烈瘙痒，舌红苔薄黄，脉浮数。

Fuengfap：Aeu goheiqvaiz、gofuengzfung、byaekhomnyaeuq、duzbid、vagimngaenz、gamcauj、go'nyangjbaet gak 20 gwz. Danghnaeuz naed cimj saek hoengz sien, gya naengmauxdan、cizsoz gak 20 gwz; boux gag roxnyinh humz dangqmaz de, gya caemgumh、naengbwzsenh gak 20 gwz. Aeu raemx cienq le oenqswiq giz miz cimj, moix ngoenz baez ndeu.

Cujyau yw：Sinzmazcimj singqgip, Ywdoj nyinhdingh dwg huj baenz. Fat bingh gaenj, cimj baenz nyup fat daengx ndang, baez hwnj baez roengz, humz raixcaix, linx hoengz ailinx mbang miz di henj ndeu, meg fouz byaij ndaej youh vaiq.

民间医生治湿疹有何经验?
Canghyw ndawbiengz yw sizcimj miz maz gingniemh?

方法：取金钱草 30 克，白鲜皮、苦参、蛇床子、地肤子各 15 克。诸药研粉混匀，用芝麻油调成糊状，敷患处，每日 3 次。

主治：湿疹。

Fuengfap：Aeu duhnamhfangz 30 gwz, naeng bwzsenh、caemgumh、gongaizleg、go'nyangjbaet gak 15 gwz. Gak cungj yw nienj baenz mba le doxgyaux yinz, aeu youzlwgraz hoed baenz giengh, oep giz miz cimj, moix ngoenz 3 baez.

Cujyau yw：Sizcimj.

民间医生治红斑水肿有何经验?
Canghyw ndawbiengz yw banhoengz foegfouz miz maz gingniemh?

方法：取硼砂、朱砂、枯矾、冰片各等份，共研成细粉，芝麻油调制，外敷患处，每日 2 次或 3 次。可配合口服凉血解毒的中药治疗。切忌用生冷水洗涤患处。

主治：系统性红斑狼疮等导致的皮肤斑片状红斑，伴水肿、破溃、渗出。

Fuengfap：Aeu bungzsa、sahoengz、begfanz、naebenq gak faenh doxdoengz, itheij dub baenz mba mienz, aeu youzlwgraz heuz guh, oep giz foeg bae, moix ngoenz 2 baez roxnaeuz 3 baez. Ndaej gwn gij Ywdoj liengz lwed gej doeg daeuj doxboiq yw. Gaej yungh raemxcaep swiq gizbingh.

Cujyau yw：Hidungjsing hungzbanh langzcangh yinxhwnj naengnoh miz banhoengz baenz benq, buenx miz foegfouz、ok nong、iemq raemx.

民间医生治冻疮有何经验?
Canghyw ndawbiengz yw baeznit miz maz gingniemh?

方法：取大蒜 1 枚，切开，取断面蒜汁反复涂抹冻疮处，直至局部发红发热。每日 2 次或 3 次。

主治：冻疮。

Fuengfap：Aeu aen gyaeujsuenq ndeu, ronq baenz vengq le，aeu mienhsuenq baebae dauqdauq cat aen baeznit，hawj mbangjgiz fat hoengz fatndat bae. Moix ngoenz 2 baez roxnaeuz 3 baez.

Cujyau yw：Baeznit.

民间医生治脱发有何经验？
Canghyw ndawbiengz yw byoem loenq miz maz gingniemh?

方法：取熟鸡蛋黄 2～4 个，放铁勺内以小火炼油。用蛋黄油涂于头部患处，每晚 1 次，数次即愈，且能再生新发。
主治：脱发。

Fuengfap：Dumq 2 daengz 4 aen gyaeqgaeq, dwk gyaeqhenj haeuj aen siegdiet bae hai feiz iq lienh youz. Aeu gij youz gyaeqhenj cat giz loenq byoem, moix haemh baez ndeu, geij baez couh ndei, caemhcaiq ndaej dauq hwnj byoem moq.

Cujyau yw：Byoem loenq.

民间医生治斑秃有何经验？
Canghyw ndawbiengz yw gyaeuj mbangq miz maz gingniemh?

方法：取当归、熟地、何首乌、黑芝麻各 30 克，鲜柳枝 100 克。加水 1500 毫升煎煮，过滤取液，外洗头部，每日 3 次。洗后用干毛巾包头避风 30 分钟，连用半月。
主治：斑秃。

Fuengfap：Aeu danghgveih、caemcij cug、maenzgya、lwgraz ndaem gak 30 gwz, nye goliux ndip 100 gwz. Aeu 1500 hauzswngh raemx cienq, daih gvaq louz raemx, yungh daeuj swiq gyaeuj, moix ngoenz 3 baez. Swiq ndaej le aeu sujbaq hawq duk gyaeuj 30 faencung mbouj hawj deng rumz, lienzdaemh yungh buenq ndwen.

Cujyau yw：Gyaeuj mbangq.

民间医生治头部脂溢性皮炎有何经验？
Canghyw ndawbiengz yw begsienj miz maz gingniemh?

方法：取苦参、薏苡仁各 30 克，大黄、黄柏、蛇床子、丹参、丹皮、地肤子各 20 克，甘草 12 克，防风 10 克。上药置于纱布袋内，扎紧袋口，加水煎 30 分钟，待药液不烫手时，取出纱布袋，将头部浸泡于药液中，并用手揉擦头皮 30 分钟。洗毕用毛巾裹头待干，每晚 1 次，第二天早晨冲洗干净。
主治：头部脂溢性皮炎。

Fuengfap：Aeu caemgumh、haeuxroeg gak 30 gwz, davangz、govuengzbeg、gongaizleg、rag byalwed、naeng mauxdan, go'nyangjbaet gak 20 gwz, gamcauj 12 gwz, gofuengzfung 10 gwz. Dwk gij yw gwnzneix haeuj ndaw daeh baengzsa bae, cug ndaet bakdaeh, gya raemx cienq 30 faencung, caj raemxyw mbouj ndat lai le, dawz aen daeh baengzsa okdaeuj, cimq gyaeuj roengz ndaw raemxyw bae, doengzseiz aeu fwngz nu naenggyaeuj 30 faencung. Swiq ndaej le aeu sujbaq duk gyaeuj deq hawq, moix haemh baez ndeu, haet daihngeih swiq seuq.

Cujyau yw：Begsienj.

民间医生治白癜风有何经验?
Canghyw ndawbiengz yw binghhnaenghau miz maz gingniemh?

方法：取雄黄、白矾各 3 克，冰片 1 克，大枫子 2 个。共研成粉，以白酒浸泡（热天浸 1 日，冷天浸 3 日），擦患处，每日 1 次。

主治：白癜风。

Fuengfap：Aeu yungzvuengz、begfanz gak 3 gwz, naebenq gwz ndeu, dafunghswj 2 aen. Itheij nienj baenz mba, aeu laeujhau cimq（seizhwngq cimq ngoenz ndeu, seiznit cimq 3 ngoenz）, cat gizbingh, moix ngoenz baez ndeu.

Cujyau yw：Binghhnaenghau.

民间医生治雀斑有何经验?
Canghyw ndawbiengz yw raizlaej miz maz gingniemh?

方法：取柿叶适量，晒干后研成细粉，用食醋调药粉敷患处，每日 1 次或 2 次。

主治：雀斑。

Fuengfap：Aeu di mbawndae, dak sauj le nienj baenz mba, aeu meiq gwn heuz mba le oep giz raizlaej, moix ngoenz baez ndeu roxnaeuz 2 baez.

Cujyau yw：Raizlaej.

民间医生治痤疮有何经验?
Canghyw ndawbiengz yw dokraemx miz maz gingniemh?

方法：取大黄、硫黄各 7.5 克。研成极细粉，加入澄清石灰水（将熟石灰与蒸馏水混合搅拌，静置，待澄清后，取中间清水）100 毫升，每日晚睡前震荡后用棉签蘸药液涂患处，次日清晨洗去。

主治：痤疮。

Fuengfap：Aeu davangz、vuengzcungq gak 7.5 gwz. Nienj baenz mba mienzmwdmwd, gya raemxhoi saw（aeu hoicug caeuq raemxfwi doxgyaux le, dinghdingh cuengqyouq, caj raemx saw le, aeu donh raemxsaw cungqgyang）100 hauzswngh, haemhnaengz ninz gonq ngauz gvaq le yungh faiqmienz caemj raemxyw cat giz miz dok, haet daihngeih swiq bae.

Cujyau yw：Dokraemx.

民间医生治化脓性毛囊炎有何经验？
Canghyw ndawbiengz yw conghbwn baenz nong miz maz gingniemh?

方法：取蒲公英40克，紫花地丁30克，明矾、黄柏、苦参各20克。加水适量煎煮，待水温降至40℃左右，用纱布蘸药液反复洗搽患处，每日4次或5次。药渣不必弃掉，可连续煎煮应用，2～3天可愈。

主治：化脓性毛囊炎。好发于头部、颈部，起病时为一硬结丘疹，局部红肿，疼痛及压痛，数日后化脓破溃，疼痛减轻。

Fuengfap：Aeu 40 gwz golinzgaeq, 30 gwz mbeilungzo, begfanz、govuengzbeg、caemgumh gak 20 gwz. Dwk di raemx ndeu bae cienq, caj raemxndat gyangq daengz 40 doh baedauq, aeu baengzsa caemj raemxyw baebae dauqdauq swiq cat, moix ngoenz 4 baez roxnaeuz 5 baez. nyaqyw mbouj yungh vut, ndaej laebdaeb cienq daeuj yungh, 2 daengz 3 ngoenz couh ndei.

Cujyau yw：Conghbwn baenz nong. Ak fat youq gyaeuj caeuq hoz, mwh fat bingh dwg baenz aen cimj geng ndeu, mbangjgiz hoengz gawh, in, at le in, gvaq geij ngoenz le ok nong, indot gemjnoix.

民间医生治黄褐斑有何经验？
Canghyw ndawbiengz yw raizhenjgeq miz maz gingniemh?

方法一：取白附子、柿叶、丹参、白蔹、藁本各等份，研粉，混匀，每次取60克，放入1000～5000毫升煮沸的开水中浸泡片刻，待水温适中时，用毛巾蘸药液熏洗、温敷颜面皮肤，水凉后可加温继续用，每次敷15分钟，每日早、晚各1次。

方法二：取白芷、白芍、党参、白蔹、白及各等份，研粉，加入等量熔化的白色凡士林中，搅拌成膏，浓度为50％，每日1次，外搽皮肤患处，1～2小时内勿洗去。

主治：黄褐斑。

Fuengfap it；Aeu bwzfuswj、mbawndae、rag byalwed、gobwzgiz、gaujbwnj gak faenh doxdoengz, nienj baenz mba, gyaux yinz, moix baez aeu 60 gwz, cuengq haeuj 1000 daengz 5000 hauzswngh raemxgoenj bae cimq yaep ndeu, caj raemx raeuj le, aeu sujbaq caemj raemxyw oenqswiq、aeu raemxyw raeuj oep naengnaj，raemx caep le ndat gvaq caiq laebdaeb yungh，moix baez oep 15 faencung，moix ngoenz haet、haemh gak baez ndeu.

Fuengfap ngeih：Aeu gobwzcij、Gobwzsoz、ragleizgaeq、gobwzgiz、beggaeb gak faenh doxdoengz，nienj baenz mba，gyahaeuj ndaw fanzswlinz hau gaenq yungz gvaq lai doxdoengz haenx bae，gyaux baenz gau，noengzdoh dwg 50%，moix ngoenz baez ndeu，cat giz naeng raiz bae，mbouj gaeuq song aen cungdaeuz cungj gaej swiq bae.

Cujyau yw：Raizhenjgeq.

民间医生去除面部皱纹有何经验？
Canghyw ndawbiengz cawz naj nyaeuq miz maz gingniemh?

方法：取新鲜黄瓜汁25克，加入一只鸡蛋的蛋清，搅匀，每天睡前先洗脸，再用药汁涂抹面部皱纹处，次日早晨用温水洗净，连用15～30日，以使皮肤逐渐收缩，消除皱纹。

主治：面部皱纹。

Fuengfap：Aeu raemx lwgbieng ndip 25 gwz，gya aen hauxgyaeq ndeu，gyaux yinz，moix ngoenz ninz gonq swiq naj le，caiq aeu raemxyw cat giz nyaeuq，haet daihngeih aeu raemxraeuj swiq seuq，lienzdaemh yungh 15 daengz 30 ngoenz，hawj naengnoh cugciemh sousuk，cawz nyaeuq bae.

Cujyau yw：Naj nyaeuq.

民间医生治扁平疣有何经验？
Canghyw ndawbiengz yw naengnoh hwnj rei miz maz gingniemh?

方法：取莪术、郁金各3克。共研成细粉，以陈醋调匀成糊，装瓶。用时先用清水洗净患处，再取药糊涂患处数次。

主治：扁平疣。

Fuengfap：Aeu ginghgunh、gingjhen gak 3 gwz. Itheij nienj baenz mba mienz，aeu meiqgeq hoed baenz giengh，cang haeuj ndaw bingz. Mwh yungh sien aeu raemxsaw swiq gizbingh seuq，caiq aeu gienghyw cat geij baez.

Cujyau yw：Naengnoh hwnj rei.

民间医生治寻常疣有何经验？
Canghyw ndawbiengz yw aen rengq miz maz gingniemh?

方法：取米醋 100 克，鲜姜 50 克。将鲜姜切碎，浸泡在米醋中 10 天即可。用棉签蘸姜醋汁少许，抹在疣体局部，每日擦洗 1 次或 2 次。7 日后，疣体即见萎缩，以至消失。

主治：寻常疣（俗称瘊子）。

Fuengfap：Aeu 100 gwz meiqhaeux, 50 gwz hing ndip. Ronq hing ndip soiq bae, cimq youq ndaw meiq gwn 10 ngoenz couh ndaej lo. Aeu faiqmienz caemj di raemxmeiq hing, cat di ndeu haeuj aen rengq bae, moix ngoenz cat swiq baez ndeu roxnaeuz 2 baez. 7 ngoenz le, aen rengq couh raen reuq, cigdaengz siu liux.

Cujyau yw：Aen rengq.

民间医生治流行性腮腺炎有何经验？
Canghyw ndawbiengz yw liuzhingzsing hangzgauqmou miz maz gingniemh?

方法：取赤小豆、青黛各 30 克，大黄 15 克。共研成细粉，以鸡蛋清调成糊状，涂敷患处，每日换药 1 次。

主治：流行性腮腺炎。据报道，用本方治疗流行性腮腺炎患者 79 例，经 1～3 天均痊愈。

Fuengfap：Aeu duhnding、cinghdai gak 30 gwz, davangz 15 gwz. Itheij nienj baenz mba mienz, aeu hauxgyaeq hoed baenz giengh, oep gizbingh, moix ngoenz vuenh yw baez ndeu.

Cujyau yw：Liuzhingzsing hangzgauqmou. Gaengawq baudauj, yungh aen fueng neix yw 79 boux baenz liuzhingzsing hangzgauqmou, gvaq 1—3 ngoenz cungj ndei liux.

民间医生治狐臭有何经验？
Canghyw ndawbiengz yw haeugyaenq miz maz gingniemh?

方法：取雄黄、煅石膏各 50 克，白矾 100 克。共研成细粉，密闭保存。将患处洗净，用水将药粉 5 克调成糊状，涂于患处。每日 2 次。

主治：狐臭。

Fuengfap：Aeu yungzvuengz、siggau gak 50 gwz, begfanz 100 gwz. Itheij nienj baenz mbamienz, fung red yo ndei. Swiq seuq giz haeu, aeu raemx hoed 5 gwz mbayw baenz giengh，led youq giz haeu. Moix ngoenz 2 baez.

Cujyau yw：Haeugyaenq.

民间医生治甲沟炎有何经验？
Canghyw ndawbiengz yw gyaepfwngz gyaepdin in miz maz gingniemh?

方法：取新鲜芦荟中段叶一小块，捣烂敷患处，以纱布包扎，每日1换。

主治：甲沟炎。

Fuengfap：Aeu mbaw goyouzcoeng ndip ndeu, genj duenh cungqgyang vengq iq ndeu, dub yungz oep gizin, aeu baengzsa suek ndei, moix ngoenz vuenh baez ndeu.

Cujyau yw：Gyaepfwngz gyaepdin in.

民间医生治化脓性指头炎有何经验？
Canghyw ndawbiengz yw lwgfwngz baenz nong miz maz gingniemh?

方法：取山慈姑10克，加米醋3毫升，捣烂和匀，稍蒸温，用塑料薄膜包敷患指头，每天1换。

主治：化脓性指头炎。症见指头的皮下化脓性感染，常见整个指腹高度肿胀形同蛇头，发红，剧烈跳痛，脓肿形成后疼痛减轻，最后破溃流脓。

Fuengfap：Aeu 10 gwz lwghenjdaem, gya 3 hauzswngh meiqhaeux roengzbae, dub yungz hoed yinz, naengj hawj raeuj le, aeu suliu mbang duk yw oep hwnj lwgfwngz bae, moix ngoenz vuenh baez ndeu.

Cujyau yw：Lwgfwngz baenz nong. Naeng lwgfwngz ganjyenj baenz nong, ciengzseiz raen daengx lwgfwngz foeggawh hung lumj gyaeuj ngwz, fat hoengz, indot haenq lai, baenz nong le indot gemjnoix, doeklaeng dek rih ok nong.

民间医生治手足脱皮有何经验？
Canghyw ndawbiengz yw din fwngz bok naeng miz maz gingniemh?

方法：取狗脊30克，苍耳子、金钱草、白芷、五倍子、苦参、当归各15克。水煎浸泡患处，每日2次，每次30分钟，每剂可用3日。

主治：本方清热祛湿、祛风活血、护肤止痒，适用于由于手足癣发展转化而成的手足脱皮，一般1剂或2剂可愈，愈后10～15日忌用碱性肥皂洗手。

Fuengfap：Aeu hwetmahenj 30 gwz, cijdouxbox、duhnamhfangz、gobwzcij、vujbeiswj、caemgumh、danghgveih gak 15 gwz. Aeu raemx cienq le cimq gizbingh,

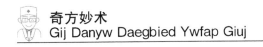

moix ngoenz 2 baez，moix baez 30 faencung，moix fuk yw ndaej yungh 3 ngoenz.

Cujyau yw：Diuz fueng neix siu huj cawz cumx，cawz fung hawj lwed byaij ndei、hoh naeng cawz humz，aenvih din fwngz baenz gyak le cix deng bok naeng，habyungh diuz fueng neix，itbuen fuk yw ndeu roxnaeuz song fuk ndaej yw ndei liux，ndei le mbouj gaeuq cibhaj ngoenz gaej yungh genjsing feizcau swiq fwngz.

民间医生治鹅掌风有何经验？
Canghyw ndawbiengz yw fwngz humz miz gijmaz gingniemh?

方法：取土荆皮、蛇床子、百部、透骨草、苦参各 30 克，皂角、地肤子、黄柏各 20 克。加水 2000 毫升，煎得药液 1000 毫升，去渣取液，每日浸洗患处 30 分钟，连用 1 周。
主治：鹅掌风。

Fuengfap：Aeu naeng gocoengzgimngaenz、gongaizleg、maenzraeu、gonemvunz、gocaem haemz gak 30 gwz，goceugoeg、go'nyangjbaet、govuengzbeg gak 20 gwz. Gya 2000 hauzswngh raemx，cienq ndaej raemxyw 1000 hauzswngh，cawz nyaq lih aeu raemx，moix ngoenz cimq swiq gizbingh 30 faencung，lienzdaemh yungh aen singhgiz ndeu.

Cujyau yw：Fwngz humz.

民间医生治手部脱屑发痒有何经验？
Canghyw ndawbiengz yw fwngz lot naeng humzhaenz miz maz gingniemh?

方法：取甘草、白蒺藜各 50 克。上药加入 75% 酒精 200 毫升中浸泡 7 天，去渣备用。每日取药酒外擦患处 2 次或 3 次，一般 3～7 日可愈。
主治：手部脱屑发痒。

Fuengfap：Aeu gamcauj、gomijrek gak 50 gwz. Dwk roengz 200 hauzswngh 75% ciujcingh bae cimq 7 ngoenz，cawz nyaq ok le bwhyungh. Moix ngoenz aeu laeujyw cat gizbingh 2 baez roxnaeuz 3 baez，itbuen 3 daengz 7 ngoenz couh ndei.

Cujyau yw：Fwngz lot naeng humz haenz.

民间医生治带状疱疹有何经验？
Canghyw ndawbiengz yw baezngwz miz maz gingniemh?

方法：取鲜金钱草适量洗净捣烂，冰片 3 克，与黄酒少许拌匀敷患处，每日 2 次。
主治：带状疱疹。

Fuengfap：Aeu di duhnamhfangz swiq seuq dub yungz，naebenq 3 gwz，caeuq di laeujhenj ndeu gyaux yinz oep gizin，moix ngoenz 2 baez.

Cujyau yw：Baezngwz.

民间医生治阴囊湿疹有何经验？

Canghyw ndawbiengz yw raem hwnj cimj miz maz gingniemh?

方法：取枯矾 4 克、黄连 6 克、冰片 0.5 克，共研成细粉，和匀，擦揉阴囊。每日 1 次。1 次或 2 次见效。

主治：阴囊湿疹。

Fuengfap：Aeu 4 gwz begfanz、6 gwz vuengzlienz、0.5 gwz naebenq，itheij nienj baenz mba mienz，hoed yinz，cat nu giz raem. Moix ngoenz baez ndeu. Baez ndeu roxnaeuz song baez raen ndei.

Cujyau yw：Raem hwnj cimj.

民间医生治外阴瘙痒有何经验？

Canghyw ndawbiengz yw rog ced humz miz maz gingniemh?

方法：取徐长卿 50 克，煎水 500 毫升，熏洗患处，早晚各熏洗 1 次，每日 1 剂。

主治：外阴瘙痒，中医辨证为湿热下注型。症见阴部瘙痒，甚者疼痛，带下量多，色黄如脓，气味腥臭，心烦失眠，口苦而腻，尿黄，舌苔黄腻，脉弦数。

Fuengfap：Aeu baklaghomj 50 gwz，dwk 500 hauzswngh raemx cienq，oenqswiq gizhumz，haet haemh oenqswiq baez ndeu，moix ngoenz fuk yw ndeu.

Cujyau yw：Rog ced humz，Ywdoj nyinhnaeuz dwg huj dwk roengz laj ma. Mwh fat bingh rog ced humz，caiqlij in dem，haux ok lai，saek henj lumj nong，heiq haeusing，simnyap ninz mbouj ndaek，bak haemz youh nywnx，nyouh henj，ailinx nwk henj，meg ndongjsoh youh raez，byaij youh vaiq.

民间医生治外阴红肿瘙痒有何经验？

Canghyw ndawbiengz yw rog ced foeg hoengz youh humzhaenz miz maz gingniemh?

方法：取鲜马鞭草 800 克，捣烂取汁，用棉花浸药汁敷患处，每日 3 次，连用 2 日。

主治：外阴红肿瘙痒。

Fuengfap：Aeu 800 gwz gobienmax ndip，dub yungz nyaenj aeu raemx，aeu faiq cimq raemxyw oep gizbingh，ngoenz 3 baez，lienz yungh 2 ngoenz.

Cujyau yw：Rog ced foeg hoengz humzhaenz.

民间医生治外阴溃烂渗出有何经验？
Canghyw ndawbiengz yw rog ced naeuh iemq raemx miz maz gingniemh?

方法：取煅石膏、炒黄柏、轻粉各等份，研成细粉。将溃烂面清洗，周围皮肤消毒，将药粉涂于创面，每日 3 次。

主治：外阴红肿热痛，溃烂，流黄色分泌物。

Fuengfap：Aeu siggau、govuengzbeg cauj gvaq、mba ginghfwnj gak faenh doxdoengz，nienj baenz mba mienz. Swiq giz naeuh seuq le，siudoeg seiqhenz naengnoh le，aeu mbayw daz haeuj giz naeuh bae，ngoenz 3 baez.

Cujyau yw：Rog ced hoengz foeg in ndat，naeuh，ok raemxhenj.

民间医生治尖锐湿疣有何经验？
Canghyw ndawbiengz yw cenhyuisizyouz miz maz gingniemh?

方法：取金银花、连翘、大青叶、板蓝根各 30 克，苦参、蒲公英、土茯苓各 20 克，白鲜皮、鸦胆子各 10 克。上方加水煎至 2000 毫升，先熏洗，后坐浴，每日 2 次，每次 30 分钟，每日 1 剂。1 周为 1 个疗程，连续用药 2～3 周。

主治：尖锐湿疣。据介绍，治疗 38 例患者，采用液氮冷冻配合本方治疗，其中痊愈 33 例，显效 4 例，有效 1 例，随访 3 个月，仅有 2 例复发。

Fuengfap：Aeu vagimngaenz、lenzgyau、byaekmen、gohungh gak 30 gwz，caemgumh、golinzgaeq、gaeu langjhauh gak 20 gwz，naengbwzsenh、lwgmbeia gak 10 gwz. Dawz gij yw gwnzneix gya raemx cienq daengz 2000 hauzswngh，oenqswiq gonq，caiq naengh roengbae cimqswiq，moix ngoenz 2 baez，moix baez 30 faencung，moix ngoenz fuk yw ndeu. Aen singhgiz he guh aen liuzcwngz ndeu，lienzdaemh yungh yw 2 daengz 3 aen singhgiz.

Cujyau yw：Cenhyuisizyouz. Ciuq gangj，yw le 38 bouxbingh，yungh yizdan lwngjdung boiqhab diuz fueng neix daeuj yw，ndawde miz 33 boux ndei liux，miz 4 boux mizyungh dangqmaz，boux ndeu mizyungh，riengz cam 3 ndwen，ngamq miz 2 boux dauq fat.

民间医生治外阴尖锐湿疣有何经验？
Canghyw ndawbiengz yw cenhyuisizyouz rog ced miz maz gingniemh?

方法：取大青叶、板蓝根、磁石各30克，马齿苋、芡实各15克，鸦胆子10克，蛇床子、白鲜皮、苦参、黄柏各9克。水煎坐浴，每日2次。

主治：外阴尖锐湿疣。

Fuengfap：Aeu byaekmen、gohungh、swzdezgvang gak 30 gwz，byaekiemjsae、rag govengj gak 15 gwz，lwgmbeia 10 gwz，go'ngaizleg、naeng bwzsenh、caemgumh、govuengzbeg gak 9 gwz. Aeu raemx cienq le naengh swiq，ngoenz 2 baez.

Cujyau yw：Cenhyuisizyouz rog ced.

民间医生治生殖器疱疹有何经验？
Canghyw ndawbiengz yw boqraih rog yaem miz maz gingniemh?

方法：取板蓝根20克，连翘、金银花各15克，生地、黄芩各12克，麦冬、太子参各9克，玄参、甘草、丹皮、薄荷、白芍各6克。水煎分2次饭前半小时服用，每日1剂，连服2周。服后药渣加水重新煮沸15分钟，待凉后，每晚清洗外阴1次。

主治：生殖器疱疹。

Fuengfap：Aeu gohungh 20 gwz，lenzgyau、vagimngaenz gak 15 gwz，swnghdi、byaeklaenghoengz gak 12 gwz，megdoeng、daiswjsinh gak 9 gwz，caemmbaemx、gamcauj、naeng mauxdan、byaekhomnyaeuq、gobwzsoz gak 6 gwz. Aeu raemx cienq le，faen song baez youq gwn haeux gonq buenq aen cungdaeuz gwn，moix ngoenz gwn fuk ndeu，lienz gwn 2 aen singhgiz. Gwn ndaej le caiq gya raemx haeuj ndaw nyaqyw bae dauq cawj goenj 15 faencung，caj caep le，moix haemh swiq rog yaem baez ndeu.

Cujyau yw：Boqraih rog yaem.

民间医生治褥疮有何经验？
Canghyw ndawbiengz yw baez moeg miz maz gingniemh?

方法：取黄芪、浙贝母、水牛角粉、儿茶各20克，研成细粉混匀。局部清创后，取鲜鸡蛋1个，以蛋清涂抹创面，涂抹范围大于创面面积，再将药粉均匀撒在创面上，然后将鸡蛋膜贴于创面，最后用无菌敷料固定。每日换药1次。

主治：褥疮。

Fuengfap：Aeu vangzgiz、beimuj Cezgyangh、mba gaeuvaiz、wzcaz gak 20 gwz， nienj baenz mba mienz gyaux yinz. Swiq seuq mbangj gizsieng, aeu aen gyaeqgaeq ndip ndeu, aeu hauxgyaeq daz haeuj gizsieng, daz haemq gvangq gvaq gizsieng, caiq aeu mbayw vanq yinz haeuj gizsieng bae, yienzhaeuh aeu luep mbawgyaeq nem youq gizsieng, doeklaeng yungh doxgaiq seuq dingh ndei. Moix ngoenz vuenh yw baez ndeu.

Cujyau yw：Baenzmoeg.

民间医生治血栓闭塞性脉管炎有何经验？
 Canghyw ndawbiengz yw lwed saek baenz sailwed saekgaz miz maz gingniemh?

方法：取桂枝、附子、伸筋草、苦参各 15 克。水煎后去渣，混入温水，浸泡双足 30 分钟，每日 2 次，10 日为 1 个疗程。

主治：血栓闭塞性脉管炎。

Fuengfap：Aeu naeng go gveiq、fuswj、go'ietnyinz、caemgumh gak 15 gwz. Aeu raemx cienq le vut nyaq, gya raemxraeuj, cimq song din 30 faencung, ngoenz 2 baez, 10 ngoenz guh aen liuzcwngz ndeu.

Cujyau yw：Lwed saek baenz sailwed saekgaz.

民间医生治化疗性静脉炎有何经验？
 Canghyw ndawbiengz yw valiuz gvaq baenz cingmwzyenz miz maz gingniemh?

方法：取红花 20 克，赤芍 15 克，乳香、没药各 10 克，冰片 6 克。浸入 32 度白酒内密封 3 天。取滤液湿敷患处，每日 3 次，每次 30 分钟。

主治：化疗性静脉炎。主要表现为注射针头的穿刺点以上沿静脉走向的血管出现条索红线、局部组织肿胀、灼热、疼痛，甚至局部破溃等炎症反应，严重时肢体持续疼痛，造成肢体功能障碍。

Fuengfap；Aeu 20 gwz vahoengz, 15 gwz cizsoz, yujyangh、mozyoz gak 10 gwz, naebenq 6 gwz. Cimq haeuj ndaw laeujhau 32 doh bae fung red 3 ngoenz. Aeu raemxdaih oep gizbingh, ngoenz 3 baez, moix baez 30 faencung.

Cujyau yw：Valiuz gvaq baenz cingmwzyenz. Cujyau biujyienh dwg donh sailwed baihgwnz giz dajcim riengz diuz cingmwz raen miz diuz sienqhoengz he, mbangjgiz gawh、ndat、in, caiqlij mbangjgiz buqdek daengj, mwh youqgaenj ga fwngz laebdaeb indot, hawj ga fwngz mbouj soeng.

民间医生治红丝疔有何经验？
Canghyw ndawbiengz yw baezseihoengz miz maz gingniemh?

方法：取鲜芦荟一小段，剖开两片，先用一片有汁的那面从线尾往疔头涂，然后将另一片有汁的那面贴于疔头上面，干后则换，有空则取一块频涂红线，1～2 天可愈。

主治：红丝疔。为细菌侵入淋巴管引起的急性炎症，多见于前臂及小腿内侧，呈红肿热痛，红丝向上迅速走窜，附近淋巴结肿痛。

Fuengfap: Aeu donh goyouzcoeng ndip ndeu, buq baenz song benq, aeu benq miz raemx de, daj byai sienq cat daengz gyaeuj gizde, yienzhaeuh diep lingh vengq miz raemx hwnj gwnz gyaeuj gizde, hawq le couh vuenh, ndaej hoengq couh aeu gaiq ndeu deihdeih cat giz sienqhoengz, 1～2 ngoenz couh ndei.

Cujyau yw: Baezseihoengz. Dwg yiengh yenzcwng gaenjgip aenvih deng sigin ciemqhaeuj linzbahgvanj yinxhwnj, raen youq gen naj caeuq ndaw gahengh lai, raen foeg hoengz in ndat, sienqhoengz bongh hwnj gwnz bae riengjvaiq, linzbahgez laenzgaenh foeg in.

民间医生治皮肤溃疡有何经验？
Canghyw ndawbiengz yw naengnoh naeuh miz maz gingniemh?

方法：取黄芩 200 克，加水 1500 毫升，煎沸后改用小火煎至 700 毫升，取两层洁净纱布过滤，再将药液以小火浓缩为 500 毫升，凉后装瓶备用。治疗时以洁净纱布浸透药液外敷溃疡面，不时淋以药液，以保持湿润。一般用药 3～5 天后溃疡面渗出明显减轻，2 周后即可有新生肉芽组织生长，1 个月可痊愈。

主治：皮肤溃疡渗液。

Fuengfap: Aeu 200 gwz byaeklaenghoengz, dwk 1500 hauzswngh raemx, cienq goenj le gaij yungh feiz iq cienq daengz lw 700 hauzswngh, aeu song caengz baengzsa seuq daeuj daih le, caiq aeu feiz iq cienq raemxyw lw daengz 500 hauzswngh, caep le cang bingz bae bwhyungh. Mwh ywbingh aeu baengzsa seuq cimq dumz raemxyw le oep giz naeuh bae, seiz mbouj seiz rwed raemxyw haeujbae, itcig hawj dumz. Itbuen yungh yw 3～5 ngoenz le, giz naeuh iemq raemx couh raen noix haujlai, 2 cou le couh raen miz noh moq maj okdaeuj, ndwen ndeu ndaej ndei liux.

Cujyau yw: Naengnoh naeuh ok raemx.

民间医生治小腿溃疡有何经验？
Canghyw ndawbiengz yw gahengh naeuh miz maz gingniemh?

方法：取白砂糖 10 份、冰片 1 份，共研成粉末，将患部常规清创，取药粉敷于创面，敷贴范围大于创面面积，敷贴厚度略高于皮肤表面，用纱布包覆。一般每日换药 1 次，若气温高，渗出较多，每日换药 2 次。

主治：小腿溃疡。

Fuengfap：Aeu 10 faenh begdangz、faenh naebenq ndeu, itheij nienj baenz mba, swiq giz naeuh le, aeu mbayw oep haeuj giz naeuh bae, oep haemq gvangq gvaq giz naeuh, oep haemq na di, aeu baengzsa suek ndei. Itbuen moix ngoenz vuenh yw baez ndeu, danghnaeuz hwngq lai, raemx iemq ok haemq lai, moix ngoenz vuenh yw 2 baez.

Cujyau yw：Gahengh naeuh.

民间医生治外伤溃疡有何经验？
Canghyw ndawbiengz yw sieng rog naeuh miz maz gingniemh?

方法：取蝼蛄（俗名土狗）数只、红糖适量，共捣烂，用生理盐水将患处冲洗干净后外敷，用无菌纱布覆盖，每日换药 1 次，3～5 次可愈。

主治：外伤溃疡。

Fuengfap：Aeu geij duz ndungjndingq、di dangznding ndeu, itheij dub yungz, aeu raemxgyu dongj swiq giz naeuh le, oep yw hwnjbae, aeu baengzsa seuq goemq ndei, moix ngoenz vuenh yw baez ndeu, 3 daengz 5 baez couh ndei.

Cujyau yw：Sieng rog naeuh.

民间医生治下肢慢性溃疡有何经验？
Canghyw ndawbiengz yw ga naeuh menhnumq miz maz gingniemh?

方法：取新鲜槐叶 1 把，用开水洗净，捣烂如泥，用温开水洗净患部后，将槐叶泥敷于其上，外加纱布包扎，每日换药 1 次。

主治：下肢慢性溃疡。

Fuengfap：Aeu mbaw govaiz ndip bog ndeu, raemxgoenj swiq cingh, dub yungz lumj naez bae, yungh raemxgoenj raeuj swiq seuq giz naeuh le, aeu gij naez mbaw govaiz oep hwnjbae, caiq aeu baengzsa duk ndei, moix ngoenz vuenh yw baez ndeu.

Cujyau yw：Ga naeuh menhnumq.

民间医生治慢性化脓性溃疡有何经验？

Canghyw ndawbiengz yw baenz nong naeuh miz maz gingniemh?

方法：取黄连适量，磨成极细粉末，溃疡处常规清创后，将黄连粉撒于患处。脓液较多或位置较深，需要引流者，可取黄连加水浓煎，浸泡细纱布，用以引流及外敷。

主治：慢性化脓性溃疡。

Fuengfap：Aeu di vuengzlienz ndeu, ngenz baenz mba mienz, swiq giz nong seuq, aeu mba vuengzlienz vanq haeuj giz nong bae. Danghnaeuz raemxnong haemq lai roxnaeuz naeuh bae haemq laeg, aeu yinx raemx okdaeuj, ndaej dwk raemx noix cienq vuengzlienz daengz noengz bae, cimq baengzsa saeq, aeu daeuj yinx raemx le caiq oep.

Cujyau yw：Baenz nong naeuh menhnumq.

民间医生治下肢静脉性溃疡有何经验？

Canghyw ndawbiengz yw megcingx ga naeuh miz maz gingniemh?

方法：取蒲公英30克，苦参、黄柏、连翘、木鳖子各12克，金银花、白芷、赤芍、丹参、甘草各10克。共研成细粉，置入药盆中，加入沸水1000毫升搅拌浸泡，待温度适宜时，泡洗患肢，药液以完全浸没溃疡处为宜。当药液温度下降时，适当加热，以维持药液恒温。浸泡结束，让药液停留于患肢5分钟，再用无菌纱布擦干伤口周围及患肢，卧床休息20～30分钟。

主治：下肢静脉性溃疡。

Fuengfap：Aeu golinzgaeq 30 gwz, caemgumh、govuengzbeg、lenzgyau、cehmoegbiet gak 12 gwz, vagimngaenz、gobwzcij、cizsoz、rag byalwed、gamcauj gak 10 gwz. Itheij nienj baenz mba mienz, cuengq haeuj bat yw bae, gya 1000 hauzswngh raemxgoenj gyaux le cimq youq, caj raemx raeuj le, cimq swiq cik ga deng naeuh, raemxyw mued gvaq giz naeuh cij baenz. Daengz raemxyw yaek caep le, hab dauq gya ndat, hawj raemxyw itcig gaeuq raeuj. Cimq ndaej le, hawj raemxyw louz youq gwnz ga 5 faencung, caiq aeu baengzsa seuq uet hawq seiqhenz giz sieng caeuq ga, ninz roengzma yietnaiq 20 daengz 30 faencung.

Cujyau yw：Megcingx ga naeuh.

民间医生治丹毒有何经验？

Canghyw ndawbiengz yw dandoeg miz maz gingniemh?

方法：取油菜叶（芸薹叶）适量，捣烂敷患处，每日换药2次或3次，能行瘀散血、消肿解毒。

主治：丹毒。

Fuengfap：Aeu di mbaw byaekyouzcaiq（mbaw daizcaiq）ndeu，dub yungz oep gizbingh，moix ngoenz vuenh yw 2 baez roxnaeuz 3 baez，ndaej doeng saek caeuq sanq lwed、siu foeg gej doeg.

Cujyau yw：Dandoeg.

民间医生治黄水疮有何经验？
Canghyw ndawbiengz yw baenz baez raemxhenj miz maz gingniemh?

方法：取白砂糖、硫黄各等份，研细粉混匀，暴露患处，涂药粉适量，用手揉擦患处约 5 分钟，再用清水洗净。

主治：黄水疮。

Fuengfap：Aeu begdangz、vuengzcungq gak faenh doxdoengz，nienj baenz mbamienz gyaux yinz，loh giz naeuh ok，cat di mbayw gaeuqdwg le，yungh fwngz nu gizde 5 faencung baedauq，caiq aeu raemxsaw swiq cingh.

Cujyau yw：Baenz baez raemxhenj.

民间医生治糖尿病足有何经验？
Canghyw ndawbiengz yw gij din binghnyouhdangzdiemz miz maz gingniemh?

方法：取萆薢 60 克，黄柏、薏苡仁、紫花地丁、白及各 30 克。水煎，待温浸泡，每次 30～60 分钟。每日 2 次，2 日 1 剂。

主治：糖尿病足。

Fuengfap：Aeu 60 gwz vuengzlienzdoj，govuengzbeg、haeuxroeg、govemax、beggaeb gak 30 gwz. Aeu raemx cienq，caj daengz raeuj le cimq din，moix baez 30 daengz 60 faencung. Moix ngoenz 2 baez，2 ngoenz yungh fuk yw ndeu.

Cujyau yw：Gij din binghnyouhdangzdiemz.

民间医生治糖尿病趾端坏死有何经验？
Canghyw ndawbiengz yw lwgdin binghnyouhdangzdiemz vaih dai miz maz gingniemh?

方法：取丹参、忍冬藤、黄芪各 100 克，桂枝、附子各 50 克，乳香、没药各 24 克。上药加 5000 毫升水，小火煮沸后再煎 20 分钟，去渣后混入温水内，待不烫手时，浸泡双足 30 分钟，每剂药可反复用 3 次。
　　主治：糖尿病趾端坏死。

Fuengfap：Aeu rag byalwed、nyaenxdoenghoengz、vangzgiz gak 100 gwz，naenggveiq、fuswj gak 50 gwz，yujyangh、mozyoz gak 24 gwz. Dwk yw haeuj 5000 hauzswngh raemx bae，aeu feiz iq cawj goenj le caiq cienq 20 faencung，dawz nyaq ok le gyaux roengz raemxraeuj bae，daengz mbouj log fwngz le，cimq song cik din 30 faencung，moix fuk yw ndaej fanfuk yungh 3 baez.
　　Cujyau yw：Lwgdin binghnyouhdangzdiemz vaih dai.

民间医生治手足皲裂有何经验？
Canghyw ndawbiengz yw din fwngz dek miz maz gingniemh?

方法：取杨树叶适量，用食醋煎煮，取药液浸泡手脚患处，2 次或 3 次可痊愈。
　　主治：手足皲裂。

Fuengfap：Aeu di mbaw goyangzsu ndeu，aeu meiqgwn cienq，aeu raemxyw cimq cik din fwngz dek，2 baez roxnaeuz 3 baez couh ndei liux.
　　Cujyau yw：Din fwngz dek.

民间医生治手足癣有何经验？
Canghyw ndawbiengz yw din fwngz baenz gyak miz maz gingniemh?

方法：取山西陈醋 50 毫升、苦参（打碎）30 克、花椒 20 克，共放入沸水中，待温度适宜时洗患处。每日 1 剂，每日洗 3 次，连续用 3～7 日。
　　主治：手足癣。

Fuengfap：Aeu 50 hauzswngh meiqgeq Sanhsih、caemgumh（dub soiq）30 gwz、vaceu 20 gwz，itheij cuengq roengz raemxgoenj bae，caj raemx raeuj gaeuqdwg le swiq giz miz gyak. Moix ngoenz fuk ndeu，ngoenz swiq 3 baez，lienzdaemh yungh 3 daengz 7 ngoenz.
　　Cujyau yw：Din fwngz baenz gyak.

民间医生治水疱型足癣有何经验？
Canghyw ndawbiengz yw gyakbop gwnz din miz maz gingniemh?

方法：取萆薢 50 克，土茯苓、白鲜皮、土荆皮各 30 克。水煎，待温度适宜时浸泡患处，每次 30 分钟。每日 2 次，每日 1 剂。

主治：水疱型足癣。

Fuengfap：Aeu 50 gwz vuengzlienz doj, gaeu langjhauh、naeng bwzsenh、naeng gocoengzgimngaenz gak 30 gwz. Aeu raemx cienq, caj raemx raeuj gaeuqdwg le cimq swiq giz gyak, baez 30 faencung. Moix ngoenz 2 baez, ngoenz fuk ndeu.

Cujyau yw：Gyakbop gwnz din.

民间医生治水疱型脚癣有何经验？
Canghyw ndawbiengz yw gyakbop gwnz din miz maz gingniemh?

方法：取 1000 毫升水，煮沸后待温，加 250 毫升米醋，将患脚在醋水中浸泡 30 分钟。擦干后，涂硝酸咪康唑乳膏，早、晚各 1 次，10～15 日为 1 个疗程。

主治：水疱型脚癣。症见壁厚饱满的小水疱，有的可融合成大疱，疱液透明，周围无红晕，自觉奇痒，搔抓后常因继发感染而引发丹毒、淋巴管炎等。

Fuengfap：Aeu 1000 hauzswngh raemx cawj goenj langh daengz raeuj, gya 250 hauzswngh meiqgwm roengzbae, aeu cik din miz gyak cimq haeuj ndaw raemxmeiq 30 faencung. Swk hawq le, led siuhsonh mijganghco yujgauh hwnjbae, haet、haemh gak baez ndeu, 10 daengz 15 ngoenz guh aen liuzcwngz ndeu.

Cujyau yw：Gyakbop gwnz din. Gwnz din miz bopraemx iq naeng na, mizmbangj ndaej doxyungz baenz bop hung, raemx ndaw bop ndongqrik, seiqhenz mbouj hoengz, gag rox haenz dangqmaz, gaeu humz le ciengzseiz aenvih ganjyenj cix yinxfat baenz dandoeg、linzbahgvanjyenz daengj.

民间医生治鸡眼有何经验？
Canghyw ndawbiengz yw lwt miz maz gingniemh?

方法：先将患处用温水浸洗，使皮肤软化，接着用消毒刀片削去表面角质层，取鲜芦荟 1 片纵向剖开，将内质黏性一面贴于患处，外用胶布固定，纱布包扎，每晚换药 1 次，一般 1～2 周可愈。

主治：鸡眼。

Fuengfap：Aeu raemxraeuj swiq giz baenz lwt gonq, hawj naengnoh bienq unq, cieplaeng aeu fagcax iq siudoeg gvaq de dat caengz naeng baihrog bae, aeu vengq goyouzcoeng ndip ndeu buq daengj bae, aeu mbiengj miz ieng niu de nem haeuj giz lwt bae, aeu gyauhbu dinghmaenh, baengzsa duk ndei, moix haemh vuenh yw baez ndeu, itbuen 1～2 cou ndaej ndei.

Cujyau yw：Lwt.

民间医生治雷诺病有何经验？

Canghyw ndawbiengz yw sailwed din hwnjgeuq miz maz gingniemh?

方法：取生姜 30 克，煎水，趁热泡洗患处，每日 2 次，有缓解血管痉挛的作用。

主治：雷诺病，又称肢端动脉痉挛症。多见于女性，因寒冷刺激、情绪激动等诱发，表现为肢端皮肤颜色间歇性苍白、紫绀和潮红的改变，上肢较重，偶见于下肢。

Fuengfap：Aeu 30 gwz hing ndip, cienq raemx, swnh ndat cimq gizbingh, moix ngoenz 2 baez, ndaej hoizsoeng sailwed hwnjgeuq.

Cujyau yw：Sailwed din hwnjgeuq, youh heuhguh sailwed din fwngz hwnjgeuq. Mehmbwk haemq miz lai, aenvih nit gik、simcingz gikdoengh daengj yinxhwnj fat bingh, mwh fat bingh naengnoh din fwngz seiz mbouj seiz bienq haunyo、aeuj caeuq hoengzndaem, gen fwngz haemq naek, saek baez raen youq ga din.

八、风湿骨病科
Bet、Goh Fungcaep Baenz Ndokin

民间医生治跌打损伤有何经验？
Canghyw ndawbiengz yw laemx sieng ndok in miz maz gingniemh?

方法：取金钱草 20 克、栀子 15 克，研粉混匀，用食醋调成糊状，敷于患处，每日 1 次。
主治：跌打损伤。

Fuengfap：Aeu duhnamhfangz 20 gwz、vuengzgae 15 gwz, nienj baenz mba le gyaux yinz, aeu meiqgwn hoed baenz giengh, oep youq giz in, moix ngoenz baez ndeu.

Cujyau yw：Laemx sieng ndok in.

民间医生治瘀血肿胀有何经验？
Canghyw ndawbiengz yw lwed caem foeggawh miz maz gingniemh?

方法：取洋芋（即马铃薯，又名土豆）1 个，洗净切成片，外贴于患处，外加绷带环行包扎。洋芋水分蒸发后及时更换。本法能舒筋活血，消肿止痛。一般 2 日明显见效，4 日可治愈。
主治：外伤后局部瘀血肿胀。

Fuengfap：Aeu aen maenzdoengzlingz ndeu, swiq cingh ronq baenz benq, nem gizin bae, baihrog aeu diuz baengzsa heux duk ndei. Benq maenzdoengzlingz hawq le aeu gibseiz vuenh. Aen fap neix ndaej soeng nyinz hawj lwed byaij, siu foeg dingz in. Baeznaengz 2 ngoenz raen ndei haujlai, 4 ngoenz ndaej ndei liux.

Cujyau yw：Deng sieng le lwed caem foeggawh.

民间医生治骨折有何经验？
Canghyw ndawbiengz yw ndok raek miz maz gingniemh?

方法：取黑木耳适量，以水发开，沥干后加入红糖，捣烂如泥，外敷患处。
主治：骨折、跌打损伤、痈肿疮毒等。

Fuengfap：Aeu di raetmoegngaex ndaem ndeu, cimq raemx hawj fat, ndik raemx hawq le gya dangznding haeujbae, dub yungz lumj naez, oep haeuj gizin bae.

Cujyau yw: Ndok raek, laemx sieng, baenz baez foeggawh daengj.

民间医生治颈椎病有何经验？
Canghyw ndawbiengz yw binghlaenghoz miz maz gingniemh?

方法：取川乌、草乌、威灵仙各60克，红花、桃仁、乳香、没药、蒲公英、川芎、延胡索各30克。用水2000毫升浸泡3小时，水煎2次，将2次煎液过滤后混匀，再加热浓缩至1000毫升备用。治疗时取药液适量煮沸，纱布充分浸润药液，轻拧至药液不下滴为度，放在病变颈椎处温敷30分钟，保持温热。每日治疗1次，12次为1个疗程，疗程之间间隔2~3日。

主治：颈椎病。

Fuengfap: Aeu conhvuh、caujvuh、rag lingzsien gak 60 gwz、vahoengz、ceh makdauz、yujyangh、mozyoz、golinzgaeq、ciengoeng、yenzhuzsoz gak 30 gwz. Aeu 2000 hauzswngh raemx cimq 3 aen cungdaeuz, dwk raemx cienq 2 baez, aeu gij raemxyw de daih gvaq le gyaux yinz, caiq cienq daengz lij lw 1000 hauzswngh le bwhyungh. Mwh hwnj yw, aeu di raemxyw cawj goenj le, cuengq baengzsa roengzbae cimq dumz, menhmenh nyaenj hawj mbouj miz raemxyw ndik roengzma le, couh cuengq haeuj diuz ndoksaen mwnq miz bingh bae oep 30 faencung, itcig hawj raeujrub. Moix ngoenz yw baez ndeu, 12 baez guh aen liuzcwngz ndeu, moix aen liuzcwngz gek song sam ngoenz.

Cujyau yw: Binghlaenghoz.

民间医生治神经根型颈椎病有何经验？
Canghyw ndawbiengz yw goek saenzging binghlaenghoz miz maz gingniemh?

方法：取当归、羌活、红花、白芷、乳香、没药、骨碎补、防风、宣木瓜、花椒、透骨草、续断各12克。上药共研成细粉，装入布袋蒸热后敷患处。每次20分钟，每日2次，7日为1个疗程。

主治：神经根型颈椎病。症见颈肩背部疼痛，上肢及手指放射性疼痛、麻木、无力。

Fuengfap: Aeu danghgveih、gyanghhoz、vahoengz、gobwzcij、yujyangh、mozyoz、hinggaeng、gofuengzfung、moeggva Senhcouh、vaceu、gonemvunz、lauxbaegbya gak 12 gwz. Gij yw gwnzneix itheij nienj baenz mba mienz, coux haeuj daehbaengz naengj ndat le oep gizbingh. Moix baez 20 faencung, moix ngoenz 2 baez, 7 ngoenz guh aen liuzcwngz ndeu.

Cujyau yw: Goek saenzging binghlaenghoz. Mwh fat bingh gwnzmbaq baihlaeng indot、gen caeuq lwgfwngz cij in、maz、mbouj miz rengz.

民间医生治肩周炎有何经验?
Canghyw ndawbiengz yw doengjmbaq in miz maz gingniemh?

方法：取食盐 500 克、小茴香 80 克，放锅内炒热，装入布袋敷患处，每晚 1 次，局部出汗止疼，敷数次可见效。

主治：肩周炎。

Fuengfap：Aeu 500 gwz gyu、80 gwz byaekhomj, dwk ndaw rek bae cauj ndat, coux haeuj daehbaengz le oep gizin, moix haemh baez ndeu, mbangjgiz ok hanh le couh mbouj in lo, oep geij baez couh raen ndei lo.

Cujyau yw：Doengjmbaq in.

民间医生治腰扭伤有何经验?
Canghyw ndawbiengz yw hwet niuj sieng miz ma gingniemh?

方法：取栀子、乳香各适量，共研成粗粉，用温水调成糊状，加入少许酒精（或白酒），敷伤处，上盖油纸或塑料薄膜，绷带包扎，隔天换 1 次药。

主治：腰扭伤，中医辨证为气滞型。症见腰痛或轻或重，咳嗽时震痛，痛处走窜不定，局部肌肉紧张，但无青紫瘀肿。

Fuengfap：Aeu vuengzgae、yujyangh gaeuqdwg, itheij nienj baenz mba co, aeu raemxraeuj hoed baenz giengh, gya di ciujcingh (roxnaeuz laeujhau) ndeu, oep gizsieng, baihgwnz goemq ceijyouz roxnaeuz suliu mbang, aeu diuz baengzsa duk ndei, gek ngoenz vuenh baez yw ndeu.

Cujyau yw：Hwet niuj sieng, Ywdoj nyinhnaeuz dwg heiq cwk mbouj byaij. Mwh fat bingh hwet in baez naek baez mbaeu, mwh ae in raixcaix, gij in byaij youz mbouj dingh, mbangjgiz noh ndaetndwt, hoeng mbouj raen lwed caem saeknoh aeuj roxnaeuz foeggawh.

民间医生治中风后肢体肿胀有何经验?
Canghyw ndawbiengz yw mauhfung gvaqlaeng seiq guengq foeggawh miz maz gingniemh?

方法：取透骨草、络石藤、豨莶草各 50 克，威灵仙、鸡血藤各 30 克，羌活 15 克。水煎外洗、湿敷患处，每日 2 次。

主治：中风后肢体肿胀。

Fuengfap：Aeu gonemvunz、gaeulez、mbaw vaqrwix gak 50 gwz、rag lingzsien、gaeulwed gak 30 gwz、gyanghhoz 15 gwz. Aeu raemx cienq le swiq、oep mbaeq giz foeg、moix ngoenz 2 baez.

Cujyau yw：Mauhfung gvaqlaeng seiq guengq foeggawh.

民间医生治关节囊肿有何经验？
Canghyw ndawbiengz yw hoh seiq guengq bongz raemx miz maz gingniemh?

方法：取栀子适量，研成细粉，用鸡蛋清调成糊状，外敷患处，外用纱布包扎，每日1换，连敷4～5日可消肿。

主治：关节囊肿。症见关节处起包块，膨大，柔软，有波动感，疼痛，肤色如常，穿刺可见血性液体。

Fuengfap：Aeu di vuengzgae ndeu、nienj baenz mba mienz，yungh hauxgyaeq daeuj hoed baenz giengh，oep giz bongz，baihrog aeu baengzsa duk，ngoenz vuenh baez ndeu，lienz oep 4 daengz 5 ngoenz ndaej siu foeg.

Cujyau yw：Hoh seiq guengq bongz foeg. Mwh fat bingh gizhoh seiq guengq bongz hung，unq，roxnyinh rwd hwnj rwd roengz，indot，saeknoh mbouj bienq，camz le ndaej raen raemx lwed.

民间医生治急性腰扭伤有何经验？
Canghyw ndawbiengz yw hwet singqgip niuj sieng miz maz gingniemh?

方法：取生姜适量，捣烂，取姜渣，加入食盐1匙，和匀，外敷患处，绷带固定，每日换药1次。

主治：急性腰扭伤，中医辨证为气滞型。症见腰痛或轻或重，咳嗽震痛，无青紫瘀肿。据报道，用本方治疗急性腰扭伤患者27例，用药2次或3次均治愈。

Fuengfap：Aeu di hing ndip ndeu，dub yungz，aeu nyaq hing，gya beuzgeng gyu ndeu，ndau yinz，oep gizin，aeu baengzsa dinghmaenh，moix ngoenz vuenh yw baez ndeu.

Cujyau yw：Hwet singqgip niuj sieng，Ywdoj nyinhnaeuz dwg heiq cwk mbouj byaij. Mwh fat bingh hwet in baez mbaeu baez naek，mwh ae in raixcaix，mbouj raen aeujndaem roxnaeuz lwed caem. Gaengawq baudauj，yungh diuz fueng neix yw 27 boux hwet sawqmwh niuj sieng，yungh yw song roxnaeuz sam baez cungj ndaej ndei liux.

民间医生治腰椎间盘突出症疼痛有何经验？
Canghyw ndawbiengz yw ndokhwet doedok in miz maz gingniemh?

方法：取地骨皮、五加皮各 30 克，当归 25 克，白芷、透骨草、甘草各 20 克，骨碎补、香附各 15 克，红花 10 克，丁香 2 克。水煎熏洗患处，每次 30 分钟，水温保持 42 ℃左右为宜。

主治：腰椎间盘突出症疼痛。

Fuengfap：Aeu byaekgoujgij、gaeuoenlex gak 30 gwz, danghgveih 25 gwz, gobwzcij、gonemvunz、gamcauj gak 20 gwz, hinggaeng、gocwdmou gak 15 gwz, vahoengz 10 gwz, vabingjlaeuj 2 gwz. Aeu raemx cienq le oenqswiq gizin, moix baez 30 faencung, raemx itcig raeuj 42 doh baedauq cij ngamj.

Cujyau yw：Ndokhwet doedok in.

民间医生治寒湿腰痛有何经验？
Canghyw ndawbiengz yw nitcaep hwet in miz maz gingniemh?

方法：取干姜 50 克、当归 15 克、苍术 10 克，按此比例配方，研粉，用 95％酒精调成糊状，敷于疼痛最明显处，用敷料纱布固定，热水袋热敷。每日 1 次，每次 30 分钟。

主治：寒湿腰痛。症见腰部冷痛，沉重，阴雨天气加重，静卧休息疼痛不减，舌苔白腻，脉弦滑。

Fuengfap：Aeu 50 gwz hing sauj、15 gwz danghgveih、10 gwz canghsuz, ciuq aen beijlaeh neix daeuj boiq yw, nienj baenz mba, aeu 95％ ciujcingh hoed baenz giengh, oep giz ceiq in, aeu baengzsa daeuj dinghmaenh, daehraemxndat oep ndat. Moix ngoenz baez ndeu, moix baez 30 faencung.

Cujyau yw：Nitcaep hwet in. Mwh fat bingh hwet caep hwet in, hwet caemq, mwh fwn'oemq engqgya in, ninz dingh yietnaiq indot cungj mbouj gemj, linx bieg na, meg ndongjsoh youh raez youh raeuz.

民间医生治腰痛乏力有何经验？
Canghyw ndawbiengz yw hwet in mbouj miz rengz miz maz gingniemh?

方法：取生姜 60 克，吴茱萸 40 克，花椒 30 克，肉桂、葱头各 20 克。用纱布裹好，水煎 10 分钟，待水温降至 40 ℃左右，泡脚 30 分钟，每日 1 次。

主治：腰痛乏力。

Fuengfap：Aeu 60 gwz hing ndip，40 gwz cazlad，30 gwz vaceu，naenggveiq、gyaeujcoeng gak 20 gwz. Aeu baengzsa suek ndei，dwk raemx cienq 10 faencung，caj raemx raeuj daengz 40 doh baedauq，cimq din 30 faencung，ngoenz baez.

Cujyau yw：Hwet in mbouj miz rengz.

民间医生治膝关节活动不利有何经验？

Canghyw ndawbiengz yw gyaeujhoq mbouj soeng miz maz gingniemh?

方法：取艾叶、红花、乳香、川牛膝、桂枝、威灵仙各 15 克。水煎浸洗患膝 40 分钟左右，水温由患者耐受程度而定，当膝关节皮肤微红、周围软组织松软时，局部按摩松解患膝。

主治：膝关节活动不利。

Fuengfap：Aeu mbawngaih、vahoengz、yujyangh、conhniuzsiz、naenggveiq、rag lingzsien gak 15 gwz. Aeu raemx cienq le cimq swiq gyaeujhoq 40 faencung baedauq，raemx aeu geijlai ndat youz bouxbingh souh ndaej daeuj dingh，daengz gij naengnoh gyaeujhoq loq hoengz、gij nyinz seiqhenz soeng unq le，nunaenx mbangjgiz gyaeujhoq hawj de soeng.

Cujyau yw：Gyaeujhoq mbouj soeng.

民间医生治风湿病有何经验？

Canghyw ndawbiengz yw bingh fungheiq miz maz gingniemh?

方法：取凤仙花干品 50 克，高度白酒 500 克。共同浸泡 7 天，用此药酒擦疼痛处，效果显著。

主治：风湿病。

Fuengfap：Aeu 50 gwz Va hazsien sauj，500 gwz laeujhau get. Doengzcaez cimq 7 ngoenz，aeu gij laeujyw neix cat gizin，miz yaugoj daegbied.

Cujyau yw：Binghfungheiq.

民间医生治风湿性关节炎有何经验？

Canghyw ndawbiengz yw fungheiq hoh in baenz miz maz gingniemh?

方法：取新鲜透骨草 60 克，捣成泥状，敷于患处，纱布包覆，每日换药 1 次。
主治：风湿性关节炎。

Fuengfap：Aeu 60 gwz gonemvunz ndip，dub yungz lumj naez，oep gizin le，aeu baengzsa duk ndei，moix ngoenz vuenh yw baez ndeu.

Cujyau yw：Fungheiq hoh in baenz.

民间医生治风湿痹痛有何经验?
Canghyw ndawbiengz yw fungheiq in mwnh miz maz gingniemh?

方法：取骨碎补、怀牛膝、羌活、独活、当归、桂枝、伸筋草、透骨草、威灵仙各30 克，红花 25 克，川芎 20 克，白芷、防风各 15 克，制川乌 10 克。共研为细粉，加入食醋 200 毫升拌匀，装入棉布袋蒸 15～20 分钟，待温度降至 40～45 ℃时湿敷患处，外用塑料薄膜包裹，每次 1～2 小时，外加暖水袋保温。每日 2 次，每剂药用 10 次。

主治：风湿痹痛。

Fuengfap：Aeu hinggaeng、vaizniuzsiz、gyanghhoz、duzhoz、danghgveih、naenggveiq、goietnyinz、gonemvunz、rag lingzsien gak 30 gwz，vahoengz 25 gwz，ciengoeng 20 gwz，gobwzcij、gofuengzfung gak 15 gwz，ciconhvuh 10 gwz. Itheij nienj baenz mba mienz，dwk 200 hauzswngh meiqgwn gyaux yinz，coux haeuj daehbaengzfaiq bae naengj 15 daengz 20 faencung，langh raeuj daengz 40 ～ 45℃ le oep gizin，baihrog aeu suliu mbang suek，moix baez 1 daengz 2 aen cungdaeuz，baihrog aeu daeh raemxndat bauj raeuj. Moix ngoenz 2 baez，moix fuk yw yungh 10 baez.

Cujyau yw：Fungheiq in mwnh.

民间医生治寒性痹痛有何经验?
Canghyw ndawbiengz yw nit le in mwnh miz maz gingniemh?

方法：取干萝卜叶 100 克（或鲜品 200 克），洗净，再用温水泡开，然后加热水洗患处。

主治：寒性痹痛。症见形寒肢冷，关节无红肿，舌淡苔薄白，脉沉迟或浮紧。

Fuengfap：Aeu 100 gwz mbawlauxbaeg sauj （mbaw ndip 200 gwz），swiq seuq，caiq yungh raemxraeuj cimq hai，yienzhaeuh gya raemxndat swiq gizin.

Cujyau yw：Nit le in mwnh. Mwh fat bingh ndang fwngz nit，hoh mbouj hoengz mbouj foeg，linx bieg mbouj na，meg caem byaij ndaej menh roxnaeuz meg fouz youh gaenj.

民间医生治膝关节骨性关节炎有何经验?
Canghyw ndawbiengz yw hohndok gyaeujhoq in miz maz gingniemh?

方法：取黄柏 30 克，伸筋草、透骨草、海桐皮、路路通、香附、苍术、川牛膝各15 克，红花、花椒、乳香、苏木各 10 克，细辛 3 克。水煎 3 次，每次 15～20 分钟，混合浓缩至1000毫升，用8层纱布，将药浸湿置于膝部，隔一层塑料膜用热水袋热敷，每次30～40分钟。用毕用湿毛巾擦净皮肤残药，每日1次或2次，15次为1个疗程。关节肿胀者禁用。

主治：膝关节骨性关节炎。

Fuengfap：Aeu 30 gwz govuengzbeg、goietnyinz、gonemvunz、naeng maexdongz、makraeu、gocwdmou、canghsuz、conhniuzsiz gak 15 gwz，vahoengz、vaceu、yujyangh、somoeg gak 10 gwz，rieng gaeqdon 3 gwz. Aeu raemx cienq 3 baez，moix baez 15 daengz 20 faencung，doxgyaux cienq daengz lw 1000 hauzswngh，yungh 8 caengz baengzsa，aeu yw cimq mbaeq le ce youq gyaeujhoq，gek caengz suliu mbang ndeu yungh daeh raemxndat oep，Moix baez 30～40 faencung. Guh liux le aeu sujbaq mbaeq cat seuq gij yw gwnz naengnoh，moix ngoenz guh baez roxnaeuz 2 baez，15 baez guh aen liuzcwngz ndeu. Boux hoh foeggawh gimqyungh.

Cujyau yw：gyaeujhoq Hohndok in.

民间医生治退行性膝关节炎有何经验？

Canghyw ndawbiengz yw hohndok gyaeujhoq bienq nyieglaux miz maz gingniemh？

方法：取羌活、独活、透骨草、威灵仙、宣木瓜、川牛膝各30克，制川乌、制草乌各20克，五加皮、红花、乳香、没药各15克，麻黄10克，细辛5克。上药装入布袋中，置于3000毫升水中，浸泡30分钟后，煎沸30分钟，先熏蒸患处，温度适宜时取药袋敷患膝，边熏洗边活动膝关节。30分钟后用温水冲洗干净，每剂药用2日，每日熏洗1次，7日为1个疗程。

主治：退行性膝关节炎。

Fuengfap：Aeu gyanghhoz、duzhoz、nemvunz、rag lingzsien、moeggva Senhcouh、conhniuzsiz gak 30 gwz，ciconhvuh、cicaujvuh gak 20 gwz，gaeuoenlex、vahoengz、yujyangh、mozyoz gak 15 gwz，mazvangz 10 gwz，rieng gaeqdon 5 gwz. Aeu gij yw gwznzneix coux haeuj ndaw daehbaengz bae，cuengq haeuj 3000 hauzswngh raemx bae，cimq 30 faencung le，cawj goenj 30 faencung，oenq gizin gonq，langh gaeuqdwg raeuj le aeu daehyw oep haeuj giz gyaeujhoq in bae，itmienh oenqswiq itmienh doengh hoh gyaeujhoq. Gvaq 30 faencung le yungh raemxraeuj dongjswiq seuq，moix fuk yw yungh 2 ngoenz，moix ngoenz oenqswiq baez ndeu，7 ngoenz guh aen liuzcwngz ndeu.

Cujyau yw：Hohndok gyaeujhoq bienq nyieg laux in.

民间医生治扭伤有何经验？
Ndawbiengz canghyw yw niujsieng miz maz gingniemh?

方法：取苏木适量，研成细粉，用花生油调敷患处，用纱布包扎，每日换药 1 次，数日可愈。

主治：扭伤。

Fuengfap：Aeu di somoeg, nienj baenz mbafaenj, yungh youzduhnamh heuz oep gizin, baengzsa duk cug, moix ngoenz vuenh yw baez ndeu, geij ngoenz couh ndei.

Cujyau yw：Niujsieng.

民间医生治脚踝扭伤有何经验？
Ndawbiengz canghyw yw dabaeu gvag miz maz gingniemh?

方法：取鲜韭菜 250 克，切碎，放入食盐 3 克，拌匀，捣烂如泥，敷于患处，用纱布包扎，上面洒白酒保持湿润。3～4 小时后，取掉敷药，第 2 天再敷 1 次。

主治：脚踝扭伤。据报道，用本方治疗脚踝扭伤患者 87 例，敷药 2 次后均愈。

Fuengfap：Aeu 250 gwz byaekgep ndip, ronq soiq, cuengq 3 gwz gyu roengzbae, gyaux yinz, daem yungz lumj naez, oep gizin, baengzsa duk cug, saj laeujhau roengz gwnz bae baujciz dumznyinh. 3 daengz 4 siujseiz le, aeu yw ok, ngoenz daihngeih caiq oep baez ndeu.

Cujyau yw：Dabaeu gvag. Gaengawq bauqdauj, yungh bonj fueng bae yw boux vunz dabaeu gvag haenx 87 laeh, oep yw 2 baez le cungj ndei.

民间医生治足胫肿痛有何经验？
Ndawbiengz canghyw yw gahengh foeg in miz maz gingniemh?

方法：取紫苏梗、防风、槟榔、羌活、当归、宣木瓜、乳香、没药各 3 克。将上药水煎适量，滤渣取液，倒入盆内，加入温水适量，浸泡双足 30 分钟，每日 2 次。

主治：足胫不明原因肿胀疼痛，无青紫瘀血，心肾功能正常，中医认为多因气滞引起。

Fuengfap：Aeu ganj swjsuh、gofuengzfung、makbinghlangz、gyanghhoz、danghgveih、moeggva Senhcouh、yujyangh、mozyoz gak 3 gwz. Aeu raemx daeuj cienq, daih aeu raemx, raix roengz bat bae, gya di raemxraeuj, ceh song din 30 faen cung, ngoenz 2 baez.

Cujyau yw：Gahengh foeg in mbouj rox yienzaen, mbouj miz cwklwed aeuj, sim mak goengnaengz cingqciengz, Ywdoj nyinhnaeuz lai dwg aenvih heiq saek yinxhwnj.

民间医生治足跟痛有何经验？
Ndawbiengz canghyw yw giujdin in miz maz gingniemh？

方法：取鲜川楝叶 30 克，红糖适量。混合捣成膏状，外敷足跟，每天换药 1 次，一般 2 次或 3 次疼痛消失。

主治：足跟痛。

Fuengfap：Aeu 30 gwz mbaw gorenh ndip, habliengh dangznding. Doxgyaux daem baenz gau, oep youq giujdin, moix ngoenz vuenh yw baez ndeu, itbuen 2 baez roxnaeuz 3 baez couh mbouj in la.

Cujyau yw：Giujdin in.

民间医生治寒湿脚痛有何经验？
Ndawbiengz canghyw yw nit cumx din in miz maz gingniemh？

方法：取艾叶 50 克、花椒 30 克，水煎，每晚泡脚。

主治：寒湿入侵导致的脚掌疼痛。症见脚掌厥冷，有汗或无汗，昼轻夜重。

Fuengfap：Aeu 50 gwz mbawngaih、30 gwz vaceu, raemx cienq, moix haemh ceh din.

Cujyau yw：Aenvih nit cumx ciemq haeuj gij aidin ngaiz in. Bingh raen fajdin nit gyoet, miz hanh roxnaeuz fouz hanh, ngoenz mbaeu hwnz naek.

民间医生治足底挫伤瘀血有何经验？
Ndawbiengz canghyw yw lajdin niujsieng cwk lwed miz maz gingniemh？

方法：取鲜石蒜鳞茎 2～4 个、红糖 20 克，将鲜石蒜洗净，与红糖共捣烂，外敷患处，每日换药 1 次。

主治：足底挫伤瘀血。

Fuengfap：Aeu 2 daengz 4 diuz ganj sizson ndip, 20 gwz dangznding. Swiq sizson ndip seuq, caeuq dangznding caez daem yungz, oep gizin, ngoenz vuenh yw baez ndeu.

Cujyau yw：Lajdin niujsieng cwk lwed.

九、肛肠科
Gouj、Gohconghaex Dungxsaej

民间医生治痔疮有何经验？
Ndawbiengz canghyw yw baezhangx miz maz gingniemh?

方法：取蝉蜕 15 克，小火焙焦，研粉，加入冰片 12 克，共研成极细粉末，密封备用。每晚临睡前，先取金银花 20 克，木鳖子（捣碎）、甘草各 12 克，煎水，趁热熏洗患处。然后用芝麻油调匀药粉涂敷痔核，连用 5～7 日。忌食辛辣、鱼虾等物。

主治：痔疮。

Fuengfap：Aeu 15 gwz byuk duzbid, feiz iq gangq remj, nienj faenj, gyahaeuj naebenq 12 gwz, caemh ngenz baenz mbafaenj gig saeq, fungred bwh yungh. Moix haemh yaek ninz seiz, aeu 20 gwz vagimngaenz, ceh moegbiet (dub soiq)、gamcauj gak 12 gwz, cienq raemx, swnh ndat oenqswiq ndang gonq. Yienzhaeuh yungh youzlwgraz heuz yinz ywfaenj led oep baezhangx, lienz yungh 5 daengz 7 ngoenz. Geih gwn doxgaiq manhget、bya gungq daengj.

Cujyau yw：Baezhangx.

民间医生治炎性外痔有何经验？
Ndawbiengz canghyw yw baezhangx baihrog in miz maz gingniemh?

方法：取地榆 60 克，连翘、败酱草、蒲公英各 30 克。水煎适量待温度合适时，先熏蒸，后坐浴，每次 30 分钟，每日 3 次。

主治：炎性外痔。症见肛旁隆起的肿物，表面光亮疼痛，灼热坠胀不适，在排便时疼痛加重，便血，肛门部有少量分泌物，有时可伴有全身不适和发热。

Fuengfap：Aeu 60 gwz yizdihau, lenzgyau、gobaihciengq、golinzgaeq gak 30 gwz. Dwk raemx cienq daengz dohraeuj habngamj, sien oenq nswiq, doeklaeng naengh dajcaemx, moix baez 30 faen cung, moix ngoenz 3 baez.

Cujyau yw：Baezhangx baihrog in. Bingh youq henz conghhaex giz foeg bongz de, baihrog wenjrongh in, ndatremj inbongq mbouj onj, mwh okhaex in gyanaek, haex lwed, conghhaex miz di raemx iemqok, saekseiz buenx miz daengx ndang mbouj cwxcaih caeuq fatndat dem.

民间医生治内痔有何经验？

Ndawbiengz canghyw yw baezhangx baihndaw miz maz gingniemh?

方法：取南瓜子 1000 克。加水煎汤，趁热熏肛门，每日最少 2 次，连熏数天见效。熏药期间禁食鱼类及发物。

主治：内痔。

Fuengfap：Aeu 1000 gwz ceh lwggva. Gya raemx cienq dang, swnh ndat loenq conghhaex, moix ngoenz ceiq noix 2 baez, laebdaeb loenq geij ngoenz mizyauq. Mboengq yw loenq gimq gwn duzbya caeuq gij doxgaiq yungzheih yinx bingh de.

Cujyau yw：Baezhangx baihndaw.

民间医生治痔疮肛瘘有何经验？

Ndawbiengz canghyw yw baezsoemq miz maz gingniemh?

方法：取鳖甲 1 具，装陶器中，上扣盖，以泥土封闭置火中烧至陶器发红，离火后冷却，取出研粉，敷于患处。每日 1 次，每次 3～10 克，7 日为 1 个疗程。

主治：痔疮肛瘘。据报道，用本法治疗患者 20 例，1～3 个疗程后，13 例效果明显，症状消失；6 例症状明显好转；仅 1 例无效。

Fuengfap：Aeu gaiq gvamq duzfw ndeu, cang roengz gang'vax bae, goemqcw ndei, aeu namh fung le cuengq ndaw feiz coemh daengz gang'vax nding bae, ok feiz gvaqlaeng dauq gyoet, aeu okdaeuj nienj faenj, oep youq gizbingh. Moix ngoenz guh baez ndeu, moix baez 3 daengz 10 gwz, 7 ngoenz guh aen liuzcwngz ndeu.

Cujyau yw：Baezsoemq. Gaengawq baudauj, yungh aen fap neix yw bouxbingh 20 laeh, 1 daengz 3 aen liuzcwngz le, 13 laeh yaugoj yienhda, binghyiengh siusaet; 6 laeh binghyiengh bienq ndei; dandan 1 laeh mbouj mizyauq.

民间医生治脱肛有何经验？

Ndawbiengz canghyw yw gyoenjconh miz maz gingniemh?

方法：取党参 15 克，升麻、肉苁蓉、地龙各 12 克。每日 1 剂，水煎取液 300 毫升，分 3 次温服。7 日为 1 个疗程。

主治：脱肛。

Fuengfap：Aeu dangjcaem 15 gwz, swnghmaz、yuzcungzyungz、duzndwen gak 12 gwz. Moix ngoenz fuk ndeu, raemx cienq le aeu 300 hauzswngh raemxyw, faen 3 baez raeuj gwn. 7 ngoenz guh aen liuzcwngz ndeu.

Cujyau yw：Gyoenjconh.

民间医生治肛裂有何经验？
Ndawbiengz canghyw yw conghhaex dek miz maz gingniemh?

方法：取煅石膏 140 克，煅炉甘石 60 克，冰片、煅龙骨粉、朱砂各 6 克。共研成细粉，加入 250 克凡士林中，充分搅拌，最后加适量芝麻油调成软膏备用。肛门局部用红汞消毒后，据肛裂范围，涂满此膏，用纱布盖好，胶布固定。每日 1 次。

主治：肛裂。

Fuengfap：Aeu don sizgauh 140 gwz, don luzganhsiz 60 gwz, naebenq、don lungzguzfwnj、sahoengz gak 6 gwz. Caemh nienj baenz faenj saeq, gyahaeuj 250 gwz fanzswlinz ndawde bae, ndau doxdaengz, doeklaeng gya di youzlwgraz ndau baenz ywunq bwh yungh. Conghhaex mbangjgiz aeu hungzgung siudoeg gvaq, yawj conghhaex dek daengz gizlawz, led rim cungj gau neix, yungh baengzsa goemq ndei, baengzgyau dinghmaenh. Ngoenz guh baez ndeu.

Cujyau yw：Conghhaex dek.

民间医生治肛周脓肿有何经验？
Ndawbiengz canghyw yw henz conghhaex foegnong miz maz gingniemh?

方法：取地榆 60 克，大黄、赤芍、紫花地丁各 30 克。水煎，取药液熏洗坐浴患处，每次 30 分钟，每日 3 次，2 日 1 剂。

主治：肛周脓肿。症见皮下红肿热痛，重坠明显，坐卧不安。

Fuengfap：Aeu 60 gwz yizdi hau, davangz、cizsoz、mbeilungzo gak 30 gwz. Raemx cienq, aeu raemxyw oenqswiq le caiq naengh caemx gizbingh, moix baez 30 faen cung, ngoenz 3 baez, 2 ngoenz 1 fuk.

Cujyau yw：Henz conghhaex foegnong. Bingh raen laj naeng miz foegnding in ndat, doekduiq mingzyienj, naengh ninz mbouj onj.

十、五官科
Cib、Goh Ndaeng Bak Rwz Da

民间医生治目赤肿痛有何经验？
Ndawbiengz canghyw yw da nding foeg in miz maz gingniemh?

方法：取黄连25克，加水500毫升，煎至100毫升，过滤，用医用棉球蘸药水擦眼部，至咽部觉苦为止。

主治：目赤肿痛。

Fuengfap：Aeu vuengzlienz 25 gwz, dwk raemx 500 hauzswngh, cienq daengz 100 hauzswngh, aeu menzgiuz yihliuz caemj raemxyw led da, daengz conghhoz roxnyinh haemz cij dingz.

Cujyau yw：Da nding foeg in.

民间医生治红眼病有何经验？
Ndawbiengz canghyw yw binghdahoengz miz maz gingniemh?

方法：取鲜青蒿250克，加水适量，旺火煎10分钟，去渣，放置露天过夜，药液接触露水即可。用药液洗敷患部，每日2次或3次，轻者1～2日可愈，重者2～3日可愈。

主治：流行性眼结膜炎（红眼病）。

Fuengfap：Aeu 250 gwz ngaihsaeq, gya raemx habliengh, feizhoengh cienq 10 faen cung, vut nyaq bae, cuengq giz dangdien gvaq haemh, raemxyw deng raemxraiz couh ndaej. Aeu raemxyw oep swiq gizbingh, ngoenz guh 2 baez roxnaeuz 3 baez, boux mbaeu 1 daengz 2 ngoenz ndaej ndei, boux naek 2 daengz 3 ngoenz ndaej ndei.

Cujyau yw：Liuzhingzsingq da gezmozyenz（binghdahoengz）.

民间医生治过敏性眼睑湿疹有何经验？
Ndawbiengz canghyw yw gominjsing buengzda hwnj cimj miz maz gingniemh?

方法：取鸡蛋清适量外涂患处，每日8次或9次。

主治：过敏性眼睑湿疹。多由于滥用抗生素眼膏引起，导致眼部红肿，渗液，瘙痒。

Fuengfap：Aeu habliengh gyaeqhau ndaw gyaeqgaeq led gizbingh，moix ngoenz 8 baez roxnaeuz 9 baez.

Cujyau yw：Gominjsing buengzda hwnj cimj. Lai dwg aenvih luenh yungh ywgau gangswnghsu yw da yinxhwnj，sawj lwgda foegnding，iemqraemx，naeng humz.

民间医生治眼结膜炎有何经验？
Ndawbiengz canghyw yw da gezmozyenz miz maz gingniemh?

方法：取明矾 1 克，加 200 毫升蒸馏水，配成 0.5%明矾溶液，滴患眼，每日 4 次。明矾有毒，禁食。

主治：眼结膜炎。症见双目红肿，疼痛，怕光。

Fuengfap：Aeu begfanz gwz ndeu，gya 200 hauzswngh raemxfwi，boiq baenz 0.5% raemxyw begfanz，ndik roengz da bae，ngoenz 4 baez. Begfanz miz doeg，gimq gwn.

Cujyau yw：Da gezmozyenz. Bingh raen song da foegnding，in，lau rongh.

民间医生治化脓性中耳炎有何经验？
Ndawbiengz canghyw yw cungh'wjyenz miz nong miz maz gingniemh?

方法：取露蜂房（蜂巢）30 克、黄柏 15 克，小火焙黄，研粉，加枯矾 6 克、冰片 3 克，共研成细粉，装瓶。患处按常规消毒，然后用麻油调药粉少许，滴入耳内 3～5 滴，每日 2 次，一般用药后 2～3 日可痊愈，慢性者 5～10 日治愈。

主治：化脓性中耳炎。

Fuengfap：Aeu rongzdoq 30 gwz、vangzbwz 15 gwz，feiz iq iengj henj，nienj faenj，gya 6 gwz guhfanz、3 gwz naebenq，caemh ngenz baenz faenj，coux bingz. Ciuq bingzciengz daeuj siudoeg gizbingh，yienzhaeuh yungh youzlwgraz heuz ywfaenj di ndeu，ndik haeuj ndaw rwz 3 daengz 5 ndik，moix ngoenz 2 baez，itbuen yungh yw gvaq 2 daengz 3 ngoenz ndaej yw ndei，boux menhnumq 5 daengz 10 ngoenz yw ndei.

Cujyau yw：Cungh'wjyenz miz nong.

民间医生治鼻出血有何经验？
Ndawbiengz canghyw yw ndaeng ok lwed miz maz gingniemh?

方法：用消毒药棉蘸少量大黄粉塞入鼻腔，6 小时 1 次。

主治：鼻出血，中医辨证为胃热型。症见出血量多，色鲜红，伴有口臭，口渴，尿黄便干，舌红苔黄，脉数有力。

Fuengfap：Aeu faiq mienz siudoeg caemj di faenj davangz led haeuj ndaw ndaeng bae，6 siujseiz baez ndeu.

Cujyau yw：Ndaeng ok lwed，Ywdoj nyinhcingq dwg dungx ndat. Bingh raen ok lwed lai，saek hoengzfwg，buenx miz bak haeu，hozhawq，nyouh henj haex ndongj，linx hoengz ailinx henj，meg soq miz rengz.

民间医生治鼻炎有何经验？
Ndawbiengz canghyw yw ndaenghumz miz maz gingniemh?

方法：取 4 毫克/片的扑尔敏（氯苯那敏）100 片、冰片 2 克，共研成极细粉末，每次取少许，先以一侧鼻孔猛吸一下，再从另一鼻孔同样猛吸一下，每日 2 次或 3 次。

主治：鼻炎。据报道，应用本方治疗过敏性鼻炎患者 83 例，其中痊愈 80 例，好转 3 例；治疗急性上呼吸道感染鼻塞流涕 100 例，效果显著。

Fuengfap：Aeu buzwjminj (luzbwnjnaminj) 4 hauzgwz/naed 100 naed、naebenq 2 gwz，caemh nienj baenz mbafaenj gig saeq，moix baez aeu di，sien aeu congh ndaeng ndeu haenqrengz sup baez ndeu，caiq daj lingh congh ndaeng doengzyiengh haenqrengz sup baez ndeu，moix ngoenz 2 baez roxnaeuz 3 baez.

Cujyau yw：Ndaeng humz. Gaengawq baudauj，yungh bonj fueng yw gominjsing bizyenz vunzbingh 83 laeh，ndawde yw ndei 80 laeh，bienq ndei 3 laeh；yw saidiemheiq ganjyenj singqgip ndaeng humz mug lae 100 laeh，yaugoj habhoz.

民间医生治慢性鼻炎有何经验？
Ndawbiengz canghyw yw ndaeng humz menhsingq miz maz gingniemh?

方法：取霜打后的丝瓜藤（离地 20 厘米的主藤），阴干后研为细粉，每次取 10 克，水煎，早、晚空腹各服 1 次。5 日为 1 个疗程，休息 5 日后继续下一疗程，连用 3 个疗程；同时每日数次将少许丝瓜藤细粉吹入鼻腔内。

主治：慢性鼻炎，中医辨证为痰热型。症见流涕黄稠，舌红苔腻。

Fuengfap：Aeu gij gaeu gvesei deng mwi rwed haenx (gij gaeugoek liz namh 20 lizmij)，langhrumz sauj le aeu daeuj nienj baenz mbafaenj saeq，moix baez aeu 10 gwz，raemx cienq，haet、haemh dungx byouq gak gwn baez ndeu. 5 ngoenz guh aen liuzcwngz ndeu，yietnaiq 5 ngoenz le laebdaeb gwn aen liuzcwngz ndeu moq，laebdaeb yungh 3 aen liuzcwngz；doengzseiz moix ngoenz geij baez dawz di mbasaeq gaeu gvesei boq haeuj ndaw conghndaeng bae.

Cujyau yw：Ndaeng humz menhsingq，Ywdoj nyinhcingq dwg naiz ndat. Bingh raen mug dwg henj gwd，linx nding ailinx nwk.

民间医生治鼻窦炎头痛有何经验？
Ndawbiengz canghyw yw bizdouyenz gyaeuj in miz maz gingniemh?

方法：取苍耳子、荆芥、白茅根各 200 克，水煎，头盖毛巾趁热用药液熏至满头大汗，一般数次即愈。

主治：鼻窦炎头痛。症见恶寒无汗，鼻涕黄稠。

Fuengfap：Aeu cijdouxbox、goheiqvaiz、raghaz gak 200 gwz，raemx cienq，gyaeuj cw gaen swnh ndat yungh raemxyw oenq daengz gyaeuj ok rim hanh，itbuen geij baez couh ndei.

Cujyau yw：Bizdouyenz gyaeuj in. Bingh raen lau nit fouz hanh，mug henj gwd.

民间医生治嗅觉减退有何经验？
Ndawbiengz canghyw yw ndaeng nyouq gemjnyieg miz maz gingniemh?

方法：取细辛 10 克、白芷 12 克，用纱布包裹，放入塑料袋内，防止气味挥发，不定时闻药物气味。

主治：嗅觉减退。

Fuengfap：Aeu rieng gaeqdon 10 gwz、gobwzcij 12 gwz，yungh baengzsa suek ndei，cuengq haeuj ndaw daeh suliu bae，fuengzre heiq fwifat，seiz mbouj seiz nyouq heiqyw.

Cujyau yw：Ndaeng nyouq gemjnyieg.

民间医生治口腔溃疡有何经验？
Ndawbiengz canghyw yw conghbak nengznaeuh miz maz gingniemh?

方法：取硼砂 25 克、冰片 1 克，共研成细粉，与蜂蜜 25 克调匀，取适量敷于患处，每日 3 次，连用 2～5 日。

主治：口腔溃疡，中医辨证为实火型。症见溃疡周围黏膜红赤，灼热疼痛明显，口干心烦，尿赤便秘，舌红苔黄，脉数。

Fuengfap：Aeu 25 gwz bungzsa、naebenq gwz ndeu，caemh nienj baenz faenj，caeuq 25 gwz dangzrwi heuz yinz，aeu habliengh daeuj oep gizbingh，moix ngoenz 3 baez，lienzdaemh yungh 2 daengz 5 ngoenz.

Cujyau yw：Conghbak nengznaeuh，Ywdoj nyinhcingq dwg sizhojhingz. Bingh raen biux naeuh seiqhenz i hoengzyanz，gig ndat in，bak sauj simnyap，nyouh nding haexgaz，linx nding ailinx henj，meg byaij vaiq.

民间医生治复发性口疮有何经验？
Ndawbiengz canghyw yw bak nengz miz maz gingniemh?

方法：取鸡内金烧成灰存性，涂于口腔溃疡面，每日 3 次。

主治：复发性口疮（口腔溃疡）。据报道，用本方治疗患者 72 例，涂药 2～4 次痛止，3～10 日溃疡面消失。

Fuengfap：Aeu dawgaeq coemh baenz daeuh，led giz bak nengz，ngoenz 3 baez.

Cujyau yw：Bak nengz. Gaengawq baudauj，yungh cungj fuengfap neix yw bouxbingh 72 laeh，oep yw 2 daengz 4 baez in dingz，3 daengz 10 ngoenz naj naeuh siusaet.

民间医生治反复口腔溃疡出血有何经验？
Ndawbiengz canghyw yw conghbak nengznaeuh ok lwed miz maz gingniemh?

方法：取鲜旱莲草 1 把，洗净，用干净纱布包好，捣烂取液，将药液涂于患处，片刻可见血止。

主治：反复口腔溃疡出血。

Fuengfap：Aeu gaem gobyaekmaeg ndip ndeu daeuj，swiq seuq，yungh baengzsa seuqsak suek ndei，daem myaz nap aeu raemx，dawz raemxyw led gizbingh，yaep ndeu ndaej raen lwed daengx.

Cujyau yw：Conghbak nengznaeuh ok lwed.

民间医生治鹅口疮有何经验？
Ndawbiengz canghyw yw baezhanq conghbak miz maz gingniemh?

方法：取黄连、金银花、甘草各 5 克，水煎，用棉签取药液，随时拭口。

主治：鹅口疮，中医辨证属心脾郁热型。症见口腔满布白膜，口疮周围红晕较甚，面赤唇红，口臭流涎，烦躁不安，叫扰啼哭，大便秘结，小便短黄，舌尖红，苔白腻，脉滑数。

Fuengfap：Aeu vangzlenz、vagimngaenz、gamcauj gak 5 gwz，raemx cienq，yungh faiqmienz caemj aeu raemxyw，seizseiz led bak.

Cujyau yw：Baezhanq conghbak，Ywdoj nyinh baenz sim mamx heiq ndat. Bingh raen conghbak i hau rimred，seiqhenz baez bak haemq nding，naj ndaem naengbak nding，bak haeu myaiz rih，simnyap mbouj onj，cauznauh daej，haex gaz giet ndongj，nyouh dinj henj，byailinx nding，ailinx hau nywnx，meg byaij vaiq youh raeuz.

民间医生治牙痛有何经验？
Ndawbiengz canghyw yw heuj in miz maz gingniemh?

方法：取白菜根适量洗净，捣烂后用纱布挤汁，左牙痛滴汁入左耳，右牙痛滴汁入右耳，每日3次。一般1日即可明显减轻疼痛，3日左右可治愈。

主治：牙痛。

Fuengfap：Aeu di rag byaekhau swiq seuq，daem myaz le yungh baengzsa nap aeu raemx，heuj baihswix in ndik raemx haeuj rwz baihswix，heuj baihgvaz in ndik raemx haeuj rwz baihgvaz，ngoenz 3 baez. Itbuen ngoenz ndeu couh ndaej mingzyenj gemjmbaeu indot，3 ngoenz baedauq couh ndaej yw ndei.

Cujyau yw：Heuj in.

民间医生治胃火牙痛有何经验？
Ndawbiengz canghyw yw dungx huj heuj in miz maz gingniemh?

方法：取新鲜马齿苋60克，捣烂，挤汁，滴在痛牙上。

主治：胃火牙痛。症见牙痛较重，牙龈红肿疼痛，遇冷痛减，口渴喜饮，口臭，大便干燥或便秘，舌红苔黄，脉数。

Fuengfap：Aeu 60 gwz byaekiemjsae ndip，daem myaz，nap raemx，ndik youq gwnz heuj in.

Cujyau yw：Dungx huj heuj in. Bingh raen heuj in haemq naek，nohheuj nding foeg insep，bungz gyoet in noix，hozhawq maij gwn raemx，bak haeu，haex sauj roxnaeuz haexgaz，linx nding ailinx henj，meg byaij vaiq.

民间医生治风寒牙痛有何经验？
Ndawbiengz canghyw yw funghnaz baenz heuj in miz maz gingniemh?

方法：取细辛、延胡索各1克，共研成细粉，用醋调糊，敷牙痛处。

主治：风寒牙痛。症见牙齿冷痛，喜温喜热，牙龈红肿不明显，恶风寒，苔白滑，脉紧。

Fuengfap：Aeu rieng gaeqdon、yenzhuzsoz gak 1 gwz，caemh nienj baenz faenj，aeu meiq heuz baenz giengh，oep youq giz heuj in.

Cujyau yw：Funghanz heuj in. Bingh raen heuj nit in, maij raeuj maij ndat, nohheuj mbouj nding foeg geijlai, lau rumz lau nit, ailinx hau ngaeuz, meg gaenj.

民间医生治牙本质过敏症有何经验？
Ndawbiengz canghyw yw heuj gominj miz maz gingniemh?

方法：取红茶 50 克，水煎，分 3 次先用煎液含漱，然后饮服，每日 1 剂，直至痊愈，不宜中断，不宜服用二煎液。

主治：牙本质过敏症。症见触碰、冷、酸、甜等刺激后牙齿酸软、疼痛。据报道，用本法治疗全口及局部牙本质过敏症患者 20 例，其中治愈 12 例，好转 6 例，无效 2 例。

Fuengfap：Aeu 50 gwz cazhoengz, raemx cienq, cienq baenz le faen 3 baez hamz riengx bak, yienzhaeuh ndwnj gwn raemx cienq, moix ngoenz 1 fuk, cigdaengz bingh ndei, mbouj hab gatduenh, mbouj hab gwn cungj raemx cienq song baez de.

Cujyau yw：Heuj gominj. Bingh raen bungq、gyoet、soemj、van daengj gik le diuzheuj soemj unq、in. Gaengawq baudauj, aeu aen fap neix bae yw daengx bak caeuq mbangjgiz heuj gominj 20 laeh, ndawde yw ndei 12 laeh, bienq ndei 6 laeh, fouzyauq 2 laeh.

民间医生治牙齿黄黑有何经验？
Ndawbiengz canghyw yw heuj henj fonx miz maz gingniemh?

方法：取乌贼骨粉适量，拌牙膏刷牙，数次可令牙齿变白。
主治：牙齿黄黑。

Fuengfap：Aeu di faenj ndok byamaeg he gyaux yazgauh cat heuj, cat geij baez ndaej hawj heuj bienq hau.

Cujyau yw：Heuj henj fonx.

民间医生治牙龈出血有何经验？
Ndawbiengz canghyw yw nohheuj ok lwed miz maz gingniemh?

方法：取鸡内金适量，研成极细粉末，敷在出血牙龈上。
主治：牙龈出血。

Fuengfap：Aeu dawgaeq di ndeu, nienj baenz mbafaenj gig saeq, oep haeuj gwnz nohheuj ok lwed bae.

Cujyau yw：Nohheuj ok lwed.

民间医生治舌出血有何经验？

Ndawbiengz canghyw yw linx ok lwed miz maz gingniemh?

方法：取槐花适量，炒成炭状，研成粉，撒在患处。

主治：舌出血。

Fuengfap：Aeu habliengh vavaiz, cauj baenz danq, nienz baenz faenj, vanq youq giz ok lwed.

Cujyau yw：Linx ok lwed.

民间医生治扁桃体炎有何经验？

Ndawbiengz canghyw yw benjdauzdij in miz maz gingniemh?

方法：取生姜适量，捣烂，放入开水后，用毛巾浸湿拧干热敷颈前扁桃体相对处，每隔 3 小时换生姜水。如热敷部位瘙痒，可涂凡士林或芝麻油；如出疹立即停敷。

主治：扁桃体炎。

Fuengfap：Aeu habliengh hing, daem myaz, dwk roengz raemxgoenj bae le, aeu gaen cimq dumz le faenj hawq swnh ndat oep youq iuhoz giz baihrog benjdauzdij, moix gek 3 aen siujseiz vuenh raemxhing. Danghnaeuz giz oep de humz, ndaej cat fanzswlinz roxnaeuz youzlwgraz; danghnaeuz ok cimj sikhaek dingz oep.

Cujyau yw：Benjdauzdij in.

民间医生治咽喉疼痛有何经验？

Ndawbiengz canghyw yw conghhoz insep miz maz gingniemh?

方法：取洋芋（即马铃薯，又名土豆）皮适量，切碎呈泥状，厚厚地涂到纱布上，放至颈部喉咙部位上，用绷带包扎固定即可。

主治：咽喉疼痛。

Fuengfap：Aeu gij naeng maenzdoengzlingz habliengh, daem myaz lumj naez, daz na na daengz gwnz baengzsa, cuengq daengz iuhoz giz conghhoz bae, aeu bwnghdai cug dingh hdei couh ndaej.

Cujyau yw：Conghhoz insep.

十一、妇产科
Cib'It、Goh Mehmbwk Senglwg

民间医生治乳头皲裂有何经验？
Ndawbiengz canghyw yw bakcij dekleg miz maz gingniemh?

方法：取白芷 10 克，烘干研成细粉，涂于患处，每日 3 次或 4 次。

主治：乳头皲裂。据报道，用本法治疗乳头皲裂患者 50 例，疗程最长者 3 日，最短者 1 日，全部治愈。

Fuengfap：Aeu 10 gwz gobwzcij, gangq sauj nienj baenz faenj, oep youq gizbingh, moix ngoenz 3 baez roxnaeuz 4 baez.

Cujyau yw：Bakcij dekleg. Gaengawq bauqdauj, aeu bonj fap bae yw boux vunzbingh bakcij dekleg 50 laeh, boux yw gocwngz ceiq raez sam ngoenz, boux ceiq dinj haenx ngoenz ndeu, cienzbouh yw ndei liux.

民间医生治急性乳腺炎有何经验？
Ndawbiengz canghyw yw binghyujsenyenz singqgip miz maz gingniemh?

方法一：取鲜蒲公英 30 克、白矾 9 克，共捣烂，敷患处。

方法二：取仙人掌 30 克、白矾 9 克，共捣烂，敷患处，干后即换。

主治：急性乳腺炎。

Fueng it：Aeu golinzgaeq ndip 30 gwz、begfanz 9 gwz, caemh daem myaz, oep youq gizbingh.

Fueng ngeih：Aeu 30 gwz golinxvaiz、9 gwz begfanz, caemh daem myaz, oep youq gizbingh, hawq le caiq vuenh.

Cujyau yw：Binghyujsenyenz singqgip.

民间医生治女性外阴瘙痒有何经验？
Ndawbiengz canghyw yw mehmbwk rog yaem humzhaenz miz maz gingniemh?

方法：取鹤虱 30 克，苦参、百部、蛇床子、黄柏、枯矾（兑入煎液溶化）各 15 克，花椒 9 克。瘙痒剧烈者加白鲜皮、地肤子各 15 克。煎水熏洗，每日 1 次或 2 次。一般 1 次见效，数次即愈。

主治：女性外阴瘙痒，中医辨证为湿热下注型。症见外阴瘙痒，口干，小便黄，舌红苔黄腻，脉滑数。

Fuengfap：Aeu gohaeuheiq 30 gwz, gocaemhaemz、maenzraeu、go'ngaizleg、gogoeg、guhfanz（caeuq raemx cienq yungz）gak 15 gwz, vaceu 9 gwz. Boux humz haenqrem de gya naeng bwzsenh、go'nyangjbaet gak 15 gwz. Cienq raemx oenqswiq, ngoenz guh baez ndeu roxnaeuz song baez. Itbuen baez ndeu mizyauq, geij baez couh ndei.

Cujyau yw：Mehmbwk rog yaem humzhaenz, Ywdoj nyinhcingq dwg oemcumx roengz ndang. Bingh raen rog yaem humzhaenz, bak hawq, nyouh henj, linx nding ailinx henj nwk, meg byaij youh vaiq youh raeuz.

民间医生治滴虫性阴道炎有何经验？
Ndawbiengz canghyw yw dizcungzsing conghced haenz miz maz gingniemh?

方法：取食醋和温开水按 1∶1 调和，用以冲洗阴道，再用棉球浸入醋、水比例 3∶1 调配的溶液中，塞入阴道，外留引线，每日 1 次。

主治：滴虫性阴道炎。临床以白带增多，质稀有泡沫，秽臭，阴道瘙痒为特征。据报道，用本方治疗滴虫性阴道炎患者 248 例，全部治愈。

Fuengfap：Dwk meiqgwn caeuq raemxgoenj raeuj ciuq 1∶1 heuz ndei, yungh daeuj swiq conghced, caiq yungh menzgiuz cimq roengz cungj raemxyw aeu meiq gwn、raemx beijlaeh 3∶1 boiq haenx ndawde, oet haeuj conghced bae, baihrog daiq mae, moix ngoenz baez ndeu.

Cujyau yw：Dizcungzsing conghced haenz. Linzcangz daegcwng dwg begdaiq demlai, saw miz fugfauz, oemq haeu, conghced humz. Gaengawq baudauj, yungh aen fuengfap neix yw boux baenz dizcungzsing conghced haenz 248 laeh, cienzbouh yw ndei.

民间医生治阴道真菌病有何经验？
Ndawbiengz canghyw yw bingh cinhgin conghced miz maz gingniemh?

方法：取制霉菌素片 1 片，研粉放入空胶囊中（口服药胶囊亦可以），每晚用温开水清洗阴道后，放入阴道 1 粒，7 日为 1 个疗程。

主治：阴道真菌病。主要症状为外阴瘙痒、灼痛，严重者坐卧不安，影响正常工作和生活。

Fuengfap：Aeu cimeizginsuben naed ndeu, nienj faenj dwk roengz ndaw gyauhnangz byouq bae（yw gyauhnangz bakgwn hix ndaej）, moix haemh yungh raemxgoenj raeuj swiq conghced le, cuengq naed ndeu haeuj conghced bae, caet ngoenz guh aen liuzcwngz ndeu.

Cujyau yw: Bingh cinhgin conghced. Cujyau baenz yienghsiengq seiqhenz rog conghced humz, inmanh, boux baenznaek naengh ninz mbouj onj, yingjyangj cingqciengz gunghcoz caeuq swnghhhoz.

民间医生治阴虱有何经验?
Ndawbiengz canghyw yw raeuced miz maz gingniemh?

方法：取百部、苦参、地肤子各 30 克，黄柏 15 克。将上药加水 1000 毫升，浸泡 20 分钟，水煎去渣，涂洗感染部位。每日 2 次或 3 次。持续 1 周。此方具有杀虫止痒、清热消炎的作用。

主治：阴虱。这是一种性传播疾病，能通过直接接触或被褥传染给他人，主要症状是阴部虫爬感，瘙痒，特别是夜间瘙痒更甚，阴部出现红疹、丘疹、血痂、青斑，内裤上有铁锈色粉末状或颗粒状虱粪，阴毛根部可发现铁锈色或红褐色椭圆形虫卵。

Fuengfap: Aeu maenzraeu、gocaemhaemz、go'nyangjbaet gak 30 gwz, govuengzbeg 15 gwz. Geij cungj yw neix gya 1000 hauzswngh raemx, cimq 20 faen cung, cienq raemx vut nyaq, cat giz ganjyenj. Moix ngoenz 2 baez roxnaeuz 3 baez. Laebdaeb yw aen singhgiz ndeu. Aen fap neix miz gaj non dingz humz、siu ndat siu in cozyung.

Cujyau yw: Raeuced. Neix dwg cungj bingh rox cienzlah ndeu, ndaej cigciep doxbungq roxnaeuz doenggvaq moeg cienzlah hawj bouxwnq, gij yienghsiengq de cujyau dwg roxnyinh miz raeu raih dwk, humz haenz, daegbied dwg gyanghwnz humz engq youqgaenj, giz yaem miz cimj nding、nwnj、gyaetlwed、raizheu, vaqndaw miz gij mbafaenj roxnaeuz baenz naed haex raeu lumj yienghsaek myaex nei, goek bwn gizyaem ndaej raen saek myaex roxnaeuz saek henjgeq gyaeqnon bomj.

民间医生治闭经有何经验?
Ndawbiengz canghyw yw gingsaek miz maz gingniemh?

方法：取蜣螂（焙干，微炒）1 个、威灵仙 10 克，共研为细粉，用酒调成稠膏，纱布包裹敷肚脐，外用胶布固定。感觉有烧灼、刺痛感时除去。

主治：闭经，中医辨证为气滞血瘀型。症见小腹胀痛，乳房胀痛，烦躁易怒，或精神抑郁，舌有紫斑、瘀点，脉沉弦或沉涩。注意：蜣螂有毒，切勿内服；孕妇禁用本法。

Fuengfap: Aeu mbongjmbwt (gangq hawq, loq cauj) duz ndeu, raglingzsien 10 gwz, caemh nienj baenz faenj, aeu laeuj boiq baenz gau gwd, baengzsa suek baeng saejndw、baihrog yungh baengzgyauh daeuj dinghmaenh. Roxnyinh raen remj manh、coegin seiz aeu ok.

Cujyau yw：Gingsaek, Ywdoj nyinh baenz heiq saek lwed giet. Bingh raen dungxbongq ciengq in, aencij gawh in, simfanz hozgaek, roxnaeuz cingsaenz nyapnyuk, linx miz raiz、diemj cwk, meg caem sienq roxnaeuz caem saep. Louzsim：Mbongjmbwt miz doeg, gaej gwn roengz bak；mehdaiqndang gimq yungh bonj fap.

民间医生治盆腔炎有何经验？
Ndawbiengz canghyw yw bwnzgyanghyenz miz maz gingniemh？

方法：取花椒、八角、降香、乳香、没药、丹参、赤芍各 40 克，装入布袋，蒸热 8 分钟，趁热外敷于小腹部 30 分钟，每日 2 次。

主治：盆腔炎。

Fuengfap：Aeu vaceu、makgak、gyang'yangh、yujyangh、mozyoz、ragbyalwed、cizsoz gak 40 gwz, cang haeuj daehbaengz, naengj ndat 8 faen cung, swnh ndat oep youq dungxbongq 30 faen cung, ngoenz 2 baez.

Cujyau yw：Bwnzgyanghyenz.

民间医生治妊娠呕吐有何经验？
Ndawbiengz canghyw yw mizndang rueg miz maz gingniemh？

方法：取胡荽（芫荽）200 克，紫苏叶、藿香各 3 克，砂仁 1 克。煎水适量，用热气熏蒸屋内。

主治：妊娠呕吐，中医辨证为肝胃不和型。症见呕吐酸水或苦水，胸满胀痛，嗳气叹息，烦躁，舌淡红苔微黄，脉弦。

Fuengfap：Aeu Huzsih (byaekrang) 200 gwz, mbawswjsu、hozyangh gak 3 gwz, sahyinz gwz ndeu. Cienq di raemx, aeu heiqndat daeuj loemznaengj ndaw ranz.

Cujyau yw：Mizndang rueg, Ywdoj nyinh guh daep dungx mbouj huz. Bingh raen rueg raemxsoemj roxnaeuz raemxhaemz, aek rim raeng in, saekwk danqheiq, simnyap, linx saw nding ailinx loq henj, meg yienz.

十二、儿科
Cibngeih、Gohlwgnyez

民间医生治小儿鼻出血有何经验?

Ndawbiengz canghyw yw lwgnywz ndaeng ok lwed miz maz gingniemh?

方法:取木贼10克,加水浓煎,过滤取液适量,装瓶备用。将鼻腔洗净,擦干,取药液往鼻腔内滴注,每次3滴,每日4～6次,连用7日为1个疗程。

主治:小儿鼻出血。据报道,用本法治疗鼻出血患者30例,用药2～3日,鼻出血止未发作者3例;用药4～7日,未发作者16例;用药7～14日,未发作者10例;无缓解者1例。总有效率为96.7%。

Fuengfap: Aeu 10 gwz go'iethoh daeuj baek raemx, daih aeu di ywraemx, cang bingz ce yungh. Swiq conghndaeng seuq bae, uet hawq, yungh raemxyw ndik haeuj ndaw conghndaeng bae, moix baez 3 ndik, moix ngoenz 4 daengz 6 baez, lienzdaemh yungh 7 ngoenz guh aen liuzcwngz ndeu.

Cujyau yw: Lwgnyez ndaeng ok lwed. Gaengawq baudauj, yungh aen fap neix bae yw boux baenz ndaeng ok lwed 30 laeh, yungh yw 2 daengz 3 ngoenz, ndaeng ok lwed dingz mbouj caiq fat 3 laeh; yungh yw 4 daengz 7 ngoenz, caengz fat 16 laeh; yungh yw 7 daengz 14 ngoenz, caengz fat 10 laeh; mboujmiz gaijndei de 1 laeh. Aen beijlwd mizyauq cienzbouh dwg 96.7%.

民间医生预防小儿感冒有何经验?

Ndawbiengz canghyw yawhfuengz lwgnyez dwgliengz miz maz gingniemh?

方法:取丁香、冰片各3克,高良姜2克,桂枝、佩兰各5克。上药共研成粉末,装入小布袋,每袋重10～15克,给儿童佩挂在脖子上,或用别针固定于衣襟,香袋距离鼻孔越近效果越佳。布袋中的药粉每10日更换1次,以保持药效。

主治:预防小儿感冒。

Fuengfap: Aeu dinghyangh、naebenq gak 3 gwz, gohingvuengz 2 gwz, go'gviq、gobeilanz gak 5 gwz. Caez nienj baenz mbafaenj, cang haeuj daehbaengz iq, moix daeh naek 10 daengz 15 gwz, hawj lwgnyez raek youq gwnz hoz, roxnaeuz yungh cimnaep dinghmaenh youq daeuxbuh, daehhom liz conghndaeng yied gyawj yaugoj yied ndei. Gij ywfaenj ndaw daeh moix 10 ngoenz vuenh baez ndeu, yawhbienh baujciz ywyauq.

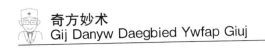

Cujyau yw: Yawhfuengz lwgnyez dwgliengz.

民间医生治小儿扁桃体炎有何经验?

Ndawbiengz canghyw yw lwgnomj benjdauzdij fazyenz miz maz gingniemh?

方法：取栀子9克，研碎，浸入少量70%酒精中浸泡30～60分钟，取浸泡液与适量面粉和匀，做成4个如硬币大小的面饼，睡前贴压于患儿双侧涌泉穴（足心）和内关穴（前臂内侧，腕横纹上2寸），外包纱布，胶布固定，次晨取下，每日1次。局部皮肤可见青蓝色，为正常现象。

主治：小儿扁桃体炎。症见扁桃体红肿疼痛，咽部剧烈疼痛，痛连耳窍，吞咽时加剧，伴见高热、恶寒、头身疼痛，便干尿赤，舌红苔薄黄。

Fuengfap: Aeu 9 gwz vuengzgae, nienj mienz, cimq roengz di 70% ciujcingh bae 30 daengz 60 faen cung, aeu raemxcimq caeuq di mbamienh cai yinz, guh baenz 4 aen bingj lumj ngaenzdih hung iq, ninz gaxgonq nem youq giz yungjcenz (gyang din) caeuq neigvanh (henz gen naj baihndaw, fwngz gengoenh diuz raiz vang hwnjbae song conq), lwgnyez song ga de, baihrog bau baengzsa, baengzgyauh dingh maenh, haetlaeng aeu ok, ngoenz baez ndeu. Mbangjgiz naengnoh ndaej raen saeklamz, dwg cingqciengz yienhsiengq.

Cujyau yw: Lwgnomj benjdauzdij fazyenz. Bingh raen benjdauzdij nding foeg in, conghhoz in dot lai, in daengz conghrwz, gyanndwnj seiz gya'haenq, buenx raen ndathwngq、lau nit、ndang gyaeuj in, haex hawq nyouh nding, linx nding ailinx mbang henj.

民间医生治小儿流行性腮腺炎有何经验?

Ndawbiengz canghyw yw lwgnomj liuzhingzsing hangzgauqmou miz maz gingniemh?

方法：取天花粉、绿豆各等量，共研成细粉，加入冷开水调成糊状，外敷患处，每日敷3次或4次。

主治：小儿流行性腮腺炎。据报道，用本方治疗小儿流行性腮腺炎患者36例（7～10岁），全部治愈，疗程2～4日。

Fuengfap: Aeu ragbujlungz、duhheu gak daengjliengh, caemh nienj baenz mba, gyahaeuj raemxgoenj gyoet ndau baenz giengh, oep youq baihrog gizbingh, moix ngoenz oep 3 baez roxnaeuz 4 baez.

Cujyau yw: Lwgnomj liuzhingzsing hangzgauqmou. Gaengawq baudauj, yungh cungj fap yw lwgnomj liuzhingzsing hangzgauqmou haenx 36 laeh (7 daengz 10 bi), cienzbouh yw ndei，liuzcwngz 2 daengz 4 ngoenz.

民间医生治小儿高热惊厥有何经验？

Ndawbiengz canghyw yw lwgnyez fatndat doeksaet miz maz gingniemh?

方法：取吴茱萸 7 克、白芥子 3 克，共研成细粉，食醋调成糊状，外敷双手、足心。
主治：小儿高热惊厥。

Fuengfap：Aeu gocazlad 7 gwz、bwzgaiswj 3 gwz，caemh nienj baenz faenj，aeu meiqgwn ndau baenz giengh，oep rog song fwngz、gyang din.
Cujyau yw：Lwgnyez fatndat doeksaet.

民间医生治小儿夏季痱子有何经验？

Ndawbiengz canghyw yw lwgnyez seizhah hwnj bitfiengj miz maz gingniemh?

方法：取黄瓜汁 1 小杯，加硼砂 3 克，调匀外搽患处。
主治：小儿夏季痱子。

Fuengfap：Aeu raemx lwgbieng cenj iq ndeu，gya bungzsa 3 gwz，ndau yinz cat baihrog gizbingh.
Cujyau yw：Lwgnyez seizhah hwnj bitfiengj.

民间医生治小儿鹅口疮有何经验？

Ndawbiengz canghyw yw lwgnyez baenz baezhanq conghbak miz maz gingniemh?

方法：取芝麻油 10 滴，与 10 毫升淡盐水调匀，每次取 2～4 滴滴入口中患处，每日 10 次。
主治：鹅口疮。

Fuengfap：Aeu 10 ndik youzlwgraz，caeuq 10 hauzswngh raemxgyu cit ndau yinz，moix baez aeu 2 daengz 4 ndik ndik haeuj ndaw bak gizbingh bae，ngoenz 10 baez.
Cujyau yw：Baezhanq conghbak.

民间医生治百日咳有何经验？

Ndawbiengz canghyw yw ae nanz mbouj ndei miz maz gingniemh?

方法：取五倍子粉 10 克，用鸡胆汁（或猪胆汁）调成药饼，填满肚脐，外盖塑料薄膜、纱布，用胶布固定。

主治：百日咳，中医辨证为气阴两伤型。症见病程持续 2～3 周，痉挛性咳嗽减轻，咳嗽无力，痰少，气短声弱，饮食减少，咽干，舌红少苔，脉细弱。

Fuengfap：Aeu faenj maexgeh 10 gwz, aeu raemxmbeigaeq（roxnaeuz raemxmbeimou）heuz baenz bingj yw, dienz rim saejndw, cw suliu bozmoz、baengzsa youq rog, baengzgyauh dinghmaenh.

Cujyau yw：Ae nanz mbouj ndei, Ywdoj nyinh guh heiq raemh song sieng. Bingh raen baenzbingh lienzdaemh 2 daengz 3 aen singhgiz, ae hwnjgeuq gemj mbaeu, ae mbouj miz rengz, myaiz noix, heiq dinj sing nyieg, gwn ndoet gemjnoix, ndwnj hawq, linx nding noix nwk, meg saeq nyieg.

民间医生治小儿流涎有何经验？

Ndawbiengz canghyw yw lwgnyez myaizrih miz maz gingniemh?

方法：取制天南星 30 克、蒲黄 12 克，共研成细粉，用食醋调成糊饼，分摊于一块塑料薄膜上，晚上贴敷于脚心涌泉穴，12 小时后取下，每日 1 次。

主治：小儿流涎，中医辨证为脾胃虚寒型。症见面色苍白，流涎清稀，唇舌淡白。据报道，用本方治疗小儿流涎患者 132 例，其中痊愈 118 例（占 89.4%），好转 11 例（占 8.3%），无效 3 例（占 2.3%）。

Fuengfap：Aeu gobiekngwz 30 gwz、gobujrang 12 gwz, caemh nienj baenz faenj, aeu meiqgwn ndau baenz bingj, dan youq mbaw suliu bozmoz ndeu, gyanghaemh diep youq giz gyang din giz yungjcenz, 12 siujseiz le aeu ok, moix ngoenz guh baez ndeu.

Cujyau yw：Lwgnyez myaizrih, Ywdoj nyinh baenz mamx dungx hawnit. Bingh raen naj hau, myaizrih saw, bak hau linx hau. Gaengawq baudauj, yungh bonj fap yw boux lwgnyez baenz myaizrih 132 laeh, ndawde yw ndei 118 aen laeh（ciemq 89.4%）, loq ndei 11 laeh（ciemq 8.3%）, mbouj mizyauq 3 laeh（ciemq 2.3%）.

民间医生治小儿夜啼有何经验？

Ndawbiengz canghyw yw lwgnyez gyanghwnz daej miz maz gingniemh?

方法：取牵牛子 7 粒，捣碎，用温水调成糊状，临睡前敷于肚脐上，用无菌纱布固定，一般当夜就能止哭。

主治：小儿夜啼。

Fuengfap：Aeu 7 naed gaeubeux，daem myaz，yungh raemxraeuj ndau baenz giengh，yaek ninz gaxgonq oep youq gwnz saejndw，yungh fouzgin baengzsa dinghmaenh，itbuen hwnz de lwgnyez couh mbouj daej.

Cujyau yw：Lwgnyez gyanghwnz daej.

民间医生治婴儿湿疹有何经验？
Ndawbiengz canghyw yw lwgnding naeng haenz naeng loij miz maz gingniemh?

方法：取苍耳子、蛇床子、白鲜皮、苍术、苦参、大黄、黄柏、地肤子各 10 克，水煎取滤液，待温度合适时洗患处，每日 1 剂，每日 3 次。

主治：婴儿湿疹。

Fuengfap：Aeu cijdouxbox、gongaizleg、naeng bwzsenh、cangsaed、gocaemhaemz、davangz、faexvuengzlienz、go'nyangjbaet gak 10 gwz，raemx baek le daih aeu raemx，daengz dohraeuj habngamj seiz swiq gizbingh，moix ngoenz fuk ndeu，ngoenz 3 baez.

Cujyau yw：Lwgnding naeng haenz naeng loij.

民间医生治小儿脓疱疮有何经验？
Ndawbiengz canghyw yw lwgnyez baenz baeznong miz maz gingniemh?

方法：取鲜马鞭草 500 克，洗净，煎水 600 毫升，用纱布浸药液外敷患处，每日 5 次或 6 次，一般 3～5 日痊愈。

主治：小儿脓疱疮（俗称黄水疮）。症见红褐色斑疹，继而出现水疱，瘙痒，破溃后流黄色浑浊液。

Fuengfap：Aeu 500 gwz gobienmax ndip，swiq seuq，cienq raemx 600 hauzswngh，aeu baengzsa cimq raemxyw le oep gizbingh，moix ngoenz 5 baez roxnaeuz 6 baez，itbuen 3 daengz 5 ngoenz bingh ndei.

Cujyau yw：Lwgnyez baenz baeznong（ciengzseiz heuhguh baezhenj）．Bingh raen saek henjgeq baenz raizcimj，gaenlaeng cix raen miz bopraemx，naeng humz，byoengq le lae raemx noengz henj.

民间医生治小儿龟头炎有何经验？
Ndawbiengz canghyw yw lwgnyez gyaeujviz fazyenz miz maz gingniemh?

方法：取威灵仙 15 克，加水 500 毫升，煎 30 分钟取液，待冷后洗患处，每日数次，每日 1 剂。

主治：小儿龟头炎。症见阴茎龟头肿胀，小便时痛。

Fuengfap：Aeu 15 gwz rag lingzsien, gya 500 hauzswngh raemx, cienq 30 faen cung aeu raemx, caj gyoet le swiq gizbingh, moix ngoenz geij baez, moix ngoenz fuk ndeu.

Cujyau yw：Lwgnyez gyaeujviz fazyenz. Bingh raen gyaeujviz foegbongz, ok nyouh seiz in.

民间医生治小儿蛲虫病有何经验？
Ndawbiengz canghyw yw lwgnyez dungxsaej miz non miz maz gingniemh?

方法：取硫黄 10 克，研成细粉，分成 10 小包，每晚取 1 小包，加入芝麻油调和，涂在肛门皱裂周围，一般连涂 7～10 日痊愈。

主治：小儿蛲虫病。

Fuengfap：Aeu 10 gwz vuengzcungq, nienj baenz faenj, baen baenz cib bau iq, moix haemh aeu bau iq ndeu, youzlwgraz heuz ndei, led youq seiqhenz conghhaex, itbuen lienzdaemh led 7 daengz 10 ngoenz couh ndei.

Cujyau yw：Lwgnyez dungxsaej miz non.

民间医生治小儿消化不良有何经验？
Ndawbiengz canghyw yw lwgnyez siuvaq mbouj ndei miz maz gingniemh?

方法：取苍术 12 克、黄芩 6 克，共研成细粉，用藿香正气水调成糊状，敷肚脐，外盖纱布，用胶布固定，每日换药 1 次。

主治：小儿消化不良，中医辨证为湿热型。暑天多见，起病较急，发热，口渴，呕吐，神情淡漠，大便水样，气味腐臭，尿少而黄，舌红，苔黄腻，脉数。

Fuengfap：Aeu 12 gwz canghsuz、6 gwz vangzginz, caemh nienj baenz faenj, aeu raemx hozyanghcwnggi heuz baenz giengh, oep saejndw, goemq baengzsa youq rog, yungh baengzgyauh dinghmaenh, ngoenz vuenh yw baez ndeu.

Cujyau yw：Lwgnyez siuvaq mbouj ndei, Ywdoj nyinhcingq dwg oemcumx.

Ngoenz ndat lai raen, bingh haemq gip, fatndat, hozhawq, rueg, saenzcingz damh, haex lumj raemx, heiq haeunaeuh, nyouh noix cix henj, linx nding, ailinx henj nwk, meg soq.

民间医生治小儿吐泻有何经验？
Ndawbiengz canghyw yw lwgnyez rueg youh oksiq miz maz gingniemh？

方法：取石榴果皮适量，捣成泥状，敷于肚脐，外用胶布封贴，每天换药 1 次。

主治：小儿吐泻。每日 4～10 次，泻黄绿色水样便，呈喷射状，可伴发热、面色苍白、精神萎靡、口干腹胀、皮肤弹性差、尿少等。

Fuengfap：Aeu di naeng maksiglouz, daem myaz lumj naez, oep youq baihrog saejndw, yungh gyauhbu fung diep, moix ngoenz vuenh baez yw ndeu.

Cujyau yw：Lwgnyez rueg youh oksiq. Moix ngoenz 4 daengz 10 baez, siq gij haex lumj raemx henjheu, bonghsatsat, ndaej buenx fatndat、naj hausak、cingsaenz naiqnueknuek、bak hawq dungx ciengq、naengnoh danzsingq ca、nyouh noix daengj.

民间医生治小儿慢性腹泻有何经验？
Ndawbiengz canghyw yw lwgnyez menhsingq oksiq miz maz gingniemh？

方法：取鲜生姜片 1 片，中间用针刺数个孔，放在两侧足三里穴上，取艾条一端点燃，在离穴位 2～3 厘米的远处熏烤，以皮肤产生红晕为度。每次灸 3 分钟左右，每日 2 次。

主治：小儿慢性腹泻。

Fuengfap：Aeu gep hing ndip ndeu, ndawgyang aeu fagcim camx geij aen congh, cuengq youq song mbiengj din giz sanhlij, aeu go'ngaih cit dawz gyaeuj ndeu, youq giz liz sanhlij 2 daengz 3 lizmij sang neix roemzring, ring daengz naengnoh nding. Moix baez cit 3 faen cung baedauq, ngoenz 2 baez.

Cujyau yw：Lwgnyez menhsingq oksiq.

民间医生治新生儿尿布皮炎有何经验？
Ndawbiengz canghyw yw lwgnding vajnyouh baenz naeng humz miz maz gingniemh？

方法：取马齿苋、车前草、苦参各 20 克，鱼腥草、白鲜皮、蒲公英各 15 克，黄柏 10 克。水煎药液 200 毫升，取 100 毫升加 70 ℃ 热水至 2000 毫升，先熏蒸患处 5～6 分钟，待水温降至 39 ℃ 再反复洗 3～4 分钟。用药后轻轻拭干皮肤，酌情外用凡士林保护皮肤。每日 2 次，每日 1 剂。

主治：新生儿尿布皮炎。症见尿布接触部位的边缘有清晰的鲜红色红斑，皮肤褶皱皮损，严重者伴有渗出、水疱，甚至糜烂。

Fuengfap：Aeu byaekiemjsae、nyadaezmax、gocaemhaemz gak 20 gwz, byaekvaeh、naeng bwzsenh、golinzgaeq gak 15 gwz, vangzbwz 10 gwz. Aeu raemx cienq baenz 200 hauzswngh raemxyw，aeu 100 hauzswngh gya 70 doh raemxndat daengz 2000 hauzswngh，sien roemznaengj gizbingh 5 daengz 6 faen cung, deq raemx dohraeuj gyangq daengz 39 doh caiq fanfoek swiq 3 daengz 4 faen cung. Yungh yw le siujsim uet hawq naengnoh, aenq cingzgvang aeu fanzswlinz led baihrog daeuj baujhoh naengnoh. Moix ngoenz 2 baez，moix ngoenz fuk ndeu.

Cujyau yw：Lwgnding vajnyouh baenz naeng humz. Bingh raen youq henz giz vajnyouh bungz daengz de miz raiz nding cingcuj, naengnoh nyaeuq sieng, boux haenqnaek buenx miz raemx iemqok、bopraemx, lij rox naeuh dem.

十三、其他
Cibsam、Gizyawz

民间医生治烫伤有何经验？
Ndawbiengz canghyw yw logsieng miz maz gingniemh?

方法：取金钱草 30 克，败酱草 15 克，地榆（炒炭）8 克。研粉，以凡士林调成软膏，外涂患处，每日 3 次。

主治：烫伤。

Fuengfap：Aeu 30 gwz duhnamhfangz, 15 gwz gobaihciengq, maxlienzan（ceuj fonx）8 gwz. Nienj faenj, aeu fanzswlinz ndau baenz gauunq, daz youq baihrog giz-bingh, ngoenz 3 baez.

Cujyau yw：Logsieng.

民间医生治烧伤有何经验？
Ndawbiengz canghyw yw coemhsieng miz maz gingniemh?

方法：取石榴皮 100 克，加清水 100 毫升，小火煎成 50 毫升，过滤。用药液浸湿的纱布多块贴于创面，塑料膜包覆，如无渗液不用换药，如有渗液每日换药 1 次。痊愈时纱布自行脱落。

主治：烧伤。

Fuengfap：Aeu 100 gwz naeng maksiglouz, gya 100 hauzswngh raemxsaw, feiz iq cienq baenz 50 hauzswngh, gvaq lih. Aeu raemxyw cimq cumx lai gaiq baengzsa nem gizsieng, suliu bozmoz suekgoemq, danghnaeuz mbouj miz raemxiemq mbouj yungh vuenh yw, danghnaeuz miz raemxiemq ngoenz vuenh yw baez ndeu. Mwh ndei de baengzsa gag doek ok.

Cujyau yw：Coemhsieng.

民间医生用柿子树叶治病有何经验？
Ndawbiengz canghyw aeu mbawndae bae yw bingh miz maz gingniemh?

方法一：取青柿子树叶（鲜品）500 克或干品 250 克，洗净，加水 1000 毫升，浓煎取液 400 毫升，加入蜂蜜 50 克，以纱布浸湿后敷患处，2～3 小时换药 1 次，痂膜形成后，每日 3 次。

主治：烧伤、烫伤。

方法二：取青嫩柿子树叶，晒干后研成细粉 50 克，与凡士林 50 克调匀，制成膏状，每日临睡时搽于患处，次晨洗去。一般连搽 15～30 日。

主治：黄褐斑。

Fueng it：Aeu mbawndae heu 500 gwz roxnaeuz mbaw sauj 250 gwz, swiq seuq, gya 1000 hauzswngh raemx, cienq gwd aeu raemxyw 400 hauzswngh, gyahaeuj dangzrwi 50 gwz, aeu baengzsa cimq dumz le oep gizbingh, 2 daengz 3 aen siujseiz vuenh baez yw ndeu, baenz gyaep le, moix ngoenz vuenh 3 baez.

Cujyau yw：Coemhsieng、logsieng.

Fueng ngeih：Aeu mbawndae heuoiq, dak sauj le nienj baenz faenj 50 gwz, caeuq 50 gwz fanzswlinz ndau yinz, guh baenz gau, moix ngoenz yaek haeujninz seiz cat gizsieng, haetlaeng swiq bae. Itbuen lienz cat 15 daengz 30 ngoenz.

Cujyau yw：Raiz henjgeq.

民间医生治鞭炮炸伤有何经验？
Ndawbiengz canghyw yw bauqrengh caq sieng miz maz gingniemh?

方法：取密蒙花（鲜品为佳）适量，加芝麻油浸润后，捣烂，外敷患处，每日 1 次。

主治：鞭炮炸伤。

Fuengfap：Aeu di vamai（singjsien couh ndei）, gya youzlwgraz cimq nyinh, daem myaz, oep youq baihrog gizsieng, ngoenz baez ndeu.

Cujyau yw：Bauqrengh caq sieng.

民间医生治顽固性外伤感染有何经验？
Ndawbiengz canghyw yw rog naeng sieng deng lah miz maz gingniemh?

方法：取蜂房 50 克，置于 2000 毫升水中，于瓷盆中煮沸 5 分钟，待温度降至 30～40 ℃时，用以冲洗感染灶 20～30 分钟。每日 2 次。

主治：顽固性外伤感染。据报道，用本方治疗患者 172 例，10～18 日后渗出明显减少，创面长出新鲜肉芽。蜂房具有祛腐生肌、消炎收敛之功效，顽固性外伤感染在应用抗菌素效果不佳时应用蜂房治疗，可取得满意疗效，尤其是对伴有糖尿病患者，更可促进感染创口愈合。

Fuengfap：Aeu 50 gwz rongzdoq, cuengq youq ndaw raemx 2000 hauzswngh, cuengq youq ndaw batmeng cawj goenj 5 faen cung, deq dohraeuj gyangq daengz 30 daengz 40℃ seiz, aeu bae cung swiq giz ganjyenj 20 daengz 30 faen cung. moix ngoenz 2 baez.

Cujyau yw：Rog naeng sieng deng lah. Gaengawq baudauj, yungh bonj fap yw bouxbingh 172 laeh, 10 daengz 18 ngoenz le mingzyienj gemjnoix iemq ok, mienhsieng maj ok noh moq singjsien. Rongzdoq ndaej cawz nohnaeuh, siu in siu in, gij rogsieng gyangq de ganjyenj, youq mwh yungh gangginsu yaugoj mbouj ndei de yungh rongzdoq yw, yaugoj habhoz, daegbied dwg doiq boux buenx miz nyouhdiemz, engq ndaej coicaenh gizsieng ganjyenj hobndei.

民间医生治淋巴结炎有何经验?
Ndawbiengz canghyw yw lig'in miz maz gingniemh?

方法：取鲜辣蓼全草洗净甩干（如创面溃破，则洗净后用 1：1000 的高锰酸钾溶液浸泡半小时后使用），加食盐少许捣烂，外敷患处，纱布包扎，12 小时换药 1 次。如无鲜品，可取干品研粉，与食盐加适量温水调敷，但效果不及鲜草。

主治：淋巴结炎。症见颈部、耳后、腋下或腹股沟处如玻璃球大小的结节，局部红肿压痛，按之坚硬，无波动感。

Fuengfap：Aeu daengx gofeq ndip swiq seuq vad hawq（danghnaeuz naengsieng gaenq dek, couh swiq seuq le yungh ywraemx gauhmungjsonhgyaz 1：1000 cimq buenq siujseiz le caiq yungh）, gya di gyu daem myaz, oep youq baihrog gizbingh, baengzsa suek, 12 siujseiz vuenh baez yw ndeu. Danghnaeuz mbouj miz goyw singjsien, ndaej aeu go yw sauj daeuj nienj faenj, caeuq di gyu heuz raemxraeuj baeng, hoeng yaugoj beij mbouj hwnj go singjsien.

Cujyau yw：Lig'in. Bingh raen iuhoz、baihlaeng rwz、lajeiq roxnaeuz ndaw rog gumq giet baenz duq lumj lig hung iq, mbangjgiz nding foeg naenx in, naenx de gengndongj, mbouj raen fubfeb.

民间医生治慢性淋巴结炎有何经验?
Ndawbiengz canghyw yw lig'in menhnumq miz maz gingniemh?

方法：取大黄 30 克，穿山甲、王不留行、乳香、没药各 20 克，红花 15 克。共研粉末备用。肿块局部用白酒洗净，取药粉适量，芝麻油调敷包扎，每日 1 换。

主治：慢性淋巴结炎。症见颌下、颏下颈淋巴肿大、压痛，周界清晰，活动度好。

Fuengfap：Aeu 30 gwz davangz, duzgiplimh, makbup, yujyangh, mozyoz gak 20 gwz, vahoengz 15 gwz. Caemh nienj baenz faenjsoiq ce yungh. Yungh laeujhau swiq seuq gaiq foeg, aeu ywfaenj habliengh, youzlwgraz heuz oep duk ndei, moix ngoenz vuenh baez ndeu.

Cujyau yw：Lig'in menhnumq. Bingh raen laj hangz、hoz laj hangz lig foegbongz、naenx in, seiqhenz gyaiqsienq cingcuj, baenzcienq cingzdoh ndei.

民间医生治淋巴结核有何经验？
Ndawbiengz canghyw yw lig baenz gezhwz miz maz gingniemh?

方法：取花椒 60 克，清水浸泡，纱布浸湿，洗敷患处，每日 2 次。
主治：淋巴结核。平日注意休息，不要过于劳累，适当锻炼身体，增强体质，忌食辛辣食物。

Fuengfap：Aeu 60 gwz vaceu, cimq raemxseuq, baengzsa cimq cumx, swiq oep gizbingh, moix ngoenz 2 baez.

Cujyau yw：Lig baenz gezhwz. Bingzseiz aeu haeujsim yietnaiq, gaej naetnaiq gvaqbouh, habdangq lienh ndang, hawj ndang engq cangq, geih gwn gijgwn manh lai.

民间医生治急性睾丸炎有何经验？
Ndawbiengz canghyw yw gyaeqraem sawqmwh foeg in miz maz gingniemh?

方法：取鱼腥草 60 克，水煎趁热淋洗阴囊，每日 2 次。
主治：急性睾丸炎。症见突发睾丸肿痛，行动或站立时加重，伴有发热恶寒、口渴、尿黄、便秘等。

Fuengfap：Aeu 60 gwz byaekvaeh, raemx cienq swnh ndat rwed swiq raem, ngoenz 2 baez.

Cujyau yw：Gyaeqraem sawqmwh foeg in. Bingh raen raem sawqmwh foeg in, mwh hengzdoengh roxnaeuz ndwn gya'naek, buenx miz fatndat lau nit、hozhawq、nyouh henj、haexgaz daengj.

民间医生治阴囊肿大有何经验？
Ndawbiengz canghyw yw raem foegbongz miz maz gingniemh?

方法：取蝉蜕适量，煎水洗患处。
主治：阴囊肿大。

Fuengfap：Aeu habliengh duzbid，baek raemx swiq gizbingh.

Cujyau yw：Raem foegbongz.

民间医生治阴囊疝气有何经验？
Ndawbiengz canghyw yw raembongz miz maz gingniemh?

方法：取鲜生姜适量，洗净捣烂，取汁贮于碗中，将阴囊浸入姜汁内片刻即可。开始会有微微针刺感，随即阴囊渐渐收缩。

主治：寒湿内停导致的阴囊疝气。多因感受寒湿之邪引起，阴囊坠胀，湿冷，严重时明显肿大，行走不便。

Fuengfap：Aeu di hing ndip，swiq seuq daem myaz，daih aeu raemx dwk youq ndaw vanj，dawz aenraem cimq roengz ndaw raemx hing bae yaep ndeu couh ndaej lo. Haidaeuz rox miz di in camx，riengzdaeuj raem doq menhmenh hoetsuk.

Cujyau yw：Nitdumz dingzlouz youq ndang cauhbaenz raembongz. Lai aenvih gamjsouh nitdumz yinxhwnj，raem duiq bongz，cumxgyoet，mwh youqgaenj mingzzyenj foeg hung，byaij mbouj fuengbienh.

民间医生治虫蜇伤有何经验？
Ndawbiengz canghyw yw non ndat in miz maz gingniemh?

方法：取旱莲草、辣蓼各等份，以白酒适量浸泡备用。用时取药酒外搽揉擦患处。

主治：蚊虫叮咬、蜂蜇伤、毛虫刺伤。治疗毛虫刺伤时，应先用胶布反复盖贴几次以扯去毒毛，再用此药酒外擦患处。

Fuengfap：Aeu gobyaekmaeg、gofeq gak daengjfaenh，aeu di laeujhau cimq de ce yungh. Yungh seiz aeu laeujyw daeuj cat gizin.

Cujyau yw：Duznyungz dinghaeb、duzrwi ndat、nonnyaiq rad in. Yw nonnyaiq rad in seiz，wnggai aeu baengzgyauh fanfoek goeb nem geij baez nengh bwndoeg ok gonq，caiq yungh gij laeujyw neix cat baihrog gizin.

民间医生治蜜蜂蜇伤有何经验？
Ndawbiengz canghyw yw duzrwi ndat sieng miz maz gingniemh?

方法：先挤压伤口周围，尽量将毒汁挤出，再以肥皂水冷湿敷 10 分钟。然后取葱白、生姜、蒲公英各等份，捣烂，外敷蜇伤处。

主治：蜜蜂蜇伤。

Fuengfap：Sien nyaenj gizsieng seiqhenz, caenhliengh nyaenj raemxdoeg okdaeuj, caiq aeu raemxgenj caep dumz oep 10 faen cung. Yienzhaeuh aeu coenghau、hing ndip、golinzgaeq gak daengj faenh, daem myaz, oep youq baihrog giz deng ndat in.

Cujyau yw：Duzrwi ndat sieng.

民间医生治毒虫蜇伤有何经验？
Ndawbiengz canghyw yw nondoeg ndat sieng miz maz gingniemh?

方法：先将被蜂、蝎蜇伤处的毒汁挤出后，立即取活蜗牛 2 个或 3 个捣烂，敷于受伤部位。

主治：毒虫蜇伤。据报道，用上药治疗蜂、蝎蜇伤患者 19 例，一般敷后 10 分钟痛止，次日红肿消退。

Fuengfap：Sien dawz gij raemxdoeg deng rwi、sipgimz ndat haenx nyaenj okbae, sikhaek aeu duz saehaexma lix 2 roxnaeuz 3 duz daem myaz, oep youq gizin.

Cujyau yw：Nondoeg ndat. Gaengawq baudauj, yungh cungj yw gwnzneix yw boux deng rwi、sipgimz ndat de 19 laeh, itbuen oep 10 faen cung dingz in, ngoenz daihngeih foegnding siu doiq.

民间医生治蜈蚣咬伤有何经验？
Ndawbiengz canghyw yw sipndangj haeb sieng miz maz gingniemh?

方法：取金银花、甘草各 12 克。每日 1 剂，水煎，分 3 次服用。另取五灵脂 2 份、雄黄 1 份，共研成粉，唾液和醋调敷患处。1 次基本可愈。

主治：蜈蚣咬伤。

Fuengfap：Aeu vagimngaenz、gamcauj gak 12 gwz. Moix ngoenz 1 fuk, raemx cienq, faen 3 baez gwn. Lingh aeu haexduzmbangq 2 faenh、yungzvuengz faenh ndeu, caemh nienj baenz faenj, myaiz caeuq meiq heuz ndei oep gizin. Baez ndeu daihdaej ndaej ndei.

Cujyau yw：Sipndangj haeb sieng.